DIE RICHTIGE FITNESS-ERNÄHRUNG

Prof. Dr. med. Joseph Keul
Prof. Dr. troph. Michael Hamm

DIE RICHTIGE
FITNESS-ERNÄHRUNG

Das Programm für
mehr Leistungsfähigkeit
und Lebensfreude

UMSCHAU ∴ BRAUS

Die Deutsche Bibliothek – CIP-Einheitsaufnahme

Keul, Joseph:
Die richtige Fitness-Ernährung: das Programm für mehr Leistungsfähigkeit und Lebensfreude/
Joseph Keul/Michael Hamm. –
Heidelberg: Umschau/Braus, 1998
ISBN 3-8295-7102-X

Koordination und redaktionelle Bearbeitung: AMS Autoren- und Medienservice, Reute
Nährwertberechnungen: Dr. oec. troph. Silke Bauer
Reihengestaltung: Blank & Reschke, Berlin
Umschlaggestaltung: Komplus, Heidelberg
Titelfoto: StockFood / Uwe Bender, München
Fotos im Innenteil: Edith Gerlach, Ulrich Kopp; Fischrezepte: Fisch & Fun PresseBüro,
getragen von der Deutschen See und Seafood aus Norwegen
Saison-Kalender und Nährstoff-Tabelle für Obst und Gemüse: mit freundlicher Genehmigung der CMA
Grafiken und Satz: AMS/Rudolf Kempf
Druck und Verarbeitung: Westermann Druck, Zwickau

Printed in Germany

ISBN 3-8295-7102-X

Inhalt

Vorwort

In den vergangenen Jahren haben wir in verschiedenen Büchern wie „Die Olympiadiät" und „Das kulinarische Fitness-Kochbuch" gemeinsam mit Eckart Witzigmann sowie „Internationale Fitnessküche" mit Heinz Dieter Spanier eine bedarfsgerechte, wohlschmeckende Ernährung vorgestellt. Obwohl diese Bücher großen Anklang gefunden haben, hatten sie den Nachteil, daß auf einen wesentlichen Aspekt, die Bewegungsarmut, die bei einer Fehlernährung besonders ungünstige Auswirkungen hat, nicht eingegangen wurde. Es zeigt sich aber immer mehr, daß die Zusammenhänge zwischen Ernährung, Fitness und regelmäßiger körperlicher Bewegung hervorgehoben und ihre Bedeutung für das Risikobündel, das den Menschen heute zunehmend gefährdet, noch eindringlicher betont werden müssen.

Gegenüber unseren Vorfahren haben sich in diesem Jahrhundert zwei Bereiche grundlegend verändert. Während in früheren Zeiten der Mensch durch schwere Arbeit und durch aufreibende körperliche Tätigkeiten für den Lebensunterhalt nicht selten überfordert wurde, besteht heute die Gefahr einer Unterforderung, da die meisten von uns keine anstrengenden Arbeiten mehr verrichten und bewegungsarm leben. Hinzu kommt, daß früher die Ernährung unzureichend und Unterernährung sowie ernährungsbedingte Gesundheitsschä-den nicht selten waren, während heute eine Überernährung besteht, die seit Jahrzehnten zu einer ständigen Zunahme von übergewichtigen Menschen und zu vielen vermeidbaren Erkrankungen geführt hat.

Während demnach vor Jahrhunderten Unterernährung und körperliche Überforderung an der Tagesordnung waren, müssen wir heute gegen Überernährung, zu wenig muskuläre Arbeit und Bewegungsarmut ankämpfen. Überernährung und Bewegungsarmut sind, abgesehen vom Rauchen, die wesentlichen Ursachen für unsere Zivilisationskrankheiten, deren Folgen jährlich Kosten in Milliardenhöhe verursachen. Richtige Ernährung und sportliche Aktivität hingegen führen nachweislich zu weniger Herz-Kreislauf-Erkrankungen, besonders meßbar an der Herzinfarktrate, zu weniger Krebserkrankungen, zu weniger Stoffwechselerkrankungen und auch zu weniger depressiven Verstimmungen.

In diesem Buch geht es daher vor allem darum, auf der einen Seite die Notwendigkeit körperlicher Bewegung für den Menschen darzulegen und die Grundlagen und den Gesundheitswert körperlicher Fitness zu erörtern, um so den Leser zu mehr körperlicher Bewegung oder Sport hinzuführen; auf der anderen Seite gilt es um so mehr, den nachteiligen Auswirkungen der Bewegungsarmut durch eine richtige Ernährung zu begegnen bzw. die Ernährung einer verminderten, muskulären Tätigkeit anzupassen, da die nachteiligen Auswirkungen der Bewegungsarmut durch eine Fehlernährung noch weiter verschlechtert werden.

Beide Risikofaktoren, die Fehl- und Überernährung auf der einen Seite und die Bewegungsarmut auf der anderen, bedrohen unsere Gesundheit ganz erheblich und müssen, wenn nicht völlig beseitigt, so doch deutlich minimiert werden.

Nicht immer ist es möglich, in unserer Darstellung fachsprachliche Begriffe zu umgehen. Da diese meist medizinischen Laien nicht vertraut sind, haben wir solche Fachbegriffe im Glossar des Serviceteils eingehend erläutert und erklärt.

Freiburg im Breisgau
Joseph Keul

Hamburg
Michael Hamm

Einführung – Warum neue Strategien zur Gesunderhaltung?

Unser Umfeld hat sich in den letzten Jahrhunderten durch die Entwicklung der Technik grundlegend geändert. Die wöchentliche Arbeitszeit von 80 Stunden vor 100 Jahren ist auf weniger als die Hälfte gesunken. Während die Arbeitszeit abnahm, nahm die Freizeit zu und übertrifft inzwischen an Umfang die Arbeitszeit. Durch Technik, Maschinen, Fahrzeuge, elektronische Hilfsmittel u. a. wird der Mensch weitgehend körperlich entlastet, gleichzeitig aber durch diese Hilfsmittel einer übermäßigen Informationsfülle und seelisch-geistigen Anstrengungen ausgesetzt, die nicht selten zu einer Überforderung führen. Dieser Wandel ist nicht ohne Auswirkungen geblieben.

1. Die verminderte und veränderte Arbeit im Alltag führt nur noch zu geringen körperlichen Beanspruchungen, während die psychische Belastung fortwährend steigt. Die damit verbundene Bewegungsarmut führt zu einer gesundheitlichen Gefährdung des Menschen: Die körperliche Beanspruchung bleibt weitgehend unterhalb der Reizschwelle, die für notwendigen Anpassungen zur Leistungs- und Gesunderhaltung überschritten werden muß. Besonders nachteilig wirkt sich die Bewegungsarmut aus, wenn dazu noch eine zu hohe Kalorienzufuhr, ein zu hoher Anteil an Genußmitteln und unzureichende Entspannung kommen.

2. Die Freizeit muß als Ausgleich für die während der Arbeit verminderte und veränderte Beanspruchung genutzt werden und bedarf daher mehr denn je einer sinnvollen Gestaltung.

Um so erfreulicher ist es, daß der Sport sich in den letzten 100 Jahren stürmisch entwickeln konnte und viele Menschen dadurch neuen Freizeitaktivitäten mit Entspannung und Freude nachgehen. Sport in seinen vielfältigen Formen, wie Langlauf oder Radfahren bis hin zu Ballspielen, Schwimmen oder Skilaufen, gibt jedem einzelnen die Möglichkeit, sich entsprechend seinen Neigungen und seinen Fähigkeiten zu betätigen. Dies ist um so bedeutsamer, da die Möglichkeit durch Vorsorge und Gesunderhaltung ein hohes Alter *gesund* zu erreichen, mehr in das Bewußtsein der Bürger gerückt ist und das Verständnis dafür bei vielen geweckt wurde.

Um wirksam Vorsorge zu treffen, ist die gezielte und sinnvolle Einbeziehung von vermehrter körperlicher Aktivität, d. h. Sport, in unser Leben notwendig; und es dürfte wohl niemandem, ganz gleich, ob er für oder gegen den Sport ist, verborgen geblieben sein, daß der körperlichen Bewegung in unserer bewegungsarmen Gesellschaft ein hoher Stellenwert für die Gesundheit und auch die Lebensfreude des Menschen zukommt, d. h. daß mit einer guten Fitness in der Regel auch ein guter Gesundheitszustand verbunden ist. Wenn wir mit Genugtuung feststellen, daß in unserem Land inzwischen Millionen Menschen sportlichen Aktivitäten nachgehen, können wir damit dennoch nicht zufrieden sein. Während früher weniger gesundheitliche Gesichtspunkte bei sportlicher Betätigung im Vordergrund standen, hat sich im Bewußtsein des heutigen Menschen mehr und mehr verankert, daß regelmäßige körperliche Belastungen für den Erhalt der Gesundheit und auch der Leistungsfähigkeit,

der persönlichen Fitness, unabdingbar sind. Gesundheit und Fitness müssen stets neu erarbeitet werden, da sie sich bei körperlicher Inaktivität schnell zurückbilden. Innerhalb von wenigen Monaten nehmen Herzgröße und Leistungsfähigkeit bei völliger Inaktivität um 20–30 % ab, und langfristig führt Bewegungsmangel zur Krankheit. Besonders günstig sind dynamische, langwährende Sportarten, wie Laufen, Radfahren, Bergwandern, Schwimmen und Ballspiele mit ihren unterschiedlichen Beanspruchungsformen; sie fördern nicht nur die Fitness, sondern wirken auch lebensver-

Anmerkung: KH = Kohlenhydrate; FFS = freie Fettsäuren; bevorzugte Energielieferanten für die Muskelarbeit

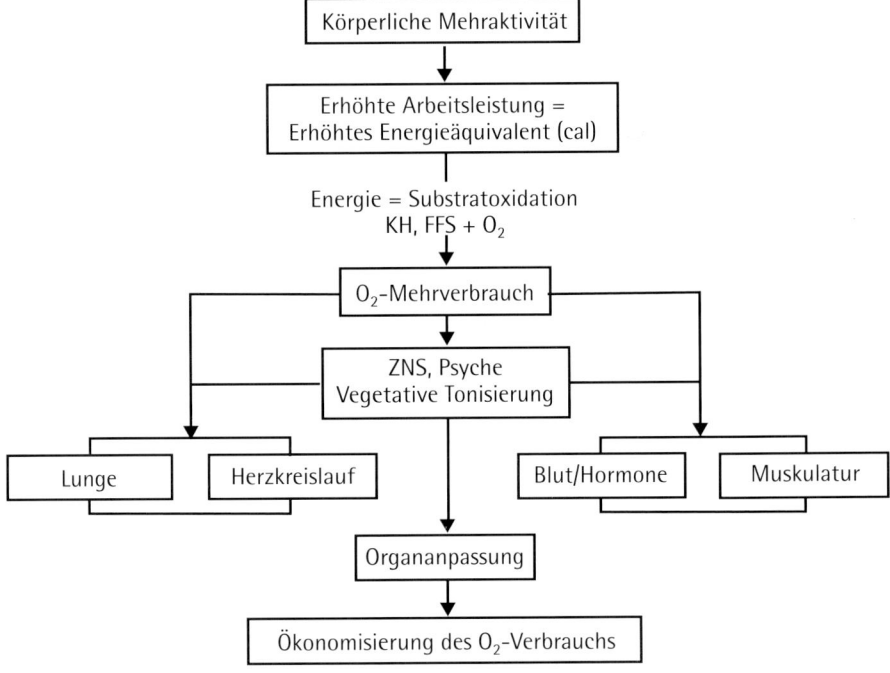

längernd, insbesondere wenn eine vernünftige Ernährung und Lebensweise dazu kommen.

Die großen Erfolge der kurativen, also vorwiegend auf Heilung ausgerichteten Medizin (siehe dazu auch im Glossar adaptive Medizin), die wesentlich auf den Fortschritten in der Diagnostik und der Therapie sowie der Beseitigung von Seuchen und Infektionskrankheiten durch Hygiene und Impfstoffe beruhen, haben zu einer erheblichen Steigerung der Lebenserwartung geführt. Die hohe Lebenserwartung wird jedoch häufig mit einem langen Kranksein im Alter erkauft. So liegen 70 % der gesamten Ausgaben für die kurative Medizin im letzten Lebensjahrzehnt eines Menschen. Bei körperlich aktiven wie regelmäßig Sporttreibenden wird die Phase des Krankseins gegenüber bewegungsarmen Menschen auf die Hälfte verkürzt und entsprechend werden die Kosten vermindert. Die bei Sporttreibenden belegte höhere Lebenserwartung hat, gemessen an der höheren Lebensqualität, untergeordnete Bedeutung.

Doch eine weitere Steigerung der Lebenserwartung und Minderung des Krankseins wird die kurative Medizin zukünftig nur noch mit großem personellen und apparativem Aufwand, d. h. mit hohen Kosten erzielen können. Da unser Gesundheitswesen die Grenzen des „ökonomisch Machbaren" erreicht bzw. überschritten hat,

werden zukünftig „Gesundheitsprogramme" nicht zuletzt an den Kosten gemessen.

Die Prävention, d. h. eine von uns selbst zu gestaltende Gesundheitsvorsorge, wird die Strategie sein, ohne zusätzliche Kosten, jedoch mit erheblichen Kosteneinsparungen in der heilenden Medizin das Leben weiter zu verlängern und das Kranksein zu verkürzen. Die Erkenntnisse über eine gesunde Lebensführung müssen von der Gesellschaft, von jedem einzelnen angenommen und umgesetzt werden.

Im Grunde genommen müßten wir bereits jetzt, spätestens im nächsten Jahrzehnt, Strategien entwickelt haben, die zu einem hohen Lebensalter mit Verminderung des Krankseins und zu einer Begrenzung der kaum noch aufzubringenden Kosten führen. Nur so können wir verhindern, daß wir von den großartigen Errungenschaften der Medizin erdrückt werden. Die Annahme oder Ablehnung von zu entwickelnden Strategien der Prävention werden darüber entscheiden, ob wir dieses Ziel erreichen oder nicht. Eine oder die tragende Säule in der Strategie zur Prävention wird neben einer gesunden, bedarfsgerechten Ernährung körperliche Bewegung bzw. Sport sein.

Viele Erfolge durch Prävention lassen sich bereits aufzeigen: So haben sich in den letzten 20 Jahren kardiovaskuläre Erkrankungen deutlich vermindern lassen. Jüngste Statistiken zeigen für die USA einen Rückgang der koronaren Herzerkrankung von 45 % und der Schlaganfälle von 55 %. Beide Geschlechter sowohl der weißen als auch der schwarzen Bevölkerung haben an dieser günstigen Entwicklung teil. Diese deutliche Reduktion von kardiovaskulären Erkrankungen wird primär der Verminderung von Risiken z. B. wie Bewegungsarmut und Fehlernährung in der Bevölkerung zugeschrieben und gilt als ein entscheidender Beweis, daß eine primäre Prävention bei koronarer Herzerkrankung wirksam ist.

Die wesentliche Ursache für die kardiovaskulären Erkrankungen ist die Arteriosklerose, die über Jahrzehnte unbemerkt verläuft, ehe sich Krankheitssymptome wie Angina pectoris, periphere oder cerebrale Durchblutungsstörungen zeigen. Als deren Folge treten Myokardinfarkt oder Schlaganfall auf, die häufig zu einer Behinderung und Pflegebedürftigkeit führen. Fast alle Ursachen für die Entwicklung der Arteriosklerose mit Gefäß- und Organschäden sind beeinflußbar, abgesehen vom Alter und Erbgut. Mit den Erkrankungen, die durch die Arteriosklerose ausgelöst werden, hat sich die Medizin intensiv beschäftigt und in der Behandlung große Erfolge erzielt, die zu einer erhöhten Lebenserwartung geführt ha-

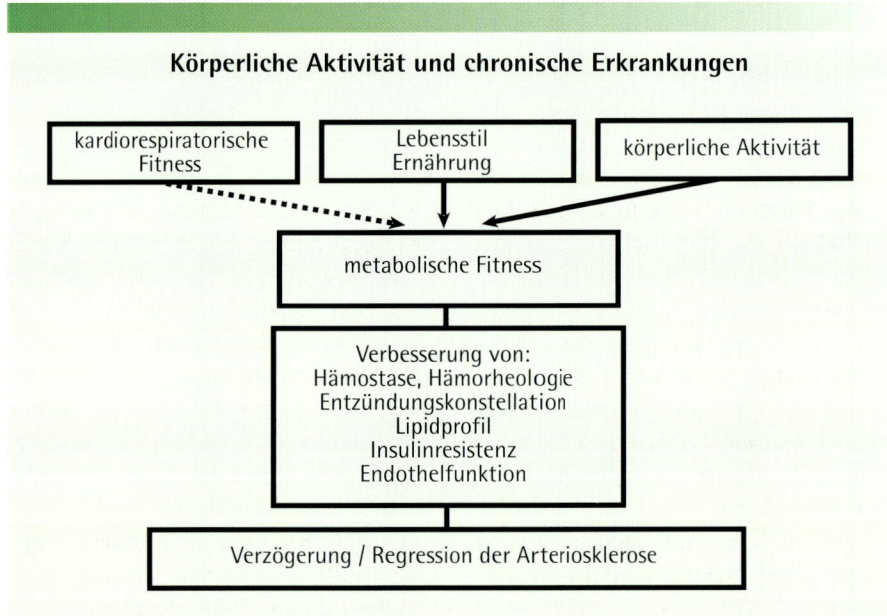

Körperliche Aktivität und chronische Erkrankungen

ben, die allerdings zum Teil mit einer sehr langen Spanne von Kranksein und Behinderungen bis zum Lebensende erkauft wird. Durch die Prävention mit einer gezielten Gesundheitserziehung kann erreicht werden, daß das für manche Patienten sehr lange Kranksein verkürzt und neben einer noch höheren Lebenserwartung mehr Lebensqualität erzielt werden. Die Hauptrisiken der Arteriosklerose sind neben dem Übergewicht und der Bewegungsarmut die Hypertonie, die Hyperlipidämie, der Diabetes mellitus und das Rauchen. Sport hebt nicht nur den Risikofaktor Bewegungsarmut auf, sondern beeinflußt günstig Übergewicht, Hypertonie, Hyperlipämie, Diabetes mellitus und auch bedingt das Rauchen.

In den letzten Jahren wurde die große Bedeutung der Verminderung einzelner Risikofaktoren im Rahmen der Prävention, z. B. der koronaren Herzkrankheit und des Schlaganfalls, wiederholt begründet. Neue Vorstellungen wurden auch zur Prävention bei Herz- und Kreislauf-Erkrankten u. a. unter Einbeziehung von Sport entwickelt. Es müssen Sportarten betrieben werden, die den Nutzen körperlicher Aktivität für unsere Gesundheit gewährleisten und zugleich bewirken, daß eine ausreichende Fitness erworben wird. Die Bewegung in der freien Natur mit Licht, Luft und Sonne wirkt zusätzlich auf unser Nervensystem und fördert unser seeli-

sches Gleichgewicht und unsere Entspannung. Auch die soziale Komponente und deren Bedeutung für das Wohlbefinden des Menschen darf nicht außer acht gelassen werden. Sport geht mit einer Verbesserung zwischenmenschlicher Beziehungen einher, nicht zuletzt werden neue Freundschaften geschlossen, insbesondere unter älteren Bürgern. Auch gewinnen viele Menschen nach durchgemachten Erkrankungen beim Sport, vor allem in der Natur, ihre Lebensfreude zurück und knüpfen neue Verbindungen. Sport kann im Verbund mit der Familie, von jung und alt und mit Freunden unterschiedlichen Alters betrieben werden.

Neben der Freude, die der Sport beschert, muß der nachgewiesene Gesundheitswert mehr und mehr in den Vordergrund gerückt und betont werden, daß sportliche Aktivität zu weniger Herz-Kreislauf-Erkrankungen führt, besonders meßbar an der Herzinfarktrate, zu weniger Krebserkrankungen, zu weniger Stoffwechselerkrankungen und weniger depressiven Verstimmungen.

Wie bei einem Mosaik wurden die vielen mehr oder weniger bunten Steinchen, die das Bild der Gesundheitsförderung durch Sport vervollständigen, zusammengetragen. Während kraftvolle Übungen, wie Springen oder Klettern, die Muskeln, Bänder und Sehnen fördern, hat Ausdauertraining, wie Langlauf oder

Radfahren, zusätzlich nachhaltige Wirkungen auf das Herz-Kreislauf-System, den Stoffwechsel und die neuro-vegetative Steuerung; dies kommt insbesondere dem älteren Menschen zugute. Somit hat Art und Umfang der körperlichen Betätigung entscheidenden Einfluß auf die Gesundheit. Der Rückgang von Herz-Kreislauf-Erkrankungen in den USA von ca. 30% wird außer auf Nichtrauchen und eine vernünftige Ernährung auch auf die vermehrte sportliche Betätigung zurückgeführt.

Sport vermindert die Risikofaktoren, die unsere Gesundheit bedrohen, wie Übergewicht, Fettstoffwechselstörungen (Hyperlipämie), Zuckerkrankheit (Diabetes mellitus), Bluthochdruck (Hypertonie) und teils auch Fehlernährung und Rauchen. Die Pfeile nach oben bedeuten: Gefährdung durch zu hohe Zufuhr, die Pfeile nach unten: Gefährdung durch zu geringe Zufuhr der einzelnen Nährstoffe

Grundlagen der Primär- und Sekundärprävention durch Sport

1. **Gefährdungen durch Übergewicht**
1.1 Hyperlipämie
1.2 Hypertonie
1.3 Insulinresistenz
1.4 Diabetes mellitus
1.5 Gicht
1.6 Arthrosen
1.7 Arteriosklerose

2. **Gefährdungen durch Hyperlipämien**
2.1 Arteriosklerose
2.2 Infarktrisiko
2.3 Apoplex
2.4 Claudicatio intermittens

3. **Gefährdungen durch Diabetes mellitus**
3.1 Gestörte Glukosetoleranz
3.2 Erhöhte Insulinresistenz
3.3 Hyperinsulinämie

3.4 Hyperlipämie
3.5 Hypertonie
3.6 Arteriosklerose

4. **Gefährdungen durch Hypertonie**
4.1 Arteriosklerose
4.2 Herzhypertrophie
4.3 Herzinsuffizienz
4.4 Herzinfarkt
4.5 Apoplex

5. **Gefährdungen durch Fehlernährung**
5.1 Nährstoffaufnahme ↑
5.2 Kohlenhydrate ↓
5.3 Kochsalz ↑
5.4 Alkohol ↑
5.5 Fette ↑
5.6 Eiweiß ↕
5.7 Ballaststoffe ↓

Die Bedeutung der Fitness für die Gesundheit

Wirkungen von Training und Sport auf Körper und Seele

Der Mensch hat zunehmend sein Wissen erweitert und seine Lebensweise, seine Einstellung zur Welt und die Umwelt verändert; rückwirkend verändern die von ihm ausgelösten Entwicklungen auch ihn selbst, wie er es selbst nicht erwarten konnte. Es war eine seiner Wunschvorstellungen, ohne Mühen und Schweiß das tägliche Brot und die Annehmlichkeiten des Lebens zu erlangen. Moderne Technik und Maschinen gestatten den meisten Menschen ein Leben ohne Schweiß, d.h. ohne körperliche Anstrengung. Später erkannte man, daß die dadurch bedingte Bewegungsarmut mit vielen Nachteilen für den Organismus verbunden ist.

Wir sind ist von Natur aus für Bewegung und körperliche Belastung geschaffen. Der bewegungsarme Mensch ist gefährdet, Sport kann hier einen sinnvollen Ausgleich schaffen. Menschen, die ihr Leben lang regelmäßig Sport betreiben, z.B. Skilaufen, Radfahren, Langlaufen, Schwimmen, Bergwandern, Ballspiele u.a., haben eine höhere Lebenserwartung, einen verbesserten Gesundheitszustand und eine höhere Leistungsfähigkeit. Die damit verbesserte Lebensqualität muß jedoch durch körperliche Anstrengung fortwährend neu erworben

werden. Die technische Entwicklung hat zudem nicht nur zu weniger körperlichen Belastungen, sondern durch die Reizüberflutung auch zu einer vermehrten psychischen Beanspruchung und schnelleren seelischen Ermüdung geführt; dies drängt heute viele Menschen dazu, bei Sport und Spiel Entspannung zu suchen.

Der Wandel unserer Lebensbedingungen, insbesondere die Bewegungsarmut, hat tiefgreifende Rückwirkungen auf das Wohlbefinden. Mehr als die Hälfte der Patienten, die eine kardiologische Sprechstunde aufsuchen und über Herzbeschwerden klagen, haben keine organische Erkrankung, sondern leiden unter einer nervösen Regulationsstörung mit Herzstechen, Engegefühl, Atemnot und Unruhe. Im Vordergrund steht die Angst um das Herz, nicht die Angst durch das Herz wie beim Herzinfarkt oder einer Durchblutungsnot des Herzens, und oft ist sie Folge einer falschen Lebensweise. Häufig verlieren die Patienten ihre Angst innerhalb weniger Monate, wenn sie regelmäßig Sport treiben und ihre Fitness verbessern; sie bedürfen in der Regel keiner Medikamente. Besonders günstig erweisen sich bei diesen Patienten Ausdauersportarten.

Wenn Bewegungsarmut sich nachteilig auf die Gesundheit und unser körperliches und seelisches Wohlbefinden auswirkt, müssen wir uns fragen, wie richtig und ausreichend

15

betriebener Sport sich auf unseren Körper und unsere Fitness auswirkt. Wir wissen, daß die richtige Beanspruchung entscheidend für die Funktion, die Struktur, das Wachstum und die Leistungsfähigkeit des Organismus ist. Zu geringe Belastungsreize verursachen nicht nur eine Verminderung der Leistungsfähigkeit, sondern auch ein beschleunigtes Altern und eine Vermehrung von Gesundheitsrisiken. Wenn wir den Sport zur Förderung der Gesundheit und der Fitness hervorheben, müssen wir die Gründe dafür darlegen und klären:

1. Wie wirkt Sport auf das vegetative Nervensystem, insbesondere die sympathische Regulation und die Katecholamine (Stresshormone) ?
2. Wie beeinflußt Sport Herz, Kreislauf und Atmung ?
3. Welche Anpassung der Muskulatur und des Stoffwechsels werden durch Training hervorgerufen ?
4. Wieviel Bewegung braucht der Mensch, um die richtige Fitness zu erwerben?
5. Welche Unterschiede bestehen im Hinblick auf Alter und Geschlecht ?
6. Welcher und wieviel Sport ist bei

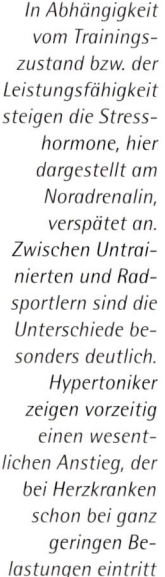

In Abhängigkeit vom Trainingszustand bzw. der Leistungsfähigkeit steigen die Stresshormone, hier dargestellt am Noradrenalin, verspätet an. Zwischen Untrainierten und Radsportlern sind die Unterschiede besonders deutlich. Hypertoniker zeigen vorzeitig einen wesentlichen Anstieg, der bei Herzkranken schon bei ganz geringen Belastungen eintritt

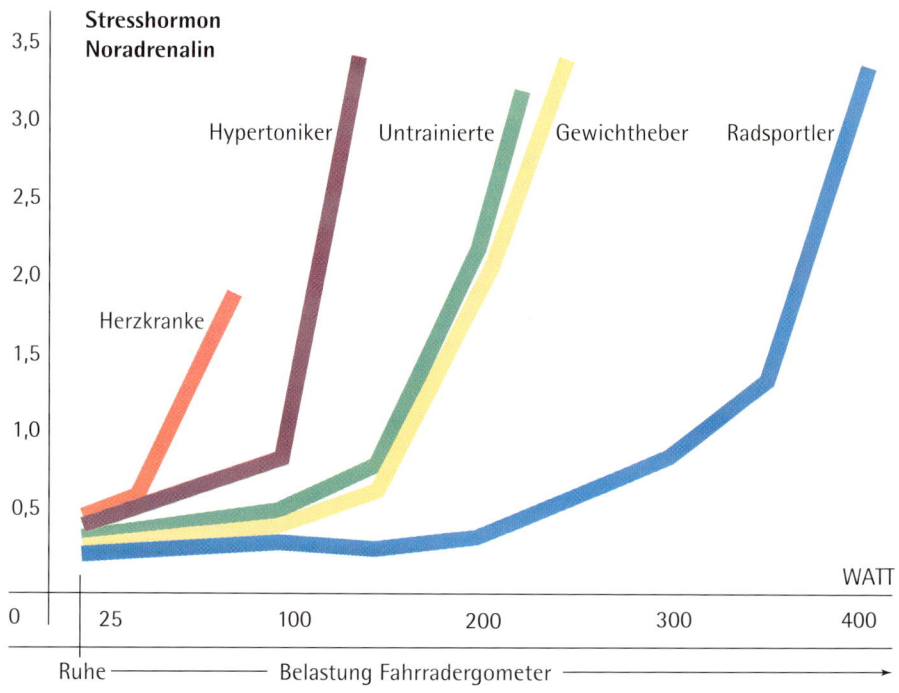

oder nach Erkrankungen zu empfehlen?

Sport, insbesondere körperliche Bewegung bei Betonung der Ausdauer, bewirkt eine Ganzkörperreaktion und führt zu einer Dämpfung des vegetativen Nervensystems und einer Senkung des sympathischen Antriebs, erkennbar an einer Minderung der Katecholamine (Stresshormone) Adrenalin und Noradrenalin im Urin oder Blut, wodurch eine Senkung der Herzfrequenz und des Blutdrucks, eine Verminderung des Sauerstoffverbrauchs und eine Entlastung des Herzens erreicht werden (Abb. S. 10). Wesentliche Ursache für die Entlastung des Herzens und die Verbesserung der Förderleistung ist der erhöhte Vagotonus bei geringem sympathischem Antrieb als Folge des Trainings (Abb. S. 19). Diese Verminderung der Katecholamine als Trainingsfolge mit Senkung der Herzfrequenz und des Blutdrucks findet sich nicht nur in Ruhe, sondern auch bei Belastung, was insbesondere für Patienten mit einer Durchblutungsnot des Herzens von großer Bedeutung ist. Andererseits zeigen Patienten mit einer Durchblutungsnot des Herzens häufig erhöhte Katecholaminspiegel, so daß bei diesen körperliches Training sich besonders günstig auswirkt.

Auch wenn bei einem mäßigen Ausdauertraining, wie es im Freizeitsport und der Prävention sowie Reha-

bilitation durchgeführt wird, keine Zunahme der Herzgröße eintritt, wird dennoch eine Zunahme der Pumpleistung des Herzens und der Leistungsfähigkeit beobachtet. Demnach reagiert der Organismus auf die im Training geforderte erhöhte Leistung zuerst durch eine Nutzung der funktionellen Möglichkeiten. Die Anpassungsvorgänge als Trainingsfolge beruhen zunächst wesentlich auf einer Zunahme der Ökonomie. Die verbesserte regulative Anpassung wird wesentlich über die Peripherie, d.h. die Anpassung der Muskulatur, gesteuert. Erst umfangreiche intensive Belastungen führen über aufwendige Wachstumsvorgänge zu einer Herzvergrößerung und einer weiteren Zunahme der Pumpleistung.

Durch den unter Belastung niedrigeren Blutdruck beim Ausdauertrainierten wird die Nachlast des Herzens gesenkt, und es kann eine verstärkte Entleerung erfolgen. Zusätzlich füllt sich das Herz des Sporttreibenden bei schneller Erschlaffung des Herzmuskels leichter und stärker, so daß auch dadurch das Schlagvolumen, d.h. die Auswurfmenge an Blut pro Herzschlag vergrößert wird. Die niedrigeren Herzfrequenzen in Ruhe und auf gleichen Belastungsstufen werden beim Trainierten durch das größere Schlagvolumen des Herzens ausgeglichen.

Ein weiterer günstiger Mechanismus ist die Senkung des Sauer-

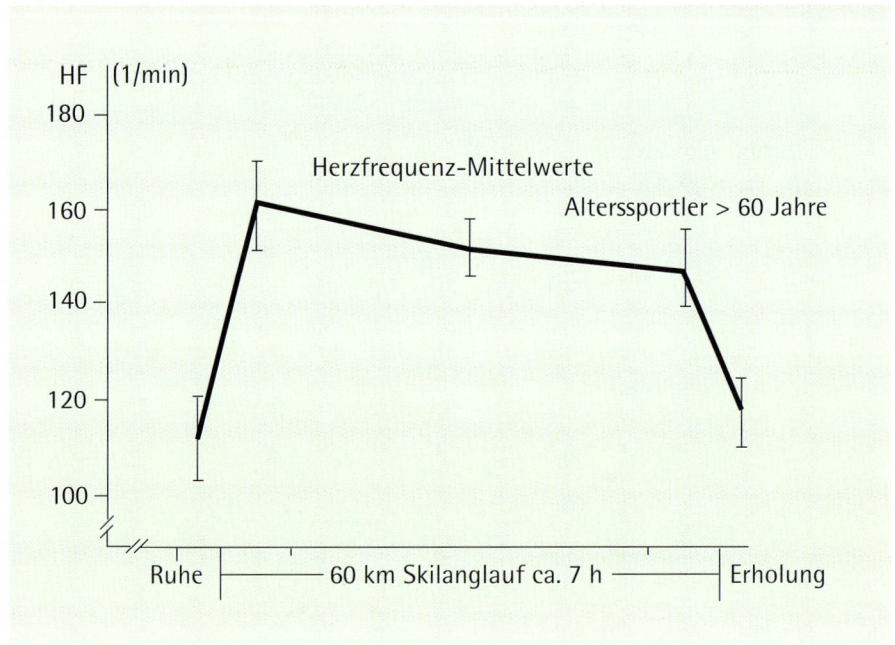

Herzfrequenz-Profil (x ± s) für Alterssportler über 60 Jahre bei einem Skimarathon

stoffverbrauchs des ausdauertrainierten Herzens als Folge einer ökonomischen Arbeitsweise. Bei gleicher Pumpleistung des Herzens wird weniger Sauerstoff verbraucht und weniger Energie benötigt (Abb. S. 19). Als Trainingsfolge kommt es zu einer 35 %-igen Reduktion des Sauerstoffverbrauchs / Herzschlag. Die Faktoren, die den Sauerstoffverbrauch beim Trainierten senken und die Arbeitsweise verbessern, sind im wesentlichen:

1. verminderter sympathischer Antrieb und erhöhter Vagotonus
2. geringere Nachlast durch niedrigeren Blutdruck
3. verminderte Herzfrequenz
4. verbesserte Arbeitsweise des Herzens (Compliance, Erschlaffung)
5. erhöhter Energieumsatz der Skelettmuskulatur

Werden Umfang und Intensität des Trainings gesteigert, z. B. durch täglich eine Stunde intensives Laufen oder Radfahren, kommt es zu einer weiteren Verbesserung der Arbeitsökonomie mit Zunahme der Herzgröße und Vermehrung bzw. Vergrößerung der Gefäße mit einer verbesserten Durchblutung und einem verbesserten Nährstoffangebot. Für die Verbesserung der Durchblutung des trainier-

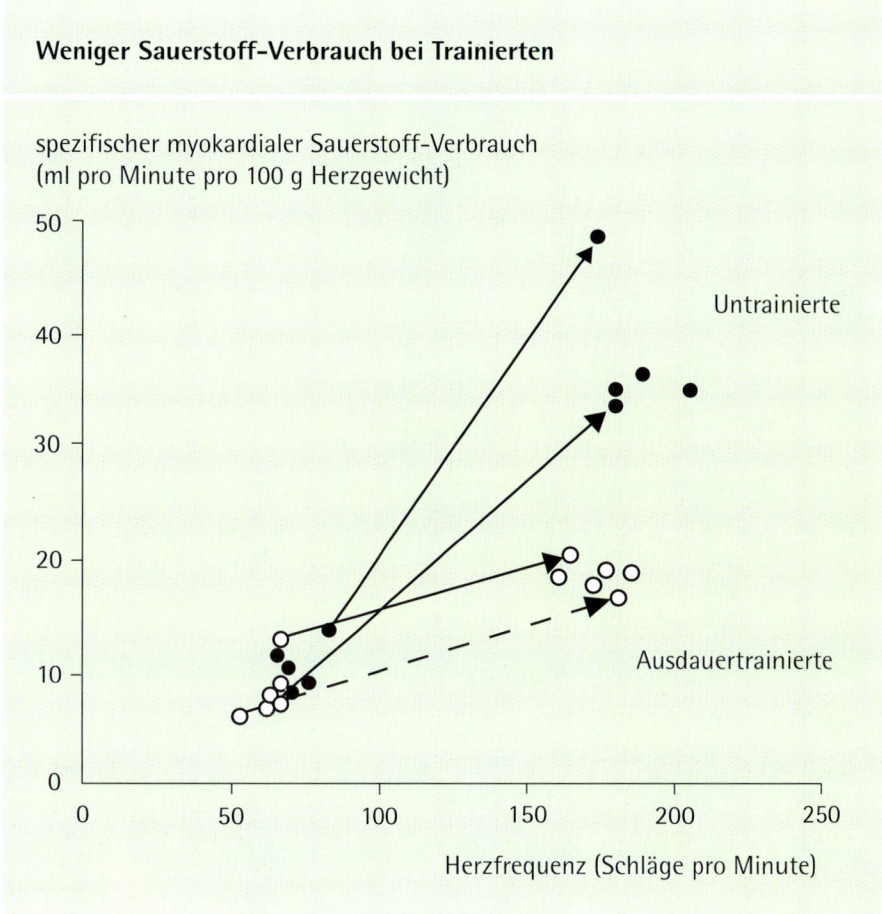

Weniger Sauerstoff-Verbrauch bei Trainierten

spezifischer myokardialer Sauerstoff-Verbrauch
(ml pro Minute pro 100 g Herzgewicht)

Untrainierte

Ausdauertrainierte

Herzfrequenz (Schläge pro Minute)

Der Sauerstoff-verbrauch des trainierten Herzens ist bei gleicher Herz-frequenz und noch größerer Pumpleistung wesentlich geringer, d. h. daß das Herz des Ausdauer-trainierten weniger Sauer-stoff und weniger Energie als das des Untrainierten verbraucht

ten Herzens hat die Zunahme des Querschnitts der Gefäße des Herzens, aber auch der arbeitenden Muskulatur, z. B. der Beine und auch der Arme, große Bedeutung. Als Folge des Trainings nimmt nämlich nicht nur die Herzgröße, sondern auch der Gefäßquerschnitt zu, damit entspre-chend der erhöhten Pumpleistung des Herzens genügend Blut durch die Muskulatur strömen kann. Insgesamt werden die Arbeits- und Regulations-breite des Herzens durch die Zunah-me des Gefäßquerschnitts wesentlich erhöht und Sauerstoff- und Nähr-stoffverbrauch gesenkt.

19

Die Zunahme des HDL-Cholesterins wird im wesentlichen durch die Art des Trainings und nicht durch den Trainingsumfang bestimmt. So kommt es nur bei Sportarten, die durch einen hohen Anteil an Ausdauertraining gekennzeichnet sind, zu einer Zunahme des HDL-Cholesterins, während bei Kraftsportarten auch bei täglich mehrstündigem Training keine Zunahme eintritt

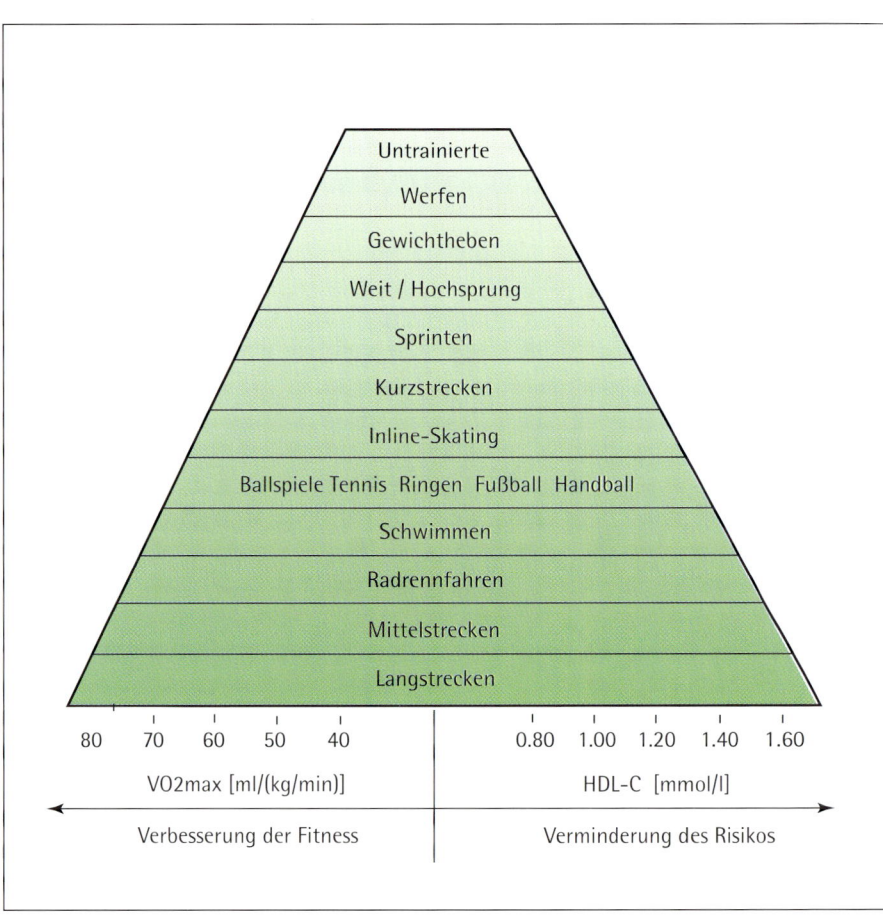

Bei manchen Sportarten, insbesondere Ballspielen, stehen Schnelligkeit, Kraft und Koordination im Vordergrund, so daß die Fitness einzelner Muskelgruppen oder ihre Beweglichkeit verbessert werden, jedoch wird oft die Leistungsfähigkeit des Herz-Kreislauf-Systems und des gesamten Organismus weniger erhöht. Entscheidend für eine günstige Beeinflussung des Herz-Kreislauf-Systems sind Belastungsformen, bei denen große Muskelgruppen dynamisch, d. h. mit wechselnder Anspannung und Entspannung der Muskulatur, über längere Zeit beansprucht werden. So ist es verständlich, daß z. B. beim Skilanglauf, Radfahren, Schwimmen oder Triathlon durch den Einsatz großer Muskeln der Beine und/oder Arme sich sehr gunstige Anpassungsvorgänge einstellen.

Körperliches Training zeigt deutliche Rückwirkungen auf den Fettstoffwechsel. Als Folge des erhöhten Energieumsatzes kommt es zu einer gesteigerten Fettverbrennung, Senkung der Blutfette und Verschiebung der einzelnen Cholesterinanteile im Blut. Im Vordergrund steht die Erhöhung des auf das Gefäßbett schützend wirkenden HDL-Cholesterins und eine Abnahme des sich auf das Gefäßbett nachteilig auswirkenden und somit die Arteriosklerose fördernden LDL-Cholesterins und der Triglyceride (Neutralfette). Die Schutzfunktion der durch Sport erhöhten HDL-Cholesterine ist wesentlich für die verminderten Gefäßverkalkungen bei Sporttreibenen. Je besser der Trainingszustand oder je umfassender das Ausdauertraining ist, desto günstiger ist die Konstellation der Blutfette. Gerade bei Sportlern mit dem Einsatz großer Muskelgruppen kommt es zu einer auffallend günstigen Erhöhung des die Gefäßwände schützenden HDL-Cholesterins. So zeigen Ausdauertrainierte wie Langstrecken- und Mittelstreckenläufer, Radfahrer oder Schwimmer die höchsten Werte (Abb. S. 18). Als Ausdruck des gesteigerten Fettstoffwechsels finden sich bei Ausdauertrainierten auch deutlich abgesenkte Triglyceride.

Diese günstigen Veränderungen lassen sich jedoch nicht nur bei Spitzensportlern, sondern auch bei Breitensportlern, die regelmäßig Sport betreiben, nachweisen. Ausdauersport bewirkt somit durch die Verminderung der Blutfette und die Verbesserung des Cholesterinprofils ein geringeres Risiko für die Arteriosklerose und daher auch für den Herzinfarkt und die anderen Gefäßerkrankungen.

Die geringere Zahl an Gefäßerkrankungen einschließlich Herzinfarkte bei körperlich aktiven Menschen wird auch mit günstigen Veränderungen in der Blutgerinnung (gesteigerte Fibrinolyse) beim sportlich trainierten Menschen begründet. Die Bereitschaft zur Blutgerinnselbildung wird vor allem bei vorgeschädigten Gefäßen vermindert.

Auch auf den Kohlenhydratstoffwechsel wirkt sich körperliches Training sehr vorteilhaft aus, da die Kohlenhydratverwertung verbessert wird, ohne daß vermehrt Insulin erforderlich ist. Die periphere Insulinsensitivität wird durch Training wesentlich verbessert, so daß weniger Insulin benötigt wird. Durch die geringere Insulinausschüttung wird die das Insulin bildende Bauchspeicheldrüse entlastet. So fällt bei körperlicher längerwährender Arbeit der Insulinspiegel im Blut ab, obwohl mehr Kohlenhydrate verwertet werden. Die Verbesserung des Kohlenhydratstoffwechsels mit weniger Insulin ist besonders für diejenigen Menschen von großem Nutzen, die eine Bereitschaft zu einem Diabetes mellitus haben.

21

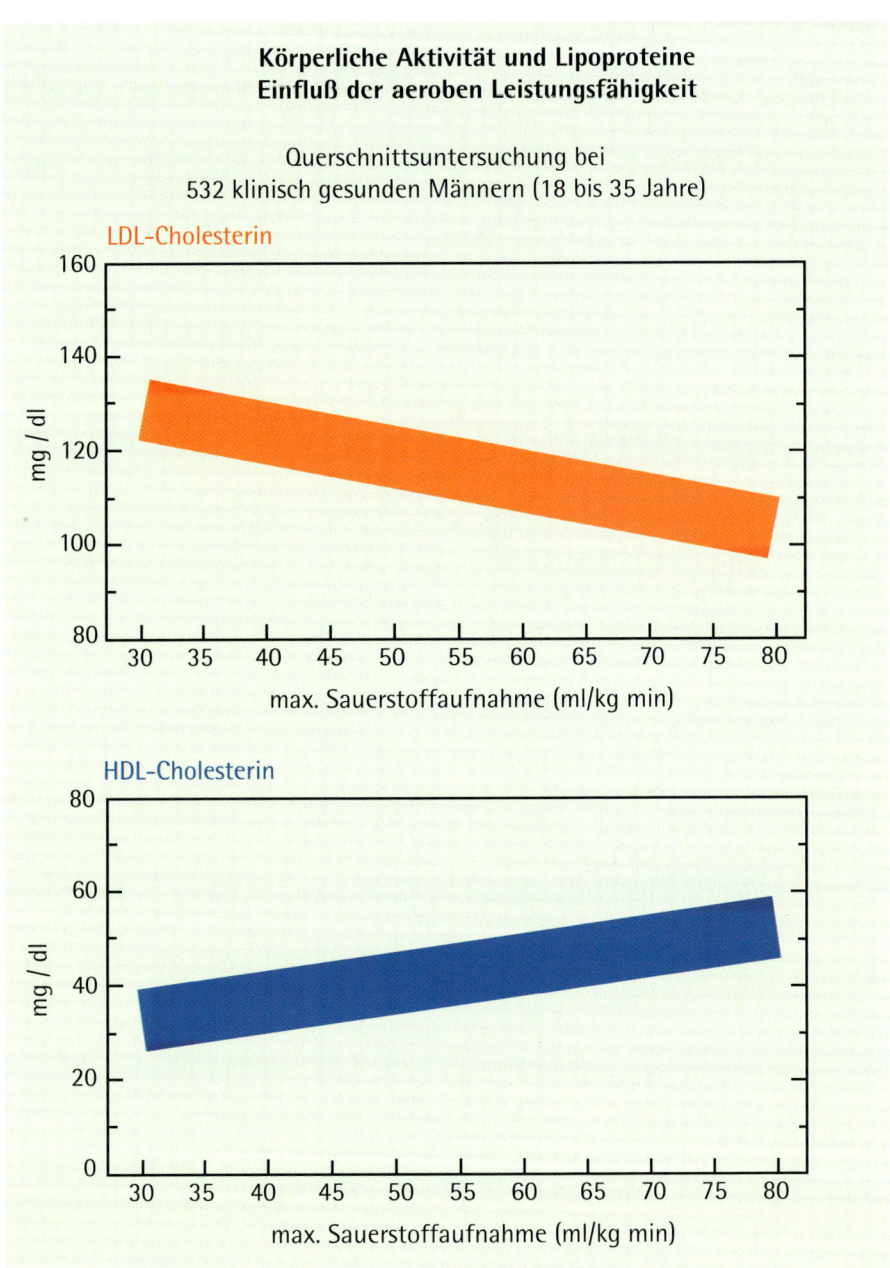

Körperliche Aktivität und Lipoproteine
Einfluß der aeroben Leistungsfähigkeit

Querschnittsuntersuchung bei
532 klinisch gesunden Männern (18 bis 35 Jahre)

LDL-Cholesterin

max. Sauerstoffaufnahme (ml/kg min)

HDL-Cholesterin

max. Sauerstoffaufnahme (ml/kg min)

Ferner werden die Gefäße, die häufig bei Diabetikern Schädigungen erfahren, vor allem des Herzens, der Beine und der Augen durch regelmäßigen Sport wirksam geschützt. Regelmäßig Sporttreibende erkranken daher viel seltener an Gefäßverschlüssen des Herzens (Herzinfarkt), der Beine und der Augen.

Diese günstigen Anpassungsvorgänge finden sich nicht nur bei Erwachsenen mittleren Alters, sondern auch bei Kindern und älteren Menschen. Der verbesserte Schutz durch körperliches Training gegen die Ausbildung der Arteriosklerose läßt sich in allen Altersstufen nachweisen. Die Anpassung geht jedoch verloren, wenn das sportliche Training aufgegeben wird. Daher bestehen die gesundheitlichen Vorteile nur solange, wie die regelmäßige körperliche Betätigung fortgesetzt wird. Belastungen des täglichen Lebens werden von Trainierten einfacher und schneller bewältigt. Ausdauertraining wirkt bevorzugt sedierend und beruhigend und verbessert die Stresstoleranz.

Fitness durch sportliches Üben und richtiges Trainieren

Wenn kein Zweifel besteht, daß sich Sport bei richtiger Häufigkeit, richtiger Dauer und entsprechender Intensität günstig auswirkt, müssen wir uns fragen: Was bedeutet richtiges Training ? – Wie erlange ich Fitness ?

Die biologischen Grundlagen der Anpassung durch Bewegung, motorische Beanspruchung und Training gelten gleichermaßen für Gesunde und Kranke. Durch Üben und Trainieren kommt es zu einer Störung der Homöostase, die ursächlich zu den im Sport angestrebten Anpassungsvorgängen führt. Je nach Art, Dauer und Intensität des körperlichen Trainings werden folgende Faktoren in unterschiedlichem Ausmaß gefördert:

Kraft,
Schnelligkeit,
Ausdauer,
Koordination,
Flexibilität.

Die Entwicklung der Kraft, Schnelligkeit und Ausdauer ist unmittelbar mit gesteigerten energetischen Umsetzungen verknüpft. Dabei steht bei der Entwicklung von Kraft und Schnelligkeit ausschließlich die Erhöhung der metabolischen Kapazität der Muskelzelle und die Verbesserung der neuromuskulären Koordination im Vordergrund, während für die Verbesserung der Ausdauer neben der Muskulatur auch die den Sauerstoffverbrauch fördernden, transportierenden und regulierenden Systeme des Körpers angepaßt werden müssen. Herzkreislauf und Lunge, Blut und hormonale Regulation müssen Adaptationen erfahren, um den An- und Abtransport von Metaboliten und Wirkstoffen für die vermehrte Energiebereitstellung unter Muskelarbeit zu gewährleisten.

Auch die Verbesserung der Koordination und Flexibilität durch Training verbessert und fördert somit die konditionellen Voraussetzungen; so führt die trainingsbedingte Verbesserung der motorischen Beanspruchungsformen zur Ökonomisierung des Bewegungsablaufs und zur Reduzierung des peripheren Energiebedarfs für eine definierte muskuläre Leistung.

Der Energiebedarf für muskuläre Tätigkeiten wird durch anaerobe oder aerobe Vorgänge bestritten. Bei den anaeroben Vorgängen wird wiederum eine alaktazide (ohne Milchsäurebildung) und eine laktazide (mit Milchsäurebildung) Energiebereitstellung unterschieden. Die alaktazide Energiebereitstellung wird durch die vorhandenen energiereichen Phosphate (ATP und Kreatinphosphat) gedeckt, die muskuläre Belastungen kurzzeitig zu unterhalten vermögen. Im wesentlichen werden kurzfristige Schnellkraftübungen, die zehn maximale Muskelkontraktionen umfassen können, über diesen unmittelbaren Energiespeicher abgegolten. Dauern die Belastungen länger, ca. 20 Sekunden bis 2 Minuten, kommt die laktazide Energiebildung vermehrt zum Tragen. Dabei wird im Muskel gespeichertes Glykogen bis zum Laktat abgebaut, so daß hohe Laktatspiegel im Blut als Ausdruck der hohen glykolytischen Durchsatzrate im Muskel nachgewiesen werden. Bei einer extremen Beanspruchung der Glykolyse entstehen sehr hohe Laktatspiegel und eine starke Säuerung im arbeitenden Muskelgewebe, die für den baldigen Belastungsabbruch mitverantwortlich sind. Es ist verständlich, daß nach dem Reaktions- und Anpassungsprinzip Kraft- und Schnelligkeitsübungen somit primär den anaeroben Energieumsatz und die damit zusammenhängenden Funktionssysteme im Muskel fördern, während Herzkreislauf, Lunge und vegetatives Nervensystem kaum beeinflußt werden.

Unter Ruhebedingungen und bei langdauernden Belastungen niedriger Intensität erfolgt die Energiebereitstellung vornehmlich aerob. Die wesentlichen Vorteile dieser oxidativen Energiebereitstellung bestehen darin, daß ihre Endprodukte das innere Millieu des Organismus nicht wesentlich verändern und der Umsatz der energieliefernden Substrate keine limitierende Größe darstellt. Da der Gehalt an energiereichen Phosphaten, Glykogen und Triglyceriden in der Muskelzelle geschont werden soll, muß die Aufnahme energetischer Substrate aus dem zirkulierenden Blut gewährleistet sein. Eine ausreichende Durchblutung ist somit eine der wichtigsten Voraussetzungen für den aeroben Energiestoffwechsel. Bei den geringen Sauerstoffreserven des Muskels kann während Körperarbeit die Durchblutung der Skelettmuskulatur auf mehr als das 40fache, die Sauerstoffaufnahme durch die Muskulatur auf über das 100fache des Ruhewertes ansteigen. Werden bei Belastungszeiten von 2 bis 4 Minuten Dauer Höchstwerte in der Sauerstoffaufnahme erreicht, so liegen bei Stunden währender Körperarbeit diese Werte im submaximalen Bereich, etwa bei 70 %, ohne daß Milchsäure im Blut wesentlich ansteigt. Es ist verständlich, daß für diese längerwährenden Belastungen die Leistungsbreite des kardiozirkulatorischen und pulmonalen Systems, die

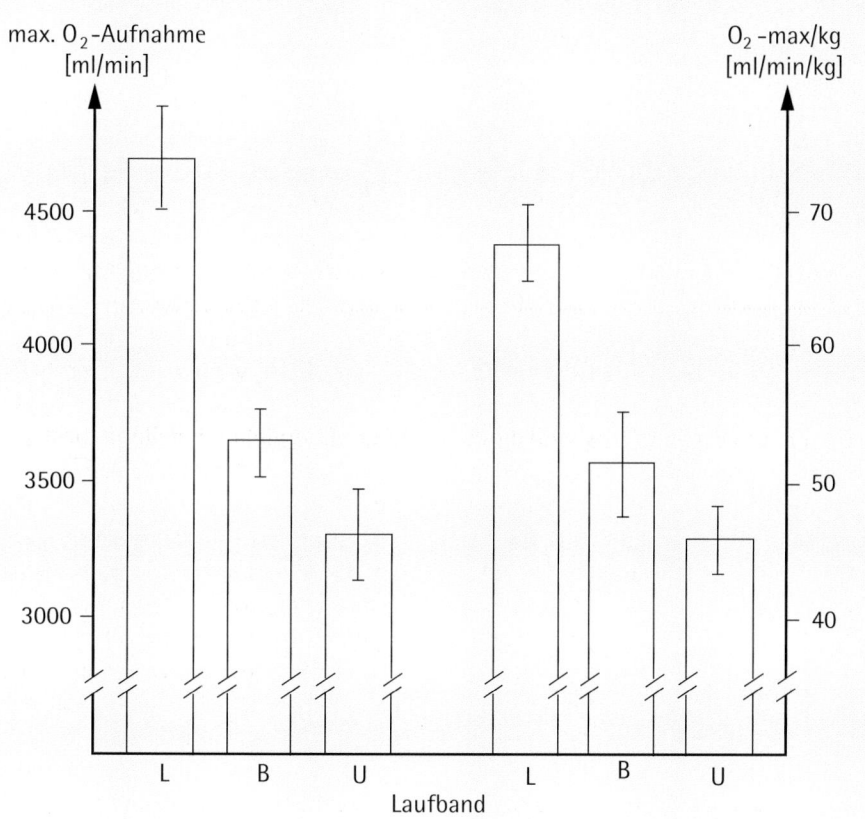

Die entscheidende Größe zur Beurteilung der Ausdauerleistungsfähigkeit des Menschen ist die Sauerstoffaufnahme, die bei Untrainierten (U) bei ca. 45 ml/kg Körpergewicht, bei Menschen mit einer guten Fitness (B) bei 50–60 ml/kg liegt und bei sehr gut trainierten Ausdauersportlern 70 ml/kg Körpergewicht übersteigt

Durchblutung der Muskulatur mit der davon abhängenden Sauerstoff- und Substratversorgung und die oxidative Kapazität der Muskelzellen entscheidend sind.

Bei Belastungen, die annähernd 2 Minuten dauern, halten sich aerobe und anaerobe Prozesse im maximalen Intensitätsbreich annähernd die Waage. Von Ausdauerbelastung kann nur gesprochen werden, wenn der überwiegende Energiebedarf (mehr als 90 %) aerob abgedeckt wird. Dies wird in der Regel erst bei Arbeitszeiten um 30 Minuten erreicht. Daraus erfolgt, daß Ausdauerbelastungen in jedem Fall über 15 Minuten, günstiger jedoch über 30 Minuten hinausreichen müssen.

Innerhalb der aeroben Energiebereitstellung und der Verbrennung von Nährstoffen muß zwischen der Nutzung von Kohlenhydraten und Fetten unterschieden werden. Während kurz- und mittelfristigen Belastungen (bis ca. 30 Minuten) steht der oxidative Abbau von Kohlenhydraten im Vordergrund des Energiestoffwechsels. Verbraucht werden dabei in erster Linie die im Muskel gespeicherten Kohlenhydrate, das Muskelglykogen. Die Oxidation der Blutglukose durch den arbeitenden Muskel ist zu Beginn der Belastung gering.

Muskelarbeit steigert die Glukoseaufnahme aus dem Blut. Mit geringer werdender Abbaurate des muskulären Glykogens schaltet der Muskelstoffwechsel allmählich in seiner Energieversorgung vom Verbrauch intrazellulärer auf extrazelluläre Substrate um. Die arterio-venöse Differenz vor und nach Muskelpassage nimmt jetzt für Glukose, d. h. ihre Aufnahme, deutlich zu, und zur Aufrechterhaltung der arteriellen Glukosekonzentrationen wird zunehmend Glukose durch die Leber freigesetzt. Bei anhaltender Körperarbeit wird durch die Ausschüttung der sympatho-adrenergenen Hormone die Mobilisierung energieliefernder Substrate und ihre Oxidation gefördert. Der Organismus stellt sich auf die Nutzung der zirkulierenden Blutglukose und auch auf die Verwertung von Fetten um. Dies wird einerseits sichtbar in den Atemgasen und der Veränderung des respiratorischen Quotienten, andererseits auch in der jetzt vermehrten Spaltung der Triglyceride im Fettgewebe.

Als Zeichen der belastungsbedingten Lipolyse steigen die Spaltprodukte der Triglyceride, die freien Fettsäuren und das Glycerol erheblich an. Der Anteil der Fettverbrennung an der Energieversorgung schwankt je nach Zeitdauer und Intensität der Belastung. Während die freien Fettsäuren bei maximalen kurzzeitigen Belastungen im Minutenbereich keine Rolle spielen, sind sie bei Ausdauerbelastungen von 30 Minuten etwa zu 30 % an der Energiebereitstellung beteiligt und können bei über Stunden andauernden submaximalen Belastungen über 80 % ausmachen. Dabei muß herausgestellt werden, daß die Muskelzelle des Ausdauertrainierten in der Lage ist, Fette sowohl besser als auch vollständiger zu oxidieren.

Die Auswirkungen des Trainings und die daraus ableitbaren Gesetzmäßigkeiten werden durch eine Gegenüberstellung von Breiten- und Leistungssport besonders deutlich. Sie gestatten auf der einen Seite, die un-

3 x wöchentlich ←	Ausdauertraining →	täglich
Breitensport	**Vegetatives Nervensystem**	Leistungssport
↓	Sympathoadrenerger Antrieb	↓↓
↓	Stresshormone	↓↓
↓	Herzfrequenz	↓↓
↓	Blutdruck	↓
	Herzkreislauf	
↓	Kontraktilität	↓
↓	O_2-Verbrauch des Herzens	↓↓
ø	Herzgröße	↑↑↑
↑	Schlagvolumen	↑↑↑
(↑)	Kapillarisierung	↑↑
↑	Gefäße	↑↑↑
	Stoffwechsel	
↑	O_2-Aufnahmefähigkeit	↑↑
↑	Leistung/anaerobe Schwelle	↑↑
ø	Zuckerabbau (Glykolyse)	(↑)
↓	Laktatproduktion	↓↓
↑	Fettspaltung (Lipolyse)	↑↑
↑	Fettverwertung (Lipidutilisation)	↑↑
↑	HDL-/LDL-Cholesterin	↑↑
↑	Energieumsatz	↑↑↑
↑↑	**Fitness**	↑↑↑

Training für eine gute Fitness oder für erfolgreichen Leistungssport führt zu Anpassungen des vegetativen Nervensystems, von Herz-Kreislauf und im Stoffwechsel, die sich quantitativ, jedoch nicht qualitativ unterscheiden

terschiedlichen Trainingsbelastungen sichtbar zu machen und zugleich ihren Nutzen für Fitness und Gesundheit zu bewerten (siehe Abb. S. 27). Auf der anderen Seite lassen die Befunde des Leistungssports Extrembereiche der Anpassungsfähigkeit des menschlichen Organismus erkennen und zugleich prüfen, inwieweit hohe körperliche Belastungen die Gesundheit weiter zu fördern und zu festigen vermögen. Training muß unabhängig davon mit ausreichender Dauer, Intensität und Anzahl der Belastungsreize betrieben werden, wenn meßbare Auswirkungen auf die verschiedenen Organsysteme erwartet werden sollen. Beim Training zur Ausbildung der Fitness geht man davon aus, daß Veränderungen in der Kapazität des Sauerstofftransportsystems, des Energieumsatzes und der neurohumoralen Vorgänge eintreten. Dies ist nur möglich, wenn große Muskelgruppen belastet werden, wie z. B. beim Laufen, Schwimmen, Radfahren, Skilanglauf, Bergsteigen. Sollen meßbare Veränderungen im Herz-Kreislaufsystem eintreten, dann muß die Trainingsintensität 50 bis 75 % der maximalen Sauerstoffaufnahme erreichen. Es werden damit Belastungsintensitäten angesprochen, die vorwiegend im Breitensport und zur Verbesserung der allgemeinen Fitness angestrebt werden. Bei Kindern, die im Rahmen eines Schulsportprogrammes zusätzlich zweimal wöchentlich mit nur an-

nähernd 50 % der maximalen Sauerstoffaufname belastet wurden, konnten weder Verbesserungen der Herz-Kreislauf-Leistungsfähigkeit noch der maximalen Sauerstoffaufnahme nachgewiesen werden. Für eine gute Fitness müssen über dynamische Beanspruchungen großer Muskelgruppen mehr als 50 % der maximalen Sauerstoffaufnahme mit einer Häufigkeit von ca. dreimal wöchentlich über eine Dauer von 30 bis 60 Minuten erreicht werden.

Die Intensität der körperlichen Belastung kann über die Herzfrequenz gesteuert werden. Mit zunehmendem Alter nimmt die Herzfrequenz bei Körperarbeit ab. Um die richtige Herzfrequenz abzuschätzen, hat sich folgende Regel bewährt: Die Belastungsherzfrequenz, um eine günstige Anpassung zu erzielen, entspricht 200 minus Lebensalter; beim Skilauf oder Marathon werden Herzfrequenzen bei 20jährigen dauerhaft um 180, bei 60jährigen noch um 140/Min. erreicht, eine gesunde Herz-Kreislauf-Regulation vorausgesetzt. Beim gesunden Menschen kann das Herz bei sportlicher Belastung nicht überfordert werden, da die Muskulatur vorzeitig ermüdet. Bei Kindern ist dieser Schutzmechanismus noch stärker ausgebildet, und wir brauchen keine Angst zu haben, wenn beim Sport Kinder Herzfrequenzen von 200/Min. und mehr erreichen. Genauer kann das Ausdauertraining an der

Herzfrequenz ausgerichtet werden, wenn die Differenz zwischen Ruheherzfrequenz und maximal erreichbarer Herzfrequenz bei Körperarbeit ebenfalls 50 % übersteigen. So liegt z. B. bei einer Ruheherzfrequenz von 70 Schlägen/min. und maximal erreichbaren Belastungsfrequenzen von 200/Min. diese Differenz der Herzfrequenz bei 130/Min., so daß 50 % von diesem Wert einer Trainingsherzfrequenz von 135/Min. entsprechen würde. Bei einer solchen Berechnung werden die individuellen und auch altersbedingten unterschiedlich erreichbaren maximalen Herzfrequenzen bei Körperarbeit noch besser berücksichtigt. Pauschalangaben zur Belastungsfrequenz, die sich am Mittelwert von Altersgruppen orientieren, können keine verläßliche Gewähr für die richtige Wahl der Trainingsintensität bieten. Im Einzelfall können nämlich die individuellen Frequenzen bis zu +/- 20 Schlägen/Min. vom kalkulierten altersbezogenen Richtwert abweichen. Gilt dies bereits für Gesunde, so muß für Patienten mit Herzkreislauferkrankungen um so mehr die Angabe einer individuellen Trainingsherzfrequenz gefordert werden, da hier Regulationsstörungen aufgrund vorliegender Erkrankungen oder auch Einnahme von Medikamenten bestehen können. Bei der für eine gute Fitness angestrebten Trainingsintensität von 50 bis 80 % der maximalen Sauerstoffaufnahme kann der Energiebedarf fast ausschließlich aerob abgedeckt werden, so daß die körperliche Aktivität in einem optimalen aeroben Arbeitsbereich geleistet wird und es zu keinem Anstieg des Laktatspiegels im Blut über die anaerobe Schwelle kommt.

Beim Leistungssport, der zu einer hohen Fitness führt, wird neben der Dauer und Anzahl der Belastungen vor allen Dingen die Intensität gesteigert. Die Zunahme der Belastungsintensität ist von wesentlicher Bedeutung, so daß bei extensivem Ausdauertraining eine Sauerstoffaufnahme von 50 % des Maximalwertes erreicht werden muß. Auf die Herzfrequenz bezogen entspricht dies bei einer Ruheherzfrequenz von 50 Schlägen/Min. und einer maximalen Belastungsherzfrequenz von 200 Schlägen/Min. einem Frequenzbereich um 150 Schläge/Min. Bei diesen Trainingsformen ist zu bedenken, daß sie sich im Grenzbereich der anaeroben Schwelle bewegen. Bei weiterer Zunahme der Intensität kommt es zu einem Anstieg glykolytischer Energieprodukte, wie der Milchsäure, und einer starken Säuerung des Muskels, so daß ein baldiger Arbeitsabbruch erfolgen muß.

Für das Ausmaß des Trainings bezüglich Dauer, Intensität und Anzahl der Belastungen ist die Zielsetzung entscheidend. Steht im Vordergrund der Wunsch nach körperlicher Bewegung, Freude an motorischer

Aktivität und das Ziel der Gesundheiterhaltung sowie allgemeiner guter Fitness sind die Kriterien des Breitensports anwendbar. Wird mehr und mehr die Leistung und somit der Wettkampf in den Vordergrund gestellt, führt der Weg zum Leistungssport und im internationalen Bereich zum Hochleistungssport. Die Anpassungsvorgänge des Organismus in diesen verschiedenen Bereichen sind fließend.

Die Belastungsdauer soll nach einer Vorbereitungszeit von einigen Wochen eine halbe bis eine Stunde bei einer Trainingshäufigkeit von dreimal pro Woche betragen. Der ältere Mensch ist zwar weniger belastbar, jedoch zeigen sich bei ihm ebenfalls günstige Auswirkungen: selbst bei 80jährigen finden sich nach einem 10-km-Langlauf, der im Wechsel von Traben und Gehen zurückgelegt wurde, Herzfrequenzen zwischen 100 und 140/Min. und Anpassungen im Stoffwechsel, wie sie auch bei Jüngeren beobachtet werden. Beim Skilanglauf kann die Rückwirkung auf das Herz besonders stark sein, da wechselnd mit der Armmuskulatur die Belastung fortgesetzt werden kann, wenn die Muskulatur der Beine ermüdet. Gesunde sind bezüglich ihres Herzens wie „Vierfüßler" nicht gefährdet, jedoch kann jemand bei einer Vorschädigung, einer Durchblutungsnot des Herzens oder nach einem Herzinfarkt eine Überlastung oder einen Schädigung erfahren, wenn bei einer Ermüdung der Beine die Bremswirkung der Muskulatur auf das Herz durch den Einsatz der Armmuskulatur hinausgeschoben wird. Auch sind Ungeübte in ihrer Koordination häufig schwerfällig, manchmal auch ängstlich, was sich bei Belastung zusätzlich nachteilig auswirken kann. Daher sollten Menschen, die mit dem Sport beginnen, sich ab dem 40. Lebensjahr vorher ärztlich untersuchen lassen, vor allem dann, wenn sie rauchen, ein zu hohes Körpergewicht haben, ein erhöhter Blutdruck oder eine Fettstoffwechselstörung bekannt sind. Richtig dosiert kann Laufen, Radfahren, Skilanglauf oder Bergwandern auch Herzkranken empfohlen werden. Selbst Koronargruppen können unter fachgerechter Anleitung an Skilanglaufwochen oder Bergwanderungen teilnehmen und die günstigen Auswirkungen der körperlichen Bewegung in der freien Natur nutzen.

Das durch Fehlernährung verursachte Übergewicht schränkt nicht selten sportliche Aktivitäten ein, so daß sich ein Teufelskreis von erhöhter Kalorienzufuhr und vermindertem Energiebedarf anbahnt. Diesem Faktor kommt vor allem beim älteren Menschen große Bedeutung zu, da einerseits die körperliche Aktivität im Berufsleben eingeschränkt wird und andererseits der Stoffwechsel in Ruhe und unter Belastung vermindert ist, ohne daß die Reduzierung des Nahrungsbedarfs berücksichtigt wird. Regelmäßige körperliche Belastungen tragen mit dazu bei, ein Übergewicht zu verhindern.

Eine der nachteiligen Auswirkungen des Alterns ist eine Abnahme der körperlichen Leistungsfähigkeit, der Fitness, die durch nichts günstiger beeinflußt werden kann, als durch körperliches Training, am besten in der freien Natur. Es gibt kein Medikament, das den Menschen in seinen biologischen Funktionen jünger zu erhalten vermag, als diese Art sportlicher Betätigung. Sie sollte in der Jugend beginnen und ein Leben lang fortgeführt werden. Mit Erfolg nehmen 70jährige an Marathonläufen teil und erfahren ebenso günstige Anpassungserscheinungen wie Jüngere. – Sportliche 60jährige sind in ihrer Leistungsfähigkeit und in ihren Regulationsvorgängen bewegungsfaulen 40jährigen weit überlegen. Vernünftiges Sporttreiben – im Winter Skilaufen, im Sommer Radfahren oder Bergwandern, Walking oder Laufen – beschert uns nicht nur ein längeres, sondern auch ein erfüllteres Leben.

Sport hat daneben auch eine erzieherische Wirkung, da er zu einer gezielten Planung und Gestaltung des täglichen Lebens zwingt. Viele, die sich vermehrt und regelmäßig sportlich betätigen, rauchen weniger oder nicht mehr, messen der Ernährung eine größere Bedeutung zu und haben ein geringeres Körpergewicht, Übergewichtige nehmen ab. Sport kann also als Erziehungshilfe für ein gesünderes und bewußteres Leben dienen. – „Des Menschen erster Fehlgriff war die Erfindung des Rades." Ob diese Aussage des Satirikers Roger Price zutrifft, liegt an uns. Ob die Erfindung des Rades zum Segen oder zur Bürde wird, d. h. ob wir die technischen Fortschritte vernünftig für ein gesundes Leben nutzen, entscheiden wir selbst. Immerhin hat die Erfindung des Rades und somit die technische Nutzung mit dazu beigetragen, daß sich die Lebensspanne des Menschen in den letzten 100 Jahren verdoppelt hat.

Was ist Fitness und richtige Trainingsgestaltung ?

Fitness beinhaltet die Fähigkeit, muskuläre Belastungen und motorische Beanspruchungen über längere Zeit sicher auszuführen. Fitness ist im wesentlichen von vier Faktoren abhängig.

1. Erbgut
2. Training
3. Ernährung
4. Umwelt

Die körperliche Leistungsfähigkeit von Menschen, die sich gleich viel bewegen oder trainieren, kann sehr unterschiedlich sein. Unsere Leistungsfähigkeit wird wesentlich durch unsere Gene, d. h. unser Erbgut, mitbestimmt. Dies ist sehr gut bei Kindern zu beobachten, die untrainiert einen Wettkampf bestreiten: Kinder von gleichem Alter, Körpergewicht und Körpergröße benötigen unterschiedliche Zeiten, um eine Strecke von 1 oder 2 km zu laufen, wobei sie im Ziel gleichermaßen erschöpft ankommen. Die Fähigkeit, muskuläre Anstrengungen zu vollbringen, kann durch einen günstigen Muskelstoffwechsel, ein effektiv arbeitendes Herz-Kreislauf-System, eine gute Lungenfunktion und eine gute nervale und hormonelle Steuerung hervorragend ausgebildet sein, so daß ein anderer, dem diese Voraussetzungen nicht gegeben sind, eines intensiven Trainings bedarf, um die gleiche Leistungsfähigkeit zu erwerben.

Abhängig von den genetischen Voraussetzungen wird durch körperliches Training die Fitness mehr oder weniger gefördert. Durch das Training werden die verschiedenen Eigenschaften wie Ausdauer, Schnelligkeit, Kraft, Koordination und Beweglichkeit verbessert, je nach dem, welche Übungen ausgeführt werden. Die Entwicklung von Schnelligkeit, Kraft und Ausdauer ist unmittelbar mit einem gesteigerten Stoffwechsel verbunden. Bei der Entwicklung von Kraft und Schnelligkeit steht die Er-

höhung der Leistungsfähigkeit der Muskelzelle im Vordergrund, während für die Verbesserung der Ausdauer zusätzlich das Herz-Kreislauf-System einschließlich der Lunge eine Anpassung erfahren müssen, um den An- und Abtransport von Nährstoffen und Stoffwechselendprodukten über längere Zeit zu gewährleisten. Ein Training bestehend aus intensiven kurzfristigen Belastungen kann die muskuläre Leistungsfähigkeit deutlich verbessern, wie dies bei Gewichthebern oder Sprintern sichtbar wird. Solche Schnellkraftübungen haben jedoch nahezu keinen Einfluß auf die Anpassung des Herz-Kreislauf-Systems und die Ausdauerfähigkeit der Muskelzelle.

Daher sind Menschen, die lediglich Schnellkraftübungen vollbringen, meist nicht in der Lage, sich körperlich wesentlich länger als Untrainierte zu belasten. Längerwährende Ausdauerbelastungen führen nicht nur zu einem verbesserten Stoffwechsel des Muskels, sondern auch zu einer erhöhten Leistungsfähigkeit des Herz-Kreislauf-Systems.

Für eine allgemeine Fitness im Sinne des Breitensports, aber auch für die Ziele der Bewegungstherapie und rehabilitative Maßnahmen muß daher dem extensiven Ausdauertraining eine vorrangige Stellung eingeräumt werden, da es zu einer Ganzkörperreaktion führt und sämtliche Organe günstig beeinflußt werden. Dabei sind

Nachteile nicht zu erwarten, wenn Qualität und Quantität des Trainings richtig dosiert sind. Ausnahmen ergeben sich leider gelegentlich bei älteren Sporttreibenden, die sich im höheren Lebensalter eine sehr hohe Fitness wie ein Leistungssportler erwerben wollen und nicht selten ohne Rücksicht auf die bestehenden körperlichen oder auch nicht bekannten krankheitsbedingten Voraussetzungen wettkampfmäßig trainieren. Diese Sporttreibenden erkennen nicht, daß Training, Leistung und Erfolg Ausdruck einer falsch verstandenen Selbstdarstellung sind. Den sportlichen Aktivitäten auch des älteren Menschen ist in jeder Weise zuzustimmen, wenn altersbedingte und mögliche krankhafte Veränderungen, insbesondere am Gefäßbett, berücksichtigt werden.

Daher sollte sich möglichst jeder, der aus untrainiertem Zustand ein Training aufnimmt, einer Beurteilung seines Gesundheitszustandes unterziehen. Da mit dem Alter das Risiko zunimmt, hat sich folgende Staffelung bewährt. Jeder kann bei gesundheitlichem Wohlbefinden mit dem Training beginnen, wenn er sich zur Beurteilung seines Gesundheitszustandes einer ärztlichen Untersuchung unterzogen hat:

- Unter 30 Jahren in den letzten 12 Monaten.
- Zwischen 30 und 40 Jahren in den letzten drei Monaten, einschließlich Ruhe-EKG.
- Zwischen 40 und 60 Jahren in den letzten drei Monaten, einschließlich Ruhe- und Belastungs-EKG.
- Über 60 Jahren in den letzten Wochen einschließlich Ruhe- und Belastungs-EKG.

Dies ist unabdingbar, wenn an wettkampforientierten Veranstaltungen teilgenommen wird. Vermehrte Vorsicht ist geboten, wenn Risikofaktoren zur koronaren Herzkrankheit bekannt sind (Bluthochdruck, Nikotinmißbrauch, Fettstoffwechselstörungen, Diabetes mellitus, Übergewicht, Stress) oder in der Familienanamnese Herz-Kreislauf-Erkrankungen häufig sind. Zeichen, die auf eine mögliche körperliche Überanstrengung hindeuten, müssen in jedem Fall ernst genommen und bei der Gestaltung des Trainings beachtet werden. Warnzeichen wie hohe Herzfrequenzen in Ruhe oder in der Erholungsphase (über 100 Herzschläge/Min.) Schwindelgefühl, Magenschmerzen oder Verdauungsprobleme, Atemschwierigkeiten oder Herzschmerzen bedürfen einer diagnostischen Abklärung.

Fitness muß durch körperliches Training stetig neu erworben werden. Um fit zu bleiben, ist 3 x 1 Stunde wöchentlich intensives sportliches Training erforderlich, wobei Schwitzen, Atemnot und hoher Pulsschlag als Kriterien einer ausreichen-

Sport und Prävention

Empfohlener Umfang und Qualität des Trainings

1. **Trainingsfrequenz**   3–5 Tage/Woche
2. **Trainingsintensität**   50–85 % VO_{2max}
3. **Trainingsdauer**   20–60 Min. Dauerbelastung
4. **Art der Aktivität**   Ausdauersport mit großen Muskelgruppen
5. **Krafttraining**   für alle großen Muskelgruppen, 8–12 Wieder-
                holungen, 2 Tage/Woche

Empfohlene Kontrolle des Trainings

Trainingsüberwachung   zu Beginn
und Kontrolluntersuchung   nach Grundtraining (15–20 Wochen)
                nach Stabilisierung (1 Jahr) weiterhin 1x jährlich

Zielparameter VO_{2max} (ergometr. Leistung)
                Body-Mass-Index
                Fettmasse (FM %), WHR
                [Triglyzeride, Chol., HDL-Chol.]

Empfohlene Ziele des Trainings

Trainingsziel   Stoffwechselumstellung mit Verbesserung der
                körperlichen Leistungsfähigkeit (VO_{2max}):
                nach Grundtraining (20 Wochen) + 10 %
                nach Aufbautraining (1 Jahr) weitere +15 %
                Verbesserung über + 30 % eher selten

Minimalreiz   Intensität 50 % VO_{2max} bzw. 60 % HF_{max}
                Trainingsfrequenzen < 2 Tage/Woche zeigen in der
                Regel keine Stoffwechselwirkung

den Intensität gewertet werden können. Dabei ist es weitgehend unerheblich, ob das Schwitzen durch Laufen, Wandern, Radfahren, Schwimmen, Skilaufen oder Ballspiele erreicht wird.

Die Leistungsfähigkeit und das Ausmaß der erworbenen Fitness sowie sportliche Erfolge sind von der jeweiligen Trainingsgestaltung abhängig. Ohne regelmäßiges Training, d. h. die stete Wiederholung von körperlichen Belastungen bei individueller Dosierung von Intensität, Dauer und Häufigkeit, ist die gezielte Anpassung von Herz-Kreislauf und Stoffwechsel sowie der neurohumoralen Regulation nicht möglich. Dabei besteht die Notwendigkeit der individuellen Steuerung des Training bei Beginn um so mehr, da unregelmäßig Trainierende oder Anfänger ihre Leistungsfähigkeit häufig überschätzen.

Die einfachste Methode zur Beurteilung von Trainingsdosierung ist nach wie vor das Messen der Herzfrequenz. Der Ruhepuls, gemessen am frühen Morgen, bevor die Herztätigkeit durch Anspannungen, geistige Anstrengungen, Nikotin, Kaffee oder Alkohol stimuliert wird, liegt durchschnittlich bei Männern um ca. 70, bei Frauen um ca. 75 Schläge/Min. Ungeachtet des Geschlechts bedarf ein Ruhepuls von über 100/Min. im Sitzen oder Liegen der ärztlichen Abklärung, und zunächst ist von der Aufnahme eines Trainingsprogramms

abzuraten. Mit zunehmendem Alter nimmt die bei Belastung erreichbare maximale Herzfrequenz kontinuierlich ab.

Bei 20jährigen liegt die obere Grenze im Mittel bei ca. 200, bei 70jährigen bei etwa 150 Schlägen/Min. Während körperlicher Langzeitbelastung sollte die Herzfrequenz den Richtwert aus Ruhefrequenz plus 80 % (Maximalwert minus Ruhefrequenz) nicht überschreiten. Da die maximale Herzfrequenz nicht allein vom Alter abhängt, sondern individuell um ca. +/- 15 bis 20 Schläge/Min. um den Altersnormwert schwankt, ist es ratsam, die individuelle maximale Herzfrequenz in einem genauen Belastungstest (Fahrradergometer, Laufband) zu ermitteln. Auf diese Weise können auch die mit zunehmendem Alter bestehende Möglichkeit einer Funktionsstörung des Herzens oder medikamentöse Einflüsse erfaßt und beurteilt werden.

Ausgehend von den Erfahrungen im Leistungssport hat die Bestimmung des Blutlaktatspiegels unter körperlicher Belastung zur Beurteilung der aeroben Leistungsfähigkeit und zur Trainingsdosierung zunehmend an Bedeutung gewonnen. Auch bei Ausdauertraining ist zu beachten, daß die Energiebereitstellung teilweise über die anaeroben Stoffwechselvorgänge abgedeckt wird und bei einer zu hoch angesetzten Intensität mit Zunahme der glykolytischen Energie-

35

produktion ein baldiger Arbeitsabbruch mit deutlich erhöhten Plasmakonzentrationen für Noradrenalin und Adrenalin erfolgt. Die aerobe Leistungsfähigkeit der beanspruchten Skelettmuskulatur läßt sich unter Belastung von Sportlern wie auch von Patienten durch die Bestimmung des Blutlaktatspiegels erfassen. Bei einer Trainingsintensität von ca. 50 bis 65% der maximalen aeroben Kapazität bleiben die Blutlaktatspiegel mit Werten um oder unter 2.0 mmol/l niedrig. Die anaerobe Schwelle zeichnet sich als diejenige Trainingsintensität aus, in der auf dem höchstmöglichen Intensitätsniveau ein Gleichgewichtszustand zwischen aerober und anaerober Engergiebereitstellung besteht und der Blutlaktatspiegel bei anhaltender Körperarbeit gerade noch bei ca. 4 mmol/l konstant gehalten werden kann. Je nach Trainingszustand kann dieses Stoffwechsel-Gleichgewicht bei Blutlaktatwerten zwischen ca. 3 bis 5 mmol/l Laktat erreicht werden und 70 bis 90% der maximalen Sauerstoffaufnahme betragen.

Die Herzfrequenz kann als Richtgröße für das Training dienen und macht somit eine optimale Trainingsgestaltung im Leistungs- wie Breitensport möglich. In jedem Fall signalisiert das deutliche Ansteigen des Blutlaktatspiegels über das 4 mmol-Niveau hinaus die vermehrte Beanspruchung der anoxidativen Energiebereitstellung. Solche Belastungsintensitäten zeigen die Grenze der zumutbaren Belastung an, da in diesem Leistungsbereich auch mit einem zunehmenden Anstieg der Stresshormone zu rechnen ist.

Die Belastungsintensität eines präventiv-medizinischen Lauftrainings kann auch sehr gut über die Beziehung zwischen Atmung und Schrittfrequenz gesteuert werden. Beim Vergleich von Blutlaktatspiegel und Atemrhythmus im Feldtest zeigt sich, daß bei Laufen im Vierer-Rhythmus (auf 4 Schritte Laufen „einmal einatmen", auf 4 Schritte Laufen „einmal ausatmen") die Blutlaktatwerte unterhalb der anaeroben Schwelle (4 mmol/l Laktat) im optimalen Arbeitsbereich liegen. Während Laufen im Dreier-Rhythmus liegen die Laktatwerte im wesentlichen zwischen 5 bis 7 mmol/l, im Zweier-Rhythmus im Mittel bei Laktatwerten über 10 mmol/l. Gelingt es nicht, bei langsamster Laufgeschwindigkeit einen Vierer-Rhythmus einzuhalten, kann von einer ungenügenden aeroben Fitness ausgegangen werden. Es wird dabei kein Stoffwechsel-Gleichgewicht erreicht, so daß der metabolische Atemantrieb bereits bei geringstmöglicher Laufgeschwindigkeit zu einem Dreier- oder Zweier-Rhythmus zwingt. Beim Dauerlauf im Vierer-Rhythmus kann der Breitensportler eine Laufgeschwindigkeit finden und Belastungsintensität annehmen, die für ein gezieltes präventiv-medizinisches

Training sinnvoll erscheinen und einer annähernd ausreichenden Fitness entsprechen.

Für die Trainingsgestaltung zum Erwerb einer guten Fitness können nen daher folgende Regeln angegeben werden:

1. Ein dreimaliges Training pro Woche von 30 bis 60 Minuten Dauer. Wird die Dauer und Häufigkeit des Trainings erhöht, wird die Fitness entsprechend weiter verbessert, und es kann eine Leistungsfähigkeit erreicht werden, wie sie bei Leistungssportlern anzutreffen ist.
2. Für eine wirksame Anpassung ist eine Intensität von 60 bis 70 % der maximalen aeroben Kapazität entsprechend Herzfrequenzen von 130 bis 170/Min. erforderlich.
3. In jedem Fall müssen große Muskelgruppen, über 20 % der gesamten Muskulatur, bei einem effektiven Fitnesstraining eingesetzt werden, wie es z. B. beim Laufen, Bergsteigen, Schwimmen, Radfahren, Skilanglauf oder Ballspielen möglich ist.

Die körperliche Fitness läßt sich jedoch nicht nur durch ein Ausdauertraining, sondern auch durch andere Trainingsformen wie Intervalltraining oder Tempoarbeit erreichen. Diese Trainingsformen setzen besondere Reize bezüglich der aeroben und anaeroben Kapazität und fördern die Ausbildung zusätzlicher muskulärer Fähigkeiten. Sie können das Training zum Erwerb einer guten Fitness sinnvoll ergänzen.

Rehabilitation und Verbesserung der Fitness von Patienten

Trainingsprogramme zur Rehabilitation und auch die Bewegungstherapie stellen inzwischen einen wesentlichen Anteil in der Ausübung von Sport in unserer Gesellschaft dar. Die Bedeutung einer regelmäßigen, meist ausdauerorientierten körperlichen Aktivität für den chronisch Kranken, vorwiegend kardial vorgeschädigten und stoffwechselgestörten Patienten mittleren und hohen Lebensalters, wird zunehmend anerkannt. Körperliche Mehraktivität, bzw. Training hier als Bewegungstherapie eingesetzt, ökonomisiert die Arbeitsweise des gesamten Organismus und fördert die Fitness. Anders als bei einem Medikament werden damit alle wichtigen Organbereiche des Körpers – Herz-Kreislauf, Blut, Lunge, Hormonhaushalt, Stoffwechsel, Muskulatur und das vegetative Nervensystem – angesprochen. Verbunden mit der zusätzlichen, begleitenden Wirkung auf Lebensweise und Persönlichkeitsbild beeinflußt das Training nicht nur die Risikofaktoren des Alterns und der Arteriosklerose sowie der damit verbundenen Folgekrankheiten des Herz-Kreislauf-Systems, sondern auch den Verlauf anderer, vorwiegend internistischer, aber auch orthopädischer Krankheitsbilder günstig. Die überwachte Bewegungs- oder Fitnesstherapie ist Teil eines übergreifenden Behandlungskonzepts bei koronarer Herzkrankheit, Hypertonie, Diabetes mellitus (Typ II), Hyperlipidämie und Übergewicht; zusätzlich fördert sie über die Verbesserung körperlicher Funktionen den Umgang mit der eigenen Erkrankung, die psychische Belastbarkeit und die oft gestörte soziale Integrationsfähigkeit z. B. von Dialysepatienten, Asthmatikern, Rheumatikern, Tumorpatienten und psychisch Kranken.

Sport kann jedoch eine Gefährdung darstellen bei altersbedingter Vorschädigung oder Krankheit. Ein Kranker ist im wesentlichen in seiner Leistungsfähigkeit eingeschränkt. Entscheidend ist, die Grenzräume der Belastbarkeit des Kranken festzulegen und dem in seiner Leistung eingeengten Menschen einen möglichst großen Lebensbereich wiederzuschenken und ihm auch eine Wiederaufnahme oder einen Neubeginn im Sport zu ermöglichen. Nicht alle Sportarten sind für einen älteren oder kranken Menschen gleichermaßen geeignet. Falsch ist die Annahme, nach überstandenem Herzinfarkt durch zu viel Sport das ausgleichen zu können, was man früher durch zu wenig an sportlicher

Betätigung versäumt hat. Der verstärkte Ausbau von richtig geleitetem Sport auch bei einer Vorschädigung und nach Erkrankung ist eine der wesentlichen zukünftigen Aufgaben. Die Vorstellung, sich nach Erkrankungen vornehmlich zu schonen, hat bereits am Beispiel der Behandlung von Patienten nach Herzinfarkt einen völligen Wandel erfahren. Auch für andere Gruppen von Patienten, z. B. Tumorerkrankte, wird Sport und körperliches Training einen neuen Stellenwert erhalten.

Sehr häufig wird die Frage aufgeworfen, ob durch Sport und die dadurch erhöhte Fitness auch das Leben von Älteren oder Kranken verlängert werden könne. In Anbetracht der hohen Lebenserwartung, die heutzutage die Menschen in Zivilisationsländern haben, ist diese Frage von sekundärer Bedeutung, doch läßt sich aufgrund von zahlreichen epidemiologischen Untersuchungen sagen, daß sportliche Betätigungen, die einen Energieumsatz von 1500–2000 kcal bewirken, das entspricht z. B. 3 x wöchentlich 1 Stunde Laufen, zu einer Lebensverlängerung von 2 bis 3 Jahren führen können.

Von entscheidender Bedeutung ist jedoch die Frage, ob durch eine regelmäßige sportliche Betätigung die Krankheitsdauer ganz allgemein verkürzt werden kann. Regelmäßige körperliche sportliche Belastungen vermindern das Kranksein, führen zu ei-

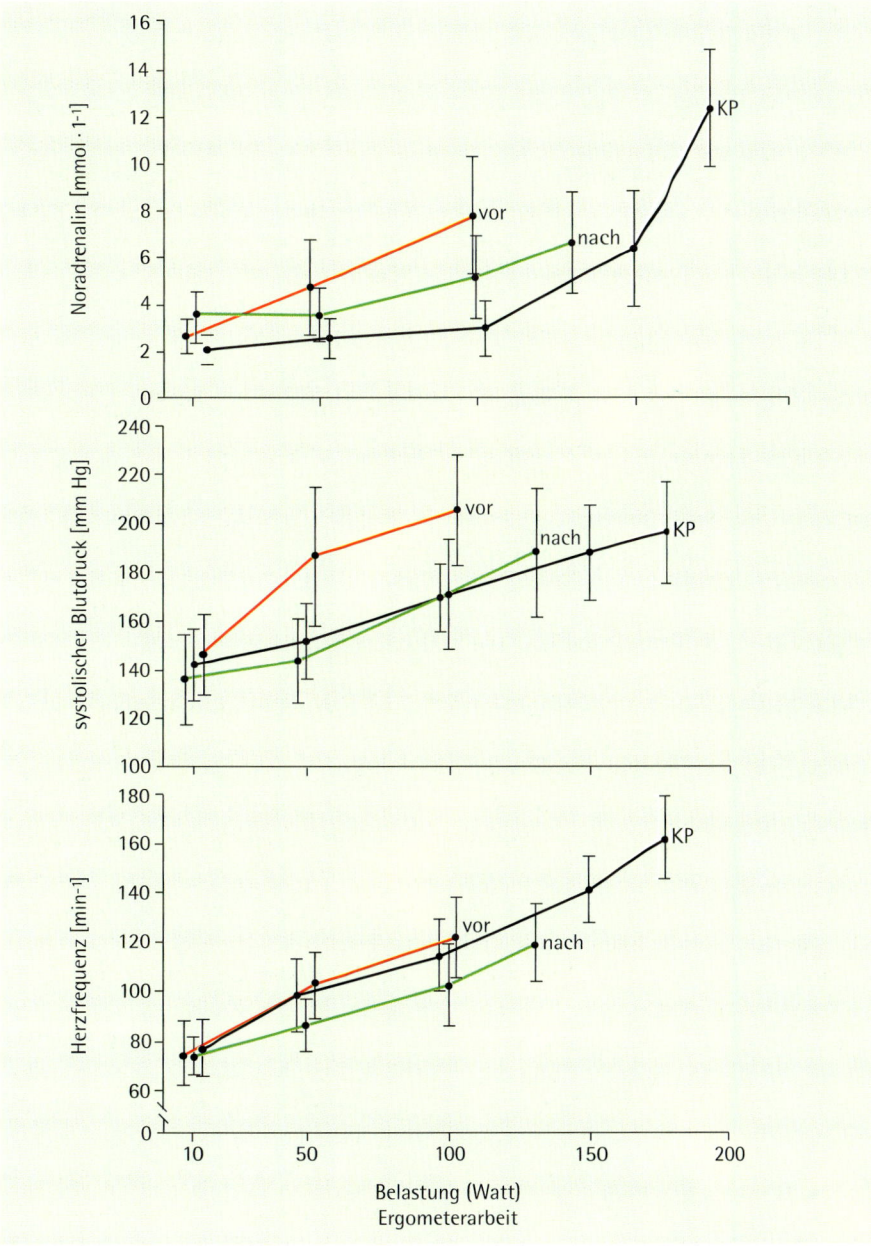

Nach einem halben Jahr Bewegungstherapie wird bei Patienten nach erlittenem Herzinfarkt nicht nur die Leistungsfähigkeit verbessert, sondern auch die Herzfrequenz, der Blutdruck und die Stresshormone (Noradrenalin und Adrenalin) werden deutlich gesenkt und erreichen wieder Werte wie bei gesunden Gleichaltrigen (KP)

ner Erhöhung der Leistung und Lebensfreude und verbessern somit die Lebensqualität entscheidend. Erkrankungen, die vor allen Dingen im Zusammenhang mit der Arteriosklerose stehen (Diabetes mellitus, Hypertonie, metabolisches Syndrom) und wahrscheinlich sogar verschiedene Tumorerkrankungen werden vielfach günstig beeinflußt.

So mindert sich auch die Leidenszeit des Menschen. In der Folge werden die mit dem Kranksein verbundenen hohen Kosten, die mit zunehmendem Alter überproportional ansteigen, vermindert, da die Zahl der Krankentage auf die Hälfte reduziert werden kann. Der häufig getätigte Ausspruch „gesund sterben" entspringt der Erfahrung, daß sporttreibende Menschen oftmals ein hohes Alter erreichen und der Tod sie ereilt, ohne daß sie die Leiden eines langen Krankseins erdulden mußten.

Wenn wir heute um den Gesundheitswert eines richtig betriebe-

Anpassungseffekte an ausdauerorientierte Arbeit	
Bewegungstraining als Prophylaxe und Therapie	
autonome Regulation	Vagotonus
	sympathoadrenerger Antrieb (Katechlamine)
	Fibrinolyse
Herz-Kreislauf	Herzfrequenz und Blutdruck
	Druckanstieg- und Blutauswurfgeschwindigkeit
	diastolischer Erschlaffungsgeschwindigkeit
	Herzarbeit und myokardialer O_2-Verbrauch
	Koronarreserve
	Schlagvolumen
	Schlagvolumen–Herzvolumen–Verhältnis
	aerobe Kapazität, periphere O_2-Nutzung
Stoffwechsel	periphere Insulinwertigkeit
	periphere Katecholaminwertigkeit
	Laktatproduktion und Belastungsazidose
	Nutzung der Lipide und Belastungs-Lipolyse
	Blutspiegel der Triglyceride und Freien Fettsäuren
	Lipoproteinverteilung HDL/LDL

nen Sports und um die nachteiligen Auswirkungen der Bewegungsarmut wissen, dann ist es unsere Pflicht, die daraus ableitbaren Folgerungen zu ziehen: Alle sollten sich körperlich in der richtigen Weise betätigen, wobei Ausdauersportarten der Vorzug zu geben ist. Dieser Pflicht zu einem sportlichen Leben, das der eigenen Gesundheit und Leistungsentfaltung und auch der Gesellschaft dient, kommen wir noch zu wenig nach. Wir müssen auf solche Lebensweisen hinweisen, die die geistigen und körperlichen Fähigkeiten fördern, und sollten diese auch vorleben.

Diese Aufforderung geht an alle. Als Mahner darf auch die Deutsche Gesellschaft für Sportmedizin & Prävention gelten, die sich die gesellschaftliche Aufgabe, *richtiger Sport für alle,* als ein Motto gewählt hat. Die Sportärzte werden die Sport- und Fitnessprogramme begleiten und bemüht sein, neue Erkenntnisse zu verbreiten, um große Teile der Bevölkerung an den positiven Wirkungen einer regelmäßigen körperlichen Betätigung teilhaben zu lassen. Struktur und Inhalt im Sport müssen den Bedürfnissen und Herausforderungen der Zeit stets angepaßt werden. Verkrustete Strukturen und vorgefaßte Meinungen dürfen sich nicht lähmend auf notwendige Entwicklungen und somit nicht nachteilig auswirken. So bleibt zu hoffen, daß die Aufklärung über die Notwendigkeit einer guten Fitness dem Wohlbefinden und der Leistungsentfaltung jedes einzelnen dient und die Zahl der Sporttreibenden weiter zunimmt.

Beim Gesunden, erst recht beim Kranken mit verschiedenen Risikokonstellationen, ist eine vollwertige, bedarfsgerechte Ernährung durch Bewegung und Sport zu ergänzen, und wer Sport treibt und körperlich aktiv ist, sollte auf eine ausgewogene, vernünftige Ernährung achten.

Wohlbefinden und Ernährung

Was hat Ernährung mit Gesundheit und Fitness zu tun?

Die Gesundheit ist unser höchstes Gut. Dies wird uns meistens erst bewußt, wenn Erkrankungen an Leib oder Seele uns die Begrenztheit unseres Lebens aufzeigen. Vielfältige Wechselbeziehungen bestehen zwischen dem seelischen und dem körperlichen Gesundheitszustand. Sind wir körperlich krank, so verspüren wir nicht selten Auswirkungen auf unser seelisches Befinden, so daß Niedergeschlagenheit, Verstimmungen, Verängstigung, Verzweiflung und viele andere Mißempfindungen bis hin zur behandlungsbedürftigen Depression die Folge sein können.

Andererseits haben psychische Erkrankungen häufig Rückwirkungen auf unser körperliches Befinden, vor allem reagiert das Herz auf seelische Unausgeglichenheit und Krankheitszustände mit unregelmäßigem oder zu schnellem Herzschlag, oft verbunden mit erhöhtem Blutdruck, so daß sich Angst um das Herz spürbar breit macht. Auch ein organisch gesundes Herz kann durch diese psychischen nachteiligen Einflüsse zu einem kranken Herzen werden. Andere hingegen, die an seelischen Beschwerden leiden, erkranken am Magen, am Darm, an der Gallenblase oder an anderen Organen. Krankheit läßt uns den Wert der Gesundheit erfahren und ist der Anstoß für große Forschungsarbeiten zur Verminderung oder Überwindung von Krankheiten. Daraus resultieren Anregungen und Maßnahmen, die dazu beitragen, die Gesundheit zu erhalten.

Die seit dem letzten Jahrhundert eingetretenen Veränderungen durch die moderne Technik haben unser Umfeld entscheidend verändert, womit auch wesentliche Beeinträchtigungen unserer Gesundheit verbunden sind. Durch Maschinen und Verkehrsmittel sind wir von muskulären Beanspruchungen weitgehend entlastet. Die berufliche Arbeit ist fast ohne körperliche Anstrengungen möglich. Die Freizeit hat zugenommen und wird häufig nicht mit Tätigkeiten ausgefüllt, die unserer Gesundheit nützlich sind. Der Wohlstand und das vielfältige Angebot an Lebensmitteln, Speisen und Zubereitungsarten haben dazu geführt, daß über den echten Bedarf hinaus zuviel verzehrt wird, und jeder zweite Bundesbürger und jedes vierte Kind ist übergewichtig. Hinzu kommt, daß sich die Ernährungsgewohnheiten deutlich verschoben haben. Die Kost ist vielfach nicht ausgewogen, enthält zuviel Fett, zuwenig Kohlenhydrate und Ballaststoffe und ist darüber hinaus arm an Vitaminen und Mineralstoffen.

Daß der Ernährung vermehrt Aufmerksamkeit geschenkt werden muß, liegt darin begründet, daß Übergewicht und Ernährungsfehler Gesundheitsrisiken darstellen und häufig zu hohem Blutdruck, Zuckerkrankheit, erhöhten Blutfetten und schließlich zu Gefäßschäden bis hin zum Herz- oder Hirnschlag führen. Als Folge einer zu üppigen und falsch zusammengestellten Ernährung sind nicht nur Übergewicht, sondern zusätzlich Fettstoffwechselstörungen und erhöhte Harnsäurewerte zu erwarten, die die Arteriosklerose mit ihren verheerenden Folgen begünstigen. Der übertriebene Gebrauch von Kochsalz ist außerdem eine der Ursachen für die große Zahl von Blutdruckerkrankungen.

Auch Schäden am Bewegungsapparat, vor allem der Gelenke, sind häufig auf Übergewicht zurückzuführen. Es ist erstaunlich, daß in unserer so aufgeklärten Zeit so viele ernährungsbedingte Funktionsstörungen und Erkrankungen auftreten, obwohl Kenntnisse über die Ernährung über Tausende von Jahren gesammelt wurden und das heutige Wissen über die Wirkungsweise der Nährstoffe uns in die Lage versetzt, ernährungsbedingte Erkrankungen weitgehend zu vermeiden. Doch bekanntlich ernähren sich Menschen nicht vernunftbetont, sondern sie essen gefühlsbetont. In den frühesten Anfängen lebte der Mensch nach den Schätzungen der Prähistoriker als Sammler. Die gesamte Nahrung dürfte aus Früchten, Wurzeln, Pflanzen, Insekten und Kleintieren bestanden haben. In der nachfolgenden Zeit wurde er zusätzlich zum Jäger; das Erlegen von Großtieren war nur in der Gemeinschaft möglich, so daß es zur Gruppenbildung und einer notwendigen Vorbearbeitung, Lagerung und Zubereitung der Nahrung kam.

Aufgrund seines Gebisses mit den scharfen Eck- und Frontzähnen und den starken Backenzähnen muß der vorgeschichtliche Mensch sowohl von Fleisch als auch von Pflanzen gelebt haben. In der Folgezeit der Entwicklung kam es in der Ernährung wechselweise zu einem höheren Anteil von Pflanzen oder Fleisch, was durch grundlegende Veränderungen im Zusammenleben der Menschen bedingt war. So brachte vor Tausenden von Jahren die Kultivierung des Bodens und die Domestizierung von Wildtieren und ihre Züchtung zu Nutztieren umfassende Veränderungen mit sich. Säen und Ernten, Aufzucht und Haltung von Haustieren, die Haltbarmachung und Lagerung von Lebensmitteln ließ den Menschen seinen Ernährungsbedarf planen und machte ihn von Zufälligkeiten in der Ernährung unabhängig.

Mit der Erfindung von Gerätschaften wie dem Pflug, der Bewässerung, der Auswahl von Tier- und Pflanzensorten (Selektion), der Düngung des Bodens u.a. gingen erhebliche Ertragssteigerungen einher. Während die Ernährung früher sparsam

43

war, lediglich dem Energiebedarf diente, wurde schließlich das gemeinsame Mahl zum Ausdruck der Lebensfreude und des Überflusses, ja sogar luxuriöse Ausschweifungen waren die Folge. Überlieferte nachvollziehbare Rezepte aus dem Altertum legen lebendiges Zeugnis ab von kunstvoll zusammengestellten Gerichten und erlesenen Speisen mit Gewürzen und Beigaben.

Das Essen wurde zum Ausdruck kultureller Entwicklungen. Die hohe Eßkultur, die sich vor allem in der Toskana entwickelt hatte, hielt Einzug in den europäischen Fürstenhöfen und erreichte in Frankreich ihren Höhepunkt. Das Essen wurde zum Bestandteil des gesellschaftlichen Lebens und mehr und mehr durch Genußmittel bereichert. Während diese gepflegte Eßkultur zunächst nur einer kleinen Oberschicht möglich war, wurde im Lauf unseres Jahrhunderts durch den zunehmenden Wohlstand, das unbegrenzte Angebot an Nahrungsmitteln und Gewürzen allen Bevölkerungsgruppen ein reichhaltiger Speiseplan beschert. Das üppige Angebot an Speisen hat gerade in den letzten Jahrzehnten eine große Gefahr der Über- und Fehlernährung mit sich gebracht.

Parallel zur Zunahme des Speiseangebots und zum wachsenden Wohlstand wurde die Gefahr einer unbegrenzten bzw. undifferenzierten Nahrungsauswahl immer größer. Damit begann aber auch die wissenschaftliche Untersuchung der Wirkung von Speisen und Getränken sowie deren Gesundheitswert. Während erste Empfehlungen einer ärztlich verordneten Ernährungsweise aus dem Altertum stammen, wurden erst seit dem vorigen Jahrhundert in einer stürmischen Entwicklung die Grundlagen für die Zusammenhänge der einzelnen Stoffwechselvorgänge entdeckt und eine Ernährungslehre entwickelt. Kohlenhydrate, Fette und Eiweiß wurden analysiert, ihre biologische Wertigkeit erkannt und die Berechnung des Kalorienverbrauchs und des Kalorienbedarfs ermöglicht. Die Entdeckung der Unentbehrlichkeit von Mineralstoffen und Spurenelementen sowie der verschiedenen Vitamine sind weitere Meilensteine in der Ernährungsforschung.

Während sich einerseits die Ernährungsgewohnheiten durch den einsetzenden Wohlstand und ein wachsendes Nahrungsangebot grundlegend änderten, kam es andererseits zu einer stetigen Verringerung des Kalorienbedarfs. Eindrucksvoll belegt wird dies durch den Wandel der Arbeit. Die Zahl der Leichtarbeiter nahm sprunghaft zu, die Zahl der Schwerarbeiter ständig ab.

Dies führte zu einem Mißverhältnis zwischen Energiebedarf und Energieverbrauch, so daß heute die Kalorienzufuhr im Durchschnitt um 500 kcal über dem Bedarf liegt.

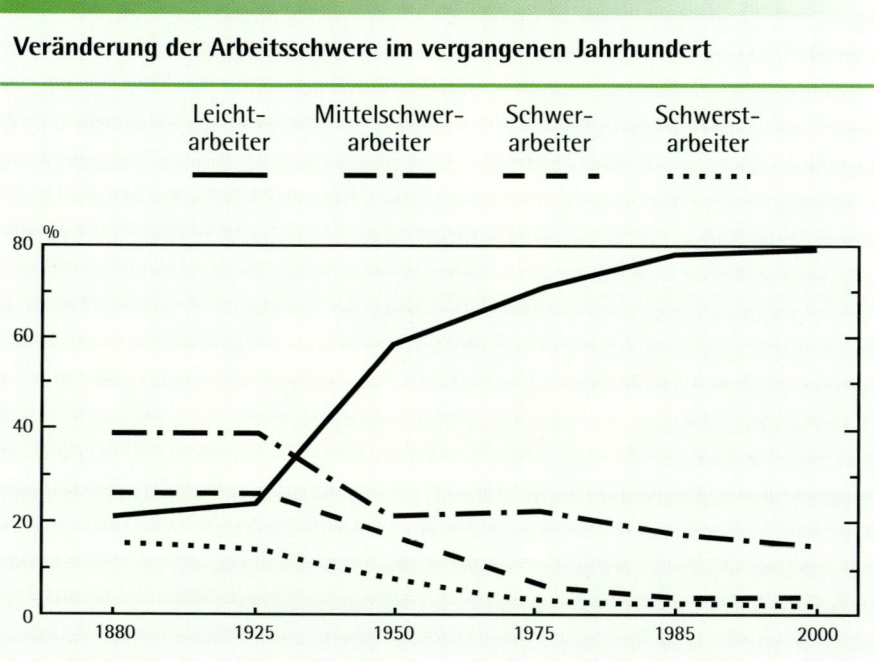

Veränderung der Arbeitsschwere im vergangenen Jahrhundert

Leicht-arbeiter	Mittelschwer-arbeiter	Schwer-arbeiter	Schwerst-arbeiter

In den letzten 100 Jahren hat sich die Zahl der Leichtarbeiter nahezu vervierfacht und ist auf 80 % der Werktätigen angestiegen, hingegen ist die Zahl der Schwer- und Schwerstarbeiter in dieser Zeit um das Zehnfache gesunken und beträgt jetzt nur noch 3 % der Werktätigen (nach Wirths, ergänzt durch Ergebnisse des Statistischen Bundesamtes und eigene Befunde)

Die überhöhte und somit nicht mehr bedarfsgerechte Zufuhr von Nährstoffen führt bereits bei Kindern, erst recht beim Erwachsenen, zu dem erwähnten hohen Anteil an Übergewichtigen und zu den durch Fehlernährung bedingten Erkrankungen. Es kann daher kein Zweifel darüber bestehen, daß das Wissen um die Grundlagen einer gesunden Ernährung weiter verbreitet und das bereits in den letzten Jahren erfreulich veränderte Gesundheitsbewußtsein durch ein verbessertes Wissen über richtige Ernährung weiterentwickelt werden muß.

Das Ziel einer langfristigen Ernährungsstrategie für die Bevölkerung muß eine ausgewogene, d. h. bedarfsgerechte Ernährung sein, bei der sich Kalorienbedarf und Kalorienaufnahme die Waage halten, und in der alle gesundheitsfördernden Nährstoffe enthalten sein müssen, gesundheitsgefährdende Nahrungsanteile jedoch gemieden werden.

Durch die Einbeziehung von regelmäßiger sportlicher Betätigung in das tägliche Leben wird der Nährstoffbedarf erhöht und damit ein regulierender Einfluß auf Stoffwechsel

45

Der Nährstoff-bedarf der Bevöl-kerung hat sich im letzten Jahr-hundert als Folge der Technisierung deutlich vermin-dert, während die Nährstoffauf-nahme kaum zurückging. Die Nährstoffauf-nahme ist somit gegenüber dem Energiebedarf deutlich zu hoch, was die Ursache für die große Zahl von Übergewich-tigen ist (nach Wirths, ergänzt durch Ergebnisse des Statistischen Bundesamtes und eigene Befunde)

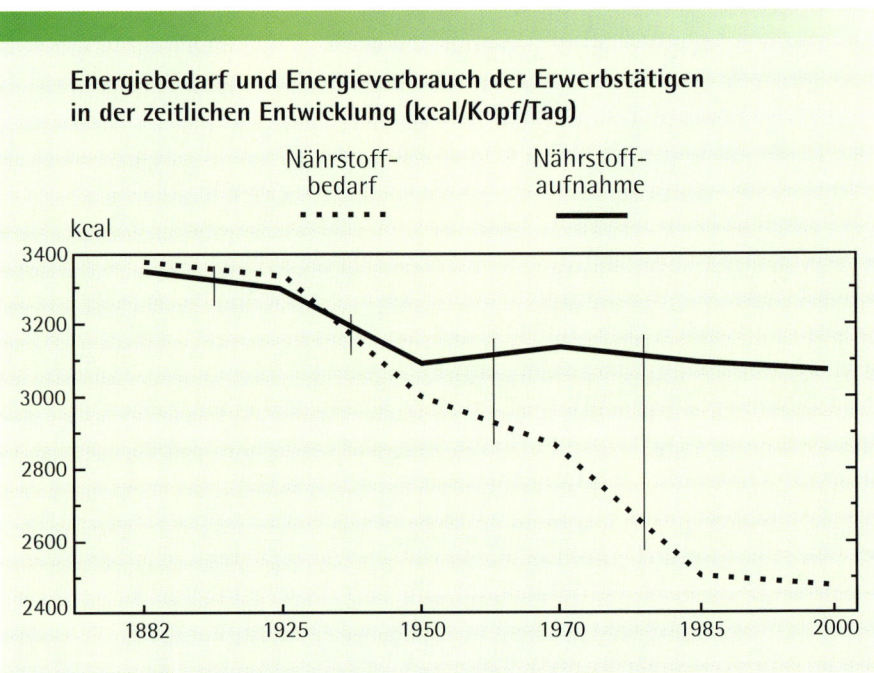

Energiebedarf und Energieverbrauch der Erwerbstätigen in der zeitlichen Entwicklung (kcal/Kopf/Tag)

und Körpergewicht herbeigeführt. Der Gesundheitswert der körperlichen Bewegung ist heute unbestritten. Sportliche Betätigung kann zwar grundlegende Ernährungsfehler nicht beseitigen, jedoch vermag sie im Zusammenspiel mit einer ausgewogenen, bedarfsgerechten Ernährung das Wohlbefinden zu fördern, die Gesundheit zu erhalten und eine lange Belastbarkeit zu ermöglichen. Außerdem kommt der Bewegung für die Gewichtsstabilisierung nach erfolgreicher Gewichtsreduktion eine große Bedeutung zu.

Die Leistungsfähigkeit des Menschen ist von vielen Faktoren abhän-

gig, die Ernährung hat dabei vorrangige Bedeutung. Hervorgehoben werden muß, daß in der Ernährung eine Fülle von verschiedenartigen Stoffen enthalten ist, von denen wir nur eine geringe Zahl benötigen, die sich in wenigen Gruppen zusammenfassen läßt (Abb. S. 47). Sowohl das geistige als auch das körperliche Leistungsvermögen ist mit einer richtigen, bedarfsgerechten Ernährung verknüpft. Bereits vor Tausenden von Jahren vermochte nur der geschickte, schnelle, kräftige und ausdauernde Mensch genügend Nahrung zu beschaffen. Nur derjenige, der diese Eigenschaf-

Zusammensetzung der Ernährung

Energieträger:	Kohlenhydrate *[Glukose, Fruktose, Di-, Oligo- Polysaccharide (Stärke)]*
	Fette *(Fettsäuren, essentielle Fette, Neutralfette*
Baustoffe:	Eiweiß *(Aminosäuren, essentielle A.)*
	Mineralstoffe *(Ca, P)*
Mikronährstoffe:	Vitamine
	Elektrolyte *(Na, K, Mg,Ca)*
	Spurenelemente *(Zn, Co, Cu, Fe)*
Flüssigkeitsersatz:	Wasser
Ballaststoffe:	Zellulose u.a.

Unsere Nahrung ist aus Energieträgern, Baustoffen, Mikronährstoffen, Wasser und Ballaststoffen zusammengesetzt. Die Nahrung enthält stets noch viele andere Verbindungen, die wir nicht benötigen; andererseits fehlen nicht selten einzelne wichtige Nährstoffe

ten hatte, konnte sich die notwendigen Nährstoffe für den erforderlichen Energieumsatz einverleiben. Bereits seit Jahrtausenden wird eine Beziehung zwischen der Ernährung und dem Leistungsverhalten des Menschen vermutet oder gesucht. Schon in Ägypten und in Mesopotamien wurden verschiedenen Kräutern und Pflanzen günstige Wirkungen zugesprochen. Bei den Griechen wurde der Verzehr von Fleisch und vor allem auch Stierhoden mit der Entwicklung von Kraft und Schnelligkeit in Zusammenhang gebracht. Diesen Angaben mögen gewisse Erfahrungswerte zugrunde liegen, meistens waren sie jedoch von mystischen Vorstellungen und dem Glauben geprägt, daß tierische Kräfte sich auf den Menschen übertragen ließen, wenn entsprechend Fleisch genossen wurde. Vor der Ausübung mancher Sportarten wurde auch Wein in der Vorstellung getrunken, daß dadurch die körperlichen Fähigkeiten besser freigesetzt werden könnten.

Eine systematische Bewertung der einzelnen Nährstoffe erfolgte erst in der Neuzeit, nachdem es durch die naturwissenschaftlichen Methoden gelungen war, die Inhaltsstoffe unserer Nahrung aufzuschlüsseln und zwischen energieliefernden Substan-

47

Unsere Nahrung ist aus Energieträgern, Baustoffen, Spurenelementen,, Wasser und Ballaststoffen zusammengesetzt. Die Nahrung enthält stets noch viele andere Verbindungen, die wir nicht alle regelmäßig benötigen; andererseits fehlen nicht selten einzelne wichtige Nährstoffe

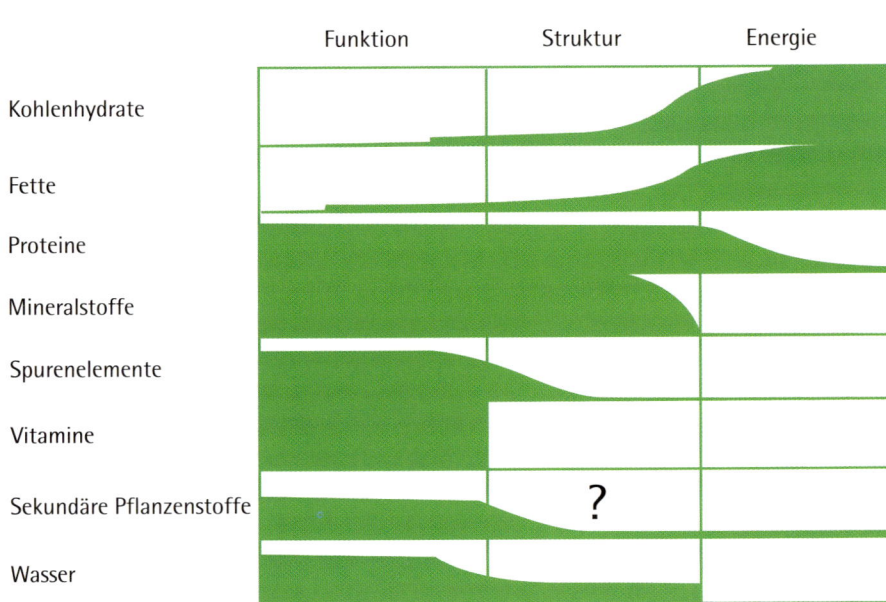

	Funktion	Struktur	Energie
Kohlenhydrate			
Fette			
Proteine			
Mineralstoffe			
Spurenelemente			
Vitamine			
Sekundäre Pflanzenstoffe		?	
Wasser			

zen, Bau- und Ballaststoffen sowie vor allem Mineralstoffen und Vitaminen zu unterscheiden. Für das Verständnis des Zusammenhangs zwischen Ernährung und Leistungsverhalten sorgte auch die Tatsache, daß die Abbauwege der einzelnen Nährstoffe im Organismus erkannt wurden und ihre Bewertung unter einem neuen Blickwinkel erfolgen konnte.

Der Tatbestand, daß bei einem Mangel einzelner Nährstoffe, z.B. Spurenelemente, schwere typische Krankheitsbilder auftreten können, macht es wahrscheinlich, daß ein geringes Defizit einzelner Mikronährstoffe zwar noch keine Krankheit auslöst, sich je-

doch Nachteile für die Leistungsentfaltung einstellen können. Dafür sprechen eine Reihe von Untersuchungen, zu Beziehungen zwischen Ernährung und Leistungsfähigkeit. Die Überprüfung der Wirkung bestimmter Nährstoffe setzte voraus, daß die einzelnen in unserer Nahrung enthaltenen Bestandteile getrennt und als Einzelsubstanzen oder in – definierter – Kombination dem Organismus zugeführt werden können. So konnte der Einfluß von fett-, kohlenhydrat- oder eiweißreicher Kost bewertet werden. Auch wurde für Vitamine und Mineralstoffe geprüft, ob bei Ausgleich eines Mangels die Leistungsfähigkeit anstieg oder ob übermäßige Zufuhr sich sogar vorteilhaft auf die Leistungsfähigkeit im Sinne eines pharmakologischen Effekts auswirken kann, d. h. ob dadurch die Leistungsfähigkeit über das normale Maß hinaus angehoben wird.

Während früher allein die genetischen Voraussetzungen und die umweltbedingten Verhältnisse die Überlebensfähigkeit des Menschen prägten, wird sich heute möglicherweise der Teil der Menschheit stärker durchsetzen, der ausreichend Kenntnisse über eine gesunde Lebensführung hat. Dazu gehört auch, daß er das Wissen über eine bedarfsgerechte und ausgewogene Ernährung auf sich anwendet und natürlich auch regelmäßig Sport treibt. Damit wird der Entwicklung vieler krankhafter Prozesse entgegengewirkt.

Durch richtige Ernährung können auch unser geistiges Leistungsvermögen, unser seelisches Gleichgewicht und unsere motorische Belastbarkeit verbessert werden.

Viele wissenschaftliche Befunde haben in den letzten Jahrzehnten den Zusammenhang zwischen Ernährung und mentalem Leistungsverhalten belegt. Sie werden in den folgenden Kapiteln zusammenhängend dargestellt. Es darf nicht übersehen werden, daß außer der Ernährung die Leistungsfähigkeit des Menschen durch viele Faktoren beeinflußt wird; so sind neben der Anlage, dem »Talent«,

viele Verhaltensweisen und von außen einwirkende Größen zu nennen. In Abhängigkeit von den Beanspruchungsformen werden bei *ausgewogener* Ernährung verschiedene Organsysteme zum leistungsbegrenzenden Faktor. Bei unzureichender Ernährung hingegen folgen nachteilige Rückwirkungen auf nahezu alle Organe und somit auf die allgemeine Belastbarkeit.

So steht die Menschheit in der langen vielfältigen Geschichte der Ernährung am Scheideweg: Die Abkehr von der dem Bedarf dienenden Ernährungszufuhr und die Zuwendung zur Verfeinerung des Essens und zu einem erlesenen Lebensgenuß haben das Gleichgewicht zwischen Nährstoffbedarf und Nährstoffverbrauch gestört. Die hohe Lebenser-

---

Einflußgrößen auf die Leistungsfähigkeit des Menschen

1. Genetische Anlage
2. Ernährung
3. Training (Art, Umfang, Intensität)
4. Technik und Taktik
5. Koordination und Konzentration
6. Motivation
7. Umwelt

Die Leistungsfähigkeit des Menschen wird durch vielfältige Einflußgrößen bestimmt, die angeboren, erworben oder umweltbedingt sind

Leistungsbegrenzende Faktoren

1. Herz (Herzminutenvolumen)
2. Lunge (Diffusionskapazität)
3. Kapillarbett (Austauschkapazität)
4. Blut (Transportkapazität)
5. Muskel   (Substrataustausch)
   Energiefreisetzung (oxyd./anoxyd. Kap.)
   Energiespeicherung (ATP)
   Energieverwertung (Kontraktion)
6. Nervensystem
7. **Nährstoffzufuhr – Energiespeicher, Freisetzung und Anlieferung
   energieliefernder Substrate und essentielle Nährstoffe**

*In Abhängigkeit von der Beanspruchung durch die Sportarten sind unterschiedliche leistungs-
begrenzende Faktoren anzunehmen. Bei Ausdauerleistungen spielen Herz, Lunge, Durchblutung und
Blutmenge eine große Rolle. Viele sportliche Belastungsformen werden durch neuromuskuläre
Vorgänge begrenzt, das Muskelgewebe selbst ist für viele kurzfristige Belastungen das leistungs-
limitierende Organ. Für alle energieliefernden Prozesse spielt die ausreichende Versorgung mit
Energieträgern, Mineralstoffen, Vitaminen o. a. eine entscheidende Rolle, was die Bedeutung der
Ernährung unterstreicht*

wartung und die Leistungsbezogen-
heit des Menschen haben dazu beigetragen, daß die Ernährung wieder bevorzugt in den Dienst der Gesundheit
und der Erhaltung unserer Leistungsfähigkeit gestellt wird.

Ein Nahrungsmißbrauch durch
Überfluß sowie übertriebene Genuß-
sucht dürfen nicht dazu führen, daß
die Gesundheit und auch die Leistungsfähigkeit und die damit verbundene Belastbarkeit leiden. Ein Mensch
mit eingeschränkter Leistungsfähigkeit muß auf vieles verzichten und
verliert wesentliche Grundlagen seiner Lebensqualität.

Vom Genuß zu essen und zu trinken

Wolfram SIEBECK beginnt in einem
seiner vielen köstlichen Bücher über
Speisen und Getränke ein Vorwort mit
einem bemerkenswerten Satz: »Auch
Bürger können speisen wie die Für-
sten, wenn sie nur die richtigen Töpfe
und Pfannen haben, täglich auf den
Markt gehen und eine gute Bouillon
zu machen verstehen.« Dieser Satz
sagt zugleich, daß die richtigen Gerätschaften, frische Produkte, vor allem frisches Gemüse, Früchte, Eier

u. a. vom Markt, gut ausgewähltes, abgehangenes Fleisch vom Metzger um die Ecke, eine rechte Arbeitsweise und der Umgang mit Rezepten jeden befähigen können, vorzügliche Gerichte zu bereiten.

Die Zubereitung vieler Gerichte ist zeitlich aufwendig, vom Wareneinsatz her oft nicht billig und erfordert eine entsprechende küchentechnische Ausstattung. Zum Kochen braucht man neben dem Wissen über bestimmte Grundvorgänge eine feine Zunge und ein gutes Maß an Kreativität. Im Ablauf des Kochens muß stets geprüft und entschieden werden, wie sich ein Gericht weiter entwickeln soll, so daß fortwährend die Erfahrung, aber auch der Einfallsreichtum gefordert sind. Nur ein Kenner kann oft ermessen, welche Mühen die Zubereitung eines gelungenen Gerichts erfordert. Wer Getränke und Speisen wirklich genießen möchte, braucht eine lange Zeit des Lernens. Der geschulte Gaumen und die erfahrene Zunge vermögen die Feinheiten erlesen zubereiteter Speisen oder treffend ausgesuchter Getränke zu schätzen. Speisen und Getränke, die wir genossen haben, hinterlassen einen Eindruck, ein Engramm, und ermöglichen einen Qualitätsvergleich und die Zuordnung bezüglich Güte und Geschmack. Speisen und Getränke zu genießen sollte nicht zur oberflächlichen Gewohnheit werden, vielmehr ist eine stete Schulung und zuneh-

mende Erfahrung unerläßlich, um sich neuen und bisher unbekannten Geschmacksrichtungen voll widmen zu können. Ein Gespräch mit dem Küchenchef bzw. Koch ist eine wertvolle Hilfe, um sich über die Besonderheiten der Speisen und die beim Kochen angewandten Verfahren belehren zu lassen. Es ist notwendig, sich mit den vielen Arten und Methoden der Zubereitung von Speisen und der Auswahl der Getränke auseinanderzusetzen, um zu wissen, was den Geschmack der Speisen verdirbt und ihre Eigenarten zerstört. Der Umgang mit guten Speisen und Getränken sollte daher frühzeitig erlernt werden.

Auch im Beruf sehr geforderte Menschen sollten mit dem richtigen Freizeitsport und schmackhaften Gerichten und guten Getränken vertraut gemacht werden, letzteres gilt besonders für Berufssportler. Der Leistungssport verlangt wie ein erfolgreiches Berufsleben, große Selbstdisziplin, Verzicht auf viele andere Vergnügen, Härte gegen sich selbst und intensives Training, um aufreibende Wettkämpfe durchstehen zu können. Darüber hinaus ist der Energieumsatz von Sportlern deutlich erhöht, was eine größere Nahrungszufuhr erforderlich macht.

Unabhängig davon, daß zur Erhaltung der Leistungsfähigkeit, zur Entfaltung des Könnens, zur Erreichung eines großen Ziels eine ausgewogene, bedarfsgerechte Kost benö-

51

tigt wird, sollte das Essen Freude und Vergnügen bereiten, um als Ausgleich für die Mühen und Anstrengungen im Training und Wettkampf zu dienen. Somit müssen nicht nur die Grundlagen einer vernünftigen Ernährung nähergebracht, sondern auch die Speisen in solchen Zusammensetzungen und Zubereitungsformen dargeboten werden, daß das Essen und Trinken stets zu einem Genuß, zu einer Entspannung für den ganzen Tag wird. Viele hervorragende Bücher über Kochen, Essen und Trinken haben die Kenntnisse und auch das Verständnis über gutes Essen und Trinken erheblich beeinflußt und verbreitet. Oft wird im Beruf und Sport das Essen noch zu sehr unter dem Gesichtspunkt des Energiebedarfs, des Flüssigkeitshaushalts und der Nährstoffzufuhr gesehen. Gerade den im Beruf Geforderten soll Essen und Trinken Spaß machen. Es steht nicht im Widerspruch zur Gesundheit, wenn die Speisen so zubereitet werden, daß sie dem freudvollen Genuß eines jeden einzelnen entsprechen.

Bedarf und Wirkung der Nährstoffe

Der Mensch ist auf eine regelmäßige Zufuhr von Nährstoffen einschließlich Wasser angewiesen. Die Erhaltung der biologischen Strukturen und Funktionen ist energieabhängig, und über den Abbau von Nahrungsstoffen werden die fortwährend erforderlichen Energien für den Organismus und zugleich auch dessen Baustoffe bereitgestellt. Natürlich kann der Mensch auch über Tage und Wochen, Übergewichtige gar über Monate, ohne die Zufuhr von energieliefernden Nährstoffen auskommen, wie von vielen Abmagerungskuren her bekannt ist. Bei jeder langwährenden Fastenkur muß der Flüssigkeits- und Mineralhaushalt jedoch stets ausgeglichen werden, da ansonsten wichtige zelluläre Funktionsabläufe nicht aufrechterhalten werden können. Ferner müssen dem Körper in längerwährenden Fastenperioden neben Vitaminen, Mineralien und Spurenelementen essentielle Fett- und Aminosäuren zugeführt werden; dies sind Nährstoffe, die der Organismus selbst nicht herstellen kann, die aber für die Struktur und die Arbeitsfähigkeit seiner einzelnen Organe unerläßlich sind. So sind wahrscheinlich die bei der Nulldiät beobachteten gesundheitlichen Schäden und tödlichen Zusammenbrüche auf einen Mangel an essentiellen Aminosäuren und Fettsäuren zurückzuführen. Diese essentiellen Nährstoffe müssen bei einer Nulldiät oder bei länger

währenden Fastenkuren dem Organismus unbedingt zugeführt werden, während der Energiebedarf durch den Abbau der im Körper bereits vorhandenen Vorräte an Kohlenhydraten, Fetten und Eiweiß befriedigt werden kann.

Die gesunde ausgewogene Ernährung ist darauf ausgerichtet, daß dem Menschen täglich bedarfsgerecht Nährstoffe zugeführt werden, die stets im Bezug zur Körpergröße und dem Ausmaß der körperlichen Bewegung stehen müssen. Beim Normalgewicht ist die Beziehung zwischen der Körpergröße und dem Körpergewicht so festgelegt, daß die Zentimeter über einen Meter hinaus das normale Körpergewicht angeben. Das „Normalgewicht" eines 180 cm großen Mannes wäre demnach 80 kg. Hier kommen kleine Menschen zu schlecht weg, große Menschen zu gut. Auch sollte das sog. Idealgewicht heute nicht mehr propagiert werden, u. a., weil dies zum Diätstress führen kann. Wissenschaftler bemängeln, daß diese einfachen Berechnungen nicht den Körperfettanteil berücksichtigen. Größenunabhängige Bewertungen erlaubt der Body-Mass-Index, BMI, der heute zur Bestimmung des Körpergewichts herangezogen wird.

Der BMI wird durch folgende Formel berechnet:

$$BMI= \frac{\text{Körpergewicht in kg}}{(\text{Körpergröße in m})^2}$$

Liegt der Wert zwischen 19 und 25, ist das Gewicht normal. Leichtes bis 53 mäßiges Übergewicht besteht bei einem BMI zwischen 25 und 30, bei einem BMI über 30 ist eine Gewichtsabnahme dringend anzuraten.

Die gesunde ausgewogene Ernährung und die regelmäßige körperliche Bewegung sollten als eine Einheit angesehen werden, da sie sich in ihrem Gesundheitswert potenzieren. Regelmäßige körperliche Bewegung kann die Fehler in der Ernährung nicht aufheben, höchstens in geringem Maß abschwächen. Dies trifft sowohl für den Olympioniken zu, der täglich mehrere Stunden trainiert, als auch für den Manager, der dreimal wöchentlich eine Stunde Tennis spielt, eine halbe Stunde läuft oder eine Stunde Rad fährt.

Die täglich von uns aufgenommene Nahrung stellt ein Gemisch von Energieträgern dar, und zwar von Kohlenhydraten, Fetten und Eiweiß sowie oft auch Alkohol. Alkohol hat einen hohen Energiegehalt und deckt bei einem großen Teil unserer Bevölkerung mittlerweile mehr als 10 % des Energiebedarfs. Weiterhin sind in der Nahrung vielfältige Mineralstoffe wie Kochsalz, Kalzium, Kalium, Magnesium, ferner die Spurenelemente wie Eisen, Kupfer, Zink, Jod, Kobalt, Mangan und natürlich die Vitamine enthalten, ohne die ein geregelter Funktionsablauf der einzelnen Organe nicht möglich ist (Abb. S. 47).

Zusätzlich zu dem in den Nahrungsmitteln enthaltenen Wasser muß dem Organismus noch Wasser zugeführt werden, da ein steter Wasserverlust durch die Atmung beim Anfeuchten der Luft, durch den Schweiß, der die Körperwärme reguliert, und über die Nieren erfolgt, die den Organismus entgiften helfen. Mit der Nahrung werden eine Reihe chemischer Verbindungen aufgenommen, die vom Organismus nicht verwertet bzw. nicht weiter abgebaut werden können. Hier ist die Zellulose, ein sogenannter Ballaststoff, hervorzuheben, die früher als unnötiges Beiwerk der Nahrung angesehen und bei manchen Kostformen völlig weggelassen wurde (Astronautenkost). In der Folgezeit hat sich gezeigt, daß Ballaststoffe im Organismus wichtige Funktionen übernehmen und ein Mangel an Ballaststoffen zu Gesundheitsstörungen führen kann. So wird seit einiger Zeit vermutet, daß ein Mangel an Ballaststoffen, wie sie reichhaltig in Getreide, Kartoffeln, Gemüse, Salaten und Früchten enthalten sind, die Entwicklung von Darmkrebs fördert, vor allem dann, wenn der Fettanteil in der Nahrung hoch ist.

Die verschiedenen Nährstoffe müssen dem Organismus in ausgewogener Form zugeführt werden, da nur dann die Ernährung den energetischen und biologischen Bedürfnissen gerecht und so einer Leistungsförderung entsprochen werden kann.

Der Bedarf an energieliefernden und nicht energieliefernden essentiellen Nährstoffen wird maßgeblich durch Art und Ausmaß körperlicher Belastungen bestimmt. Im täglichen Leben, erst recht bei sportlichen Beanspruchungen, werden, in Abhängigkeit von den Belastungsformen, die neuromuskulären Fähigkeiten gefördert und entwickelt. Durch Üben und Trainieren kommt es je nach Art, Dauer und Intensität zu einer Ausbildung der motorischen Grundeigenschaften von Ausdauer, Kraft, Schnelligkeit, Koordination, Beweglichkeit.

Die Entwicklung von Kraft, Ausdauer und Schnelligkeit ist mit deutlich gesteigerten, aber unterschiedlichen Energieumsetzungen verbunden. Kraft und Schnelligkeit fordern sehr schnell hohe Energieumsätze, die im wesentlichen ohne Sauerstoff (anaerob) erbracht werden und mit vielfältigen Anpassungsvorgängen in der Muskulatur einhergehen. Bei der Verbesserung der Ausdauer kommt es außer in der Muskulatur zu einer Anpassung der den Sauerstoff transportierenden Organe wie Herz, Gefäße, Blut, Lunge u. a. Auch wird über das vegetative Nervensystem eine Verbesserung des Wirkungsgrades der Organe erreicht. Die hohe, schnelle Beanspruchung ist nur über die Energiespeicher der Zelle bzw. den Abbau von Kohlenhydraten (Traubenzucker) zu Milchsäure möglich und kann daher nur kurz währen. Mit wachsender Belastungsdauer

werden sauerstoffverbrauchende Vorgänge vorherrschen. Es entstehen kaum oder keine störenden Zwischenprodukte wie Milchsäure, und die Fettverbrennung nimmt stetig zu.

Diese unterschiedlichen Beanspruchungen führen auch teilweise zu einem veränderten Bedarf. Die Ernährung sollte dem Rechnung tragen und alle Bedürfnisse befriedigen. Wir können dann von einer vollwertigen Ernährung sprechen, wenn wir die Nahrung so zusammenstellen, daß alle Nährstoffe entsprechend unseren körperlichen Belastungen in einem ausreichenden Maß zur Verfügung stehen. Bei einer vollwertigen Ernährung sollte auch darauf geachtet werden, daß dem Wohlgeschmack und dem Genuß am Essen und Trinken Rechnung getragen wird. Nicht selten werden aus Gründen des Wohlgeschmacks manche Nährstoffe im Übermaß, andere hingegen zu wenig angeboten. Das Geheimnis und damit der Erfolg moderner Kochkunst besteht darin, die Speisen so zuzubereiten, daß die gesundheits- und leistungsfördernden Bestandteile vollwertig in der Kost erhalten bleiben und auf den Genuß des Essens und Trinkens dennoch nicht verzichtet werden muß.

Die Bestandteile unserer Nahrung sind pflanzlicher oder tierischer Herkunft. Dabei muß im besonderen bedacht werden, daß manche Verbindungen vom Organismus selbst nicht hergestellt werden können und daher

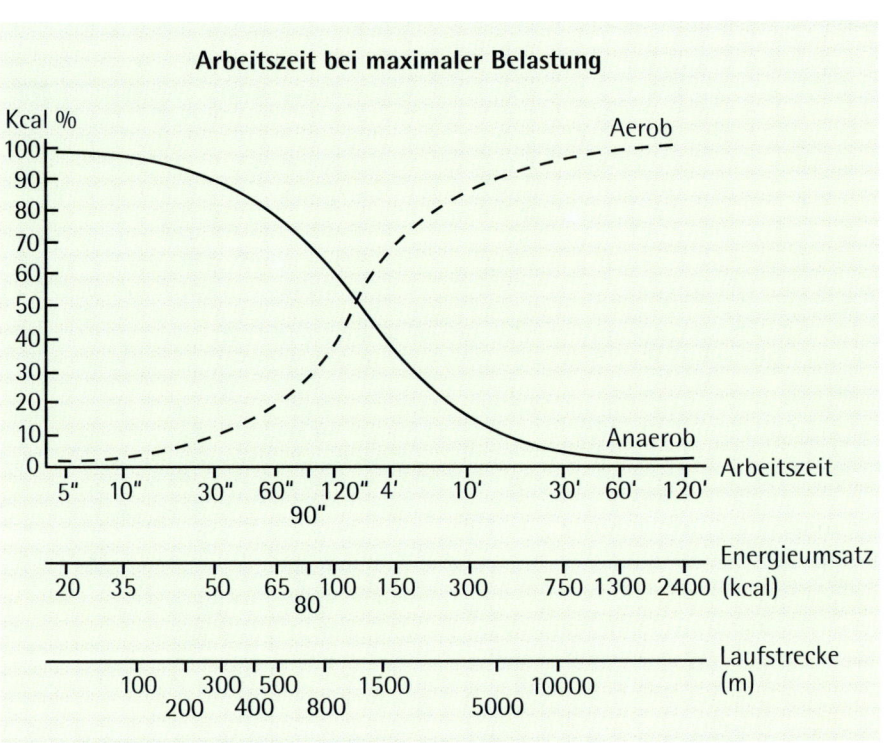

Arbeitszeit bei maximaler Belastung

Der Anteil des aeroben (sauerstoffverbrauchenden) und anaeroben (nicht sauerstoffverbrauchenden) Stoffwechsels an der Energiebildung bei Maximalbelastungen unterschiedlicher Dauer. Auf der Abszisse ist logarithmisch die Belastungsdauer, der entsprechende Energieumsatz und als Beispiel die Übertragung auf entsprechende Laufstrecken dargestellt. Es ist erkennbar, daß bei Belastungen, die einem 100-m- oder 200-m-Lauf oder auch Kraftarbeit entsprechen, der überwiegende Anteil des Energiebedarfs unmittelbar durch den Abbau der vorhandenen energiereichen Speicher ohne Sauerstoffnutzung bestritten wird. Bei langdauernden Belastungen werden die sauerstoffverbrauchenden Reaktionen vorrangig und sind bei Menschen mit hoher Ausdauerfähigkeit am besten ausgebildet

mit der Nahrung zugeführt werden müssen, wie z. B. die schon erwähnten essentiellen Fett- und Aminosäuren, aber auch Vitamine und Mineralstoffe. Bei allen einseitigen, oft mit Fanatismus, z. B. von Vegetariern, vertretenen Kostformen besteht die Gefahr, daß bestimmte essentielle Nährstoffe, auf die der Organismus unbedingt angewiesen ist, nicht in entsprechender Weise zugeführt werden.

Die Qualität der Ernährung ist somit davon abhängig, daß der Organismus alle Nährstoffe in einem geordneten Verhältnis erhält. Werden nur Energieträger zugeführt, ohne daß in der Nahrung auch ausreichend Vitamine oder Mineralstoffe enthalten sind, kommt es zu Funktionsstörungen und Einschränkungen der geistigen oder körperlichen Leistungsfähigkeit. Langfristig führt eine Mangelernährung zur Krankheit. Vor Jahren wurde bereits dieser Zusammenhang erkannt und gezeigt, daß mit dem energetischen Inhalt der Nahrung auch ein bestimmter Anteil an Mikronährstoffen zugeführt werden muß, wenn die Kost vollwertig sein soll. Je mehr Mikronährstoffe die Nahrungsmittel enthalten (hohe Nährstoffdichte), desto wertvoller sind sie. Daher ist schon beim Einkauf darauf zu achten, daß Salate, Gemüse und Früchte schnell und nach kürzester Lagerung verarbeitet werden und auf den Tisch kommen. Auf dem Lande, wo der Bauer und Gemüsehändler in der Nähe sind, ist dies leichter möglich als in der Großstadt. Aber auch dort wird die Hausfrau herausfinden, wer in ihrer Nähe die Ware schnell, frisch und richtig gelagert bereithält.

Weiterhin ist zu bedenken, daß die Nährstoffe im Magen-Darm-Bereich gespalten werden und dann erst in die Blutbahn gelangen können. So werden vom Eiweiß nur die einzelnen Aminosäuren, aber nicht das aus den verschiedenen Aminosäuren aufgebaute sogenannte Eiweiß aufgenommen. Die Kohlenhydrate müssen ebenfalls in ihre Einzelbausteine, die Einfachzucker (Traubenzucker, Fruchtzucker u. a.), zerlegt werden, denn nur diese können aufgenommen werden. Von den vielen verschiedenen Zuckerarten können vom Organismus nur bestimmte abgebaut werden, so daß ein Teil der Kohlenhydrate, die in der Nahrung enthalten sind, nicht verwertet werden kann; die Zellulose, ein wichtiger Ballaststoff, ist daher ein nicht verwertbares Kohlenhydrat.

Das Essen sollte nicht nur der biologisch notwendigen Zufuhr von Energieträgern und Mikronährstoffen dienen, sondern auch den Geschmack befriedigen und zu einem genußreichen Erlebnis werden, so daß Entspannung und Freude damit verbunden sind. Dabei bedient sich der Koch einer reichhaltigen Palette von Gewürzen, die zum Teil gesundheitsfördernd und für die geschmackliche Abrundung sehr bedeutsam sind. Dies gilt gleichermaßen für das Frühstück, die Haupt- oder Zwischenmahlzeiten. Dieser Forderung nachzukommen, stellt die Hausfrau oder den Koch häufig vor Probleme, da sich viele Geschmacksstoffe erst in Verbindung mit Fett entfalten und daher die Gefahr bestehen kann, daß der Fettanteil in der Ernährung zu hoch wird. Es ist sicher das höchste Ziel der Kochkunst bei einer bedarfsgerechten Zusammensetzung von Nährstoffen, ein Essen zu gestalten, in dem erlesener Geschmack, genüßliche Düfte, eine bunte, das

57

Auge erfreuende Vielfalt und gesundheitliche Gesichtspunkte miteinander in Einklang gebracht werden.

Energieträger und Baustoffe

Eiweiß

Das *Eiweiß (Protein),* wesentlicher Bestandteil unserer Zellen und Organe, wird aus verschiedenen Aminosäuren aufgebaut. Die einzelnen Aminosäuren enthalten Kohlenstoff, Wasserstoff, Sauerstoff, Stickstoff und teils auch Schwefel. Man unterscheidet zwischen *essentiellen und nicht-essentiellen Aminosäuren* (Abb. S. 60). Die essentiellen Aminosäuren kann der menschliche Organismus selbst nicht aufbauen, sie müssen ihm mit der Nahrung zugeführt werden. Das Fehlen essentieller Aminosäuren führt zu einem Nachlassen von Organfunktionen und zu Erkrankungen. Die Wertigkeit des Eiweißes, das wir uns mit der Nahrung zuführen, ist also abhängig von seiner Zusammensetzung, insbesondere von dem Anteil der essentiellen Aminosäuren, auf deren Zufuhr der Organismus angewiesen ist.

Im Gegensatz zu Fetten und Kohlenhydraten enthalten Aminosäuren grundsätzlich ein Stickstoffatom. Die verschiedenen Aminosäuren können zu einer Unzahl von Verbindungen miteinander verknüpft werden und stellen somit die Grundlage für Struktur- und Funktionsproteine dar. Werden wenige Aminosäuren miteinander verbunden, entstehen kleinere Eiweißkörper, die als *Oligopeptide* bezeichnet werden. Bei Zunahme der miteinander verknüpften Aminosäuren bis zu 100 spricht man von *Polypeptiden,* und Verbindungen, die mehr Aminosäuren enthalten, werden als die Proteine, das eigentliche Eiweiß, bezeichnet.

Mit den einzelnen Aminosäuren können auch Kohlenhydrate und Fette verknüpft werden, so daß man von *Glykoproteinen* (Zuckereiweißkörpern) und *Lipoproteinen* (Fetteiweißkörpern) spricht. Es gibt keine zelluläre Struktur und keinen Funktionsablauf im menschlichen Organismus, an dem nicht Proteine beteiligt sind. Dazu einige Beispiele:

1. Die *Membranen* (Hüllen) der Zellen enthalten u. a. Eiweißkörper, die im wesentlichen für die Struktur und den Zusammenhalt sowie den Stoffaustausch der Zelle gebraucht werden.
2. Die Stoffwechselveränderungen im Körper werden durch Enzyme, sogenannte *Biokatalysatoren,* gesteuert, die aus Proteinen bestehen.
3. Proteine haben *Transport-* und *Speicherfunktionen.* So werden die Fette im Blut als Lipoproteine befördert, d. h. daß die nicht wasser-

löslichen Fette mit Hilfe von Proteinen in Lösung gehalten und somit in der Blutbahn zu den einzelnen Organen befördert werden können. Der Sauerstoff wird an ein Protein, den roten Blutfarbstoff (Hämoglobin) gebunden und mit dem Blut zu den Zellen gebracht. Eisen wird durch den Eiweißkörper Transferrin in die Blutbahn übernommen und intrazellulär an Ferritin gebunden.

4. Unsere *intellektuellen Leistungen,* wie gedankliche Vorgänge, kreative Entwicklungen, konzentrative Abläufe, koordinative Funktionen u. a. sind an die Eiweißstrukturen des Gehirns gekoppelt. Die Übertragungen zur *Funktionssteuerung* der einzelnen Organe laufen über die Eiweißkörper der Nervenzellen. Auch für unsere *charakterlichen Eigenschaften* und unser *seelisches Empfinden* sind Eiweißstrukturen von Bedeutung, auch wenn über diesen Mechanismus bisher wenig bekannt ist.

5. Jede Bewegung ist eine Folge der *kontraktilen Eigenschaften* von Eiweißkörpern im Muskelgewebe. Ohne die hochspezialisierte Eigenschaft dieser Muskeleiweißkörper zur Verkürzung (Kontraktion) und zur Erschlaffung (Relaxation) wäre Bewegung nicht möglich.

Es lassen sich noch viele Eigenschaften der Eiweißkörper nennen, wie die Abwehrfunktion bei Infekten durch Antikörper, die Weitergabe von Erbinformationen durch Gene, die Bildung von Hormonen als Überträger und Steuerungsgrößen verschiedenster Funktionen, die Aufnahme der Nährstoffe durch den Magen-Darm-Trakt und deren Verwertung und vieles mehr.

Die vielfältigen, völlig unterschiedlichen Proteine der einzelnen Organzellen werden aus einer begrenzten Zahl von Aminosäuren (ca. 20) aufgebaut. Es handelt sich hierbei nicht um ein statisches Geschehen. Die einzelnen Aminosäuren der lebenden Zelle befinden sich in einem fortwährenden Austausch mit den freien verfügbaren Aminosäuren (Aminosäurepool), die ungefähr 10 % der Aminosäuren des Gesamtorganismus ausmachen. Wir finden sie in intra- und extrazellulären Flüssigkeitsbereichen, die über das Blutserum ausgetauscht werden. Der rege Wechsel von Aminosäuren mit dem Aminosäurepool garantiert bei tagelangem Hungern eine ausreichende Versorgung des Organismus. Tödliche Zusammenbrüche, die bei wochenlangen Fastenkuren aufgetreten sind, wurden im wesentlichen auf einen Aminosäurenmangel im Herzmuskel zurückgeführt, wodurch es zu einem plötzlichen Herzversagen kam. Dies war dadurch bedingt, daß der Vorrat an essentiellen Aminosäuren aufgrund der langen Fastenzeit erschöpft war und bestimmte Funktionsabläufe in lebenswichtigen Zellverbänden nicht mehr aufrechterhalten werden konnten.

Unseren Eiweißbedarf können wir durch pflanzliches oder tierisches Eiweiß decken. Das Eiweiß ist um so hochwertiger, je mehr essentielle Aminosäuren im richtigen Mengenverhältnis enthalten sind. Im allgemeinen ist tierisches Eiweiß hochwertiger als pflanzliches. Das Vollei enthält sämtliche essentiellen Aminosäuren und wird gleich 100 gesetzt. Andere tierische Proteine und Soja haben dagegen nur eine biologische Wertigkeit von 80 bis 90. Von allen Getreidearten hat Hafer die höchste biologische Wertigkeit. Bemerkenswert ist auch, daß Kartoffeln einen hochwertigen Eiweißanteil haben und sich der Wertigkeit des Volleis weitgehend nähern. Tierisches Eiweiß ergänzt und erhöht die biologische Wertigkeit anderer, nicht so optimal zusammengesetzter Eiweißquellen. Besonders gute Kombinationen sind: Kartoffeln oder Getreide mit Ei, Kartoffeln mit Fleisch oder Fisch, Milch mit Getreide, Bohnen mit Mais. Eiweiß ist somit nicht gleich Eiweiß zu setzen. Es muß in der Ernährung darauf geachtet werden, daß biologisch vollwertiges Eiweiß zugeführt wird. Dies ist bei einer ausgewogenen gemischten Kost im wesentlichen gewährleistet. Einseitige Kostformen, die oft unter ideologischen Vorstellungen bevorzugt werden, können zu einer Minderversorgung mit einzelnen essentiellen Aminosäuren und somit auch zu Leistungs- und Gesundheitseinschränkungen führen.

In den letzten Jahren konnte eindeutig gezeigt werden, daß bei langwährenden körperlichen Belastungen Eiweiß unmittelbar am Energiestoffwechsel teilnehmen kann. Dieser Tatbestand ist daran ablesbar, daß der Harnstoff, das Endprodukt beim Abbau von Aminosäuren, im Blut ansteigt und auch die Harnstoffausscheidung im Urin zunimmt. Ferner kommt es zu einem kontinuierlichen Abfall der Aminosäuren im Blut, was auf einen erhöhten Verbrauch hinweist. In der Regel treten solche Zunahmen des Harnstoffs und Verminderungen des Aminosäurengehalts im Blut erst nach Belastungen auf, die länger als eine Stunde währen.

Bei Betrachtung des Aufbaus der einzelnen Aminosäuren wird auch ohne weiteres verständlich, daß ein

Zehn Aminosäuren kann der Organismus nicht herstellen. Sie müssen in der Nahrung enthalten sein und werden als essentielle Aminosäuren bezeichnet

Essentielle Aminosäuren

Isoleucin	Threonin
Leucin	Tryptophan
Lysin	Valin
Methionin	Histidin
Phenylalanin	Arginin

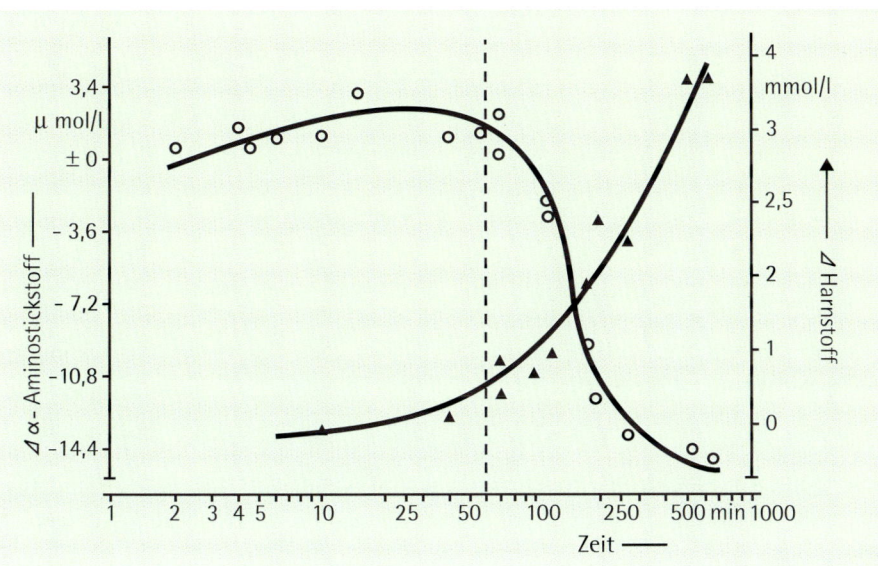

Bei langwähren-den Belastungen über eine Stunde Dauer wird auch vermehrt Eiweiß für die Eneregie-bildung abgebaut. Als Ausdruck des erhöhten Anteils von Eiweiß am Energiestoff-wechsel fallen nach einer Stunde Belastungszeit die Aminosäuren im Blut ab, das Endprodukt vom Eiweißabbau, der Harnstoff, nimmt entsprechend zu

Teil von ihnen am Energiestoffwechsel teilnehmen kann, da durch Entfernung des Stickstoffs Substanzen entstehen, die über die gleichen Abbauwege wie die Kohlenhydrate unter Energiefreisetzung gespalten werden können.

Als *Eiweißbedarf* werden unterschiedliche Werte angegeben, da sie in Abhängigkeit zum Umfang und dem Ausmaß psychisch-physischer Belastungen stehen. Das tägliche Eiweißminimum, bei dem der Bau- und Betriebsstoffwechsel unter geringen Belastungen noch gewährleistet ist, liegt bei ca. 15 g. Wird dem Organismus zu wenig Eiweiß zugeführt, versucht er den Eiweißbedarf durch Abbau von körpereigenem Eiweiß aus-

zugleichen. Im besonderen kann dafür das Eiweiß aus der Muskulatur, ferner aus der Leber herangezogen werden. Greift der Organismus auf Eiweißstrukturen des Herzens zurück, kommt es zu schweren gesundheitlichen Funktionsstörungen, gar mit tödlichen Folgen; ferner kommt es zu Schäden des Gehirns, die mit einer Minderung intellektueller Leistungen einhergehen. Das Eiweißminimum bei einem 70 kg schweren Menschen von 15–20 g entsprechend 0,2–0,3 g/kg Körpergewicht gewährleistet keine ausreichende Belastbarkeit. Allgemein werden als Werte zur Deckung des Eiweißbedarfs knapp 1 g/kg Körpergewicht pro Tag angegeben. Dabei wird davon ausgegangen, daß der Kalorien-

61

verbrauch bei ungefähr 30–40 kcal/kg pro Tag liegt. Demnach macht der Eiweißanteil am Energiebedarf des Menschen ca. 10–15 % aus (1 g Eiweiß entsprechen 4,2 kcal). Wird der Energiebedarf gesteigert, so daß pro Tag, z. B. 80 kcal/kg Körpergewicht umgesetzt werden, was bei einem 70 kg schweren Menschen einem gesamten Tagesumsatz von 5600 Kalorien entspricht, ist eine Erhöhung des Eiweißanteils auf ca. 2 g/kg Körpergewicht damit verbunden, so daß der prozentuale Anteil von 10–15 % des Energieumsatzes durch Eiweißverbrennung erhalten bleibt.

Bei Kraftsportlern ist die Muskelmasse proportional der zu erbringenden Kraftleistung. Meistens wird der Eiweißbedarf bei Kraftsportlern mit Werten bis zu 3 g /kg Körpergewicht zu hoch angegeben. Eine Eiweißaufnahme von 3 g/kg Körpergewicht würde bedeuten, daß ca. 12–13 kcal/kg Körpergewicht über Eiweißabbau bestritten werden. Demnach würde bei Kraftsportlern der Anteil des Eiweißes an dem Gesamtenergieumsatz auch bei Berücksichtigung des erhöhten Kalorienverbrauchs über 20 % ansteigen. Um eine so hohe Eiweißzufuhr zu sichern, muß die Ernäh-

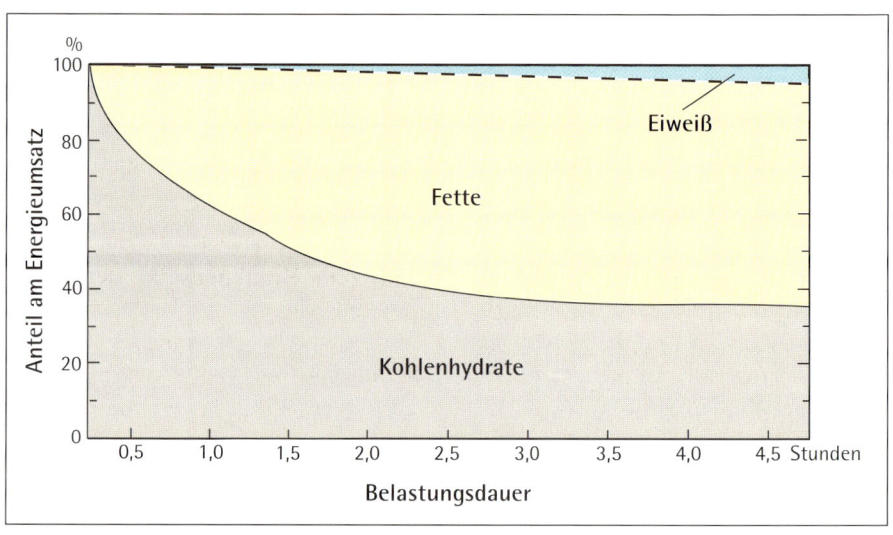

Bei kurzfristigen Belastungen überwiegt der Anteil der Kohlenhydrate am Energieumsatz. Mit zunehmender Dauer der Belastung werden die Fette zur bevorzugten Energiequelle. Ebenfalls nimmt in Abhängigkeit von der Dauer der Belastung der Anteil des Eiweißes am Energieverbrauch zu, der auch nach stundenlanger Muskelarbeit nur untergeordnete Bedeutung hat. Bei Belastungen unter einer Stunde Dauer kann Eiweiß als Energiequelle der Muskulatur vernachlässigt werden

rung reichhaltig und mit sehr eiweißreichen Lebensmitteln versehen sein. Würde der Eiweißbedarf ausschließlich über Fleisch gedeckt, dann müßte ein 70 kg schwerer Mann, um 3 g Eiweiß/kg Körpergewicht entsprechend 210 g aufzunehmen, ca. 1 kg Fleisch verspeisen, da Fleisch zu 80 % aus Wasser und anderen Substanzen besteht. Inzwischen ließ sich zeigen, daß so hohe Eiweißzufuhren nicht erforderlich sind, vielmehr verschiedene Nachteile haben können. Der Eiweißbedarf kann über viele Lebensmittel abgedeckt werden. So sind im Hafer 12 % Eiweiß enthalten, im Vollkornbrot 8 %. Auch Nüsse enthalten bis zu 25 % Eiweiß. Hervorzuheben ist auch, daß Trinkmilch ca. 4 % Eiweiß enthält und daß mit der Zufuhr von 1 Liter Trinkmilch ca. 40 g Eiweiß aufgenommen werden. Entsprechend enthalten auch alle Milchprodukte wie Magerquark (14 %), Joghurt (4 %), Doppelrahmfrischkäse (11%), Schmelzkäse (13 %), Camembert (26 %), Emmentaler (29 %) Eiweiß. Muskelfleisch und Fisch bestehen zu etwa 20% aus hochwertigem Eiweiß.

Bei der Eiweißzufuhr muß darauf geachtet werden, daß dem Organismus nicht zu viel Cholesterin verabreicht wird. Durch 1 Ei von 60 g werden ca. 200 mg Cholesterin dem Organismus zugeführt. Entrahmte Trinkmilch, ebenfalls magerer Speisequark enthalten hingegen kaum noch Cholesterin. Bei den meisten Käsesorten liegt der Cholesterinanteil zwischen 60 und 80 mg/100 g. Hingegen enthalten Gemüse, Obst und Produkte aus Getreide (Cerealien) wie sämtliche pflanzlichen Produkte kein Cholesterin, so daß ein ausgewogenes Verhältnis zwischen Eiweiß aus Fleisch, Milch, Fisch, Cerealien und Gemüse angestrebt werden soll.

Nicht nur bei Sportlern mit einem hohen Eiweißkonsum, sondern auch bei anderen, die einen hohen Anteil ihrer Kalorienaufnahme über Eiweiß bestreiten, werden häufig erhöhte Cholesterinspiegel gefunden. In solchen Fällen ist eine Umstellung der Ernährung in Richtung auf eine cholesterinarme Kost, die Fisch, fettarme Milchprodukte, mageres Fleisch in Kombination mit reichlich Gemüse und Vollkornprodukten enthalten sollte. Darüber hinaus darf auch nicht vergessen werden, daß eine einseitige Eiweißzufuhr von tierischem Eiweiß zu Erhöhungen des Harnsäurespiegels und zum Krankheitsbild der Gicht führen kann.

Bei Menschen mit zu hohem Fleischkonsum werden häufig auch Ablagerungen von Harnsäure in Gelenken und im Bindegewebe, im Bereich der Sehnen, insbesondere der Achillessehne, gesehen, so daß auch ohne das Erscheinungsbild des klassischen Gichtanfalls die Ablagerung von Harnsäurekristallen zu Gelenkschäden und zu einer erhöhten Verletzungsanfälligkeit führen kann.

Fette

Die *Fette* bestehen im wesentlichen aus gesättigten und ungesättigten Fettsäuren. Der Fettverzehr selbst wird nicht selten mit einer ungesunden Ernährung gleichgesetzt. Die gesättigten und ungesättigten Fettsäuren haben für unsere Gesundheit unterschiedliche Bedeutung; die ungesättigten Fettsäuren senken den Cholesterinspiegel und vermindern Gefäßschäden und das Infarktrisiko. Einigen gesättigten Fettsäuren wird das Gegenteil und somit ein wesentlicher Nachteil für unsere Gesundheit zugeschrieben. Ferner werden den Fetten noch Substanzen zugeordnet, wie z.B. Cholesterin, die sich bei erhöhter Zufuhr ebenfalls nachteilig auf die Gesundheit auswirken können. Andererseits wird bei den Fetten selten bedacht, daß verschiedene Fettsäuren für den Organismus unabdingbar sind, da sie in viele Funktions- und Zellabläufe eingreifen, und daß bei ihrem Fehlen unweigerlich gesundheitliche Schäden auftreten können. Die für den Organismus unverzichtbaren Fettsäuren werden essentielle Fettsäuren genannt, die aus Linol-, Linolen- und möglicherweise aus Eicosepentaensäure bestehen und auch als Vitamin F bezeichnet wurden. Sie zählen zu den ungesättigten Fettsäuren. Da sie vom Organismus nicht synthetisiert werden können, müssen sie in der Nahrung enthalten sein.

Auch werden Transport und Aufnahme fettlöslicher Vitamine über die Fette ermöglicht.

Unter den Fetten im engeren Sinne versteht man die sogenannten *Neutralfette* (Glyceride), die aus einem Glycerinanteil bestehen, an den ein, zwei oder drei Fettsäuren gekoppelt werden. Je nachdem, ob ein, zwei oder drei Fettsäuren gebunden sind, spricht man von Mono-, Di- oder Triglyceriden. Die in unserer Nahrung wie Fleisch, Speck, Milchprodukten (Butter, Sahne, Käse), Ölen u.a. enthaltenen Fettarten sind vornehmlich Triglyceride, d.h. der Glycerinanteil ist durch drei Fettsäuren abgesättigt.

Bei der Nahrungsaufnahme werden die Fette im Magen-Darm-Bereich in den Glycerinanteil und die Fettsäuren gespalten und als solche in den Organismus aufgenommen. Soweit sie nicht unmittelbar energetischen Bedürfnissen dienen, werden sie wieder als Neutralfette in den Fettzellen des Unterhautfettgewebes, in der Leber und nicht zuletzt auch in der Muskelzelle gespeichert, wo sie bei Bedarf schnell mobilisiert werden können.

Die Fette, im wesentlichen in Fettzellen abgelagert, stellen unseren größten Energiespeicher dar. Er kann, im Gegensatz zu den Zuckervorräten, bei Belastungen nicht ausgeschöpft werden. Bei Körperarbeit werden die Fette in Fettsäuren und Glycerin gespalten. Die Fettsäuren können von der Muskulatur, dem Herzen u.a. unter Energiefreisetzung abgebaut werden und stellen bei langdauernden Belastungen einen der wichtigsten Energielieferanten dar (Abb. S. 46, 47). Das Glycerin wird von der Muskulatur nicht verwertet und in der Leber umgewandelt. Die Fettspeicher können beim Menschen sehr schwanken; der Fettanteil der Körpermasse liegt selbst bei einem sehr schlanken Mann (70 kg) bei 10% und stellt somit noch immer einen beachtlichen Energiespeicher dar. Ausdauertrainierte Sportler haben einen geringen prozentualen Fettanteil.

Die mehrfach ungesättigten Fettsäuren, die wegen ihrer lebenswichtigen Bedeutung in der Nahrung enthalten sein müssen, haben Einfluß auf die Zustandsform der Fette. Fette mit vielen ungesättigten Fettsäuren sind flüssig, da sie einen niedrigen Schmelzpunkt haben. Wenig ungesättigte Fettsäuren enthält Speck, wie generell das Unterhautfettgewebe, und ist daher von fester Konsistenz. Darüber hinaus haben die Fette nicht nur als Energiespeicher und Energielieferant große Bedeutung, sondern auch als Wärmeschutz, als Baustoff, insbesondere an Zellmembranen, als Polster, z. B. unter der Ferse, als Träger fettlöslicher Vitamine und für viele Stoffwechselvorgänge.

Aus 1 g Fett können annähernd 9,3 kcal gebildet werden. Die kalorische Ausbeute ist doppelt so groß wie beim Abbau von Kohlenhydraten und Eiweiß (4,1 kcal/g) (Abb. S. 66). Auf die *Gewichtseinheit* bezogen, sind die Fette bezüglich der Energieausbeute ergiebiger als Kohlenhydrate. Hinzu kommt, daß bei der Einlagerung von 1 g Zucker ins Gewebe ungefähr 3 g Wasser gebunden werden, hingegen bei 1 g Fett nur 0,5 g Wasser. Somit wird das Körpergewicht bei der Energiebildung von 1 kcal durch *Kohlenhydrate um 1 g* und durch *Fette um 0,15 g vermindert*, so daß die Energieausbeute im Organismus pro Gewichtseinheit bei Fetten über sechsmal größer ist.

Daher wird es verständlich, daß bei manchen Dauerleistern, wie z. B. Vögeln, die ohne Nahrungsaufnahme riesige Entfernungen überwinden können, die Muskulatur auf eine fast reine Fettverbrennung eingestellt ist; wenn die Vögel »Kohlenhydratverbrenner« wären, würde das Gewicht durch den erhöhten Brennstoffanteil einschließlich der Wasserbindung sie so schwer machen, daß sie sich kaum in die Luft abheben könnten. Darin liegt auch die Ursache begründet, daß bei Abmagerungskuren unter konstanter Kalorienzufuhr zu Beginn die Gewichtsreduktion wesentlich stärker ausgeprägt ist, da anfänglich die Kohlenhydratverbrennung im Vordergrund steht und drei Viertel der Gewichtsreduktion auf Wasserverlust zurückzuführen sind.

Den Fetten bzw. Lipiden werden weitere nicht wasserlösliche Sub-

Energiegehalt von Nährstoffen

Kohlenhydrate	4 kcal/g	17 kJ/g
Fett	9 kcal/g	39 kJ/g
Eiweiß	4 kcal/g	17 kJ/g
Alkohol	7 kcal/g	30 kJ/g

Energiegehalt von Kohlenhydraten, Fett, Eiweiß und Alkohol. Der Faktor für die Umrechnung von Kalorien in Joule bzw. umgekehrt beträgt ca. 4

stanzen zugeordnet, die für den Energieumsatz keine unmittelbare Rolle spielen. Am bekanntesten ist das schon erwähnte Cholesterin, das in unterschiedlichen Mengen in Eigelb, Butter, Sahne, Käse und Fleisch enthalten ist. Das Cholesterin ist eine wichtige Grundsubstanz für den Aufbau vieler Verbindungen wie Sexualhormone, Nebennierenrindenhormone, Gallensäuren u.a.

Der Mensch kann auf eine Cholesterinzufuhr verzichten, da die körpereigene Bildung ausreicht. Es ist daher nicht richtig oder bedenklich, von einem Tagesbedarf zu sprechen. Solche Angaben erwecken fälschlicherweise den Eindruck, daß der Organismus einer Cholesterinzufuhr mit der Nahrung bedürfe. Als wesentlich bedeutender als das Nahrungs-Cholesterin ist hierbei die Beschränkung

des Gesamt-Fettverzehrs. Da hohe Cholesterinspiegel zu Gefäßschäden mit Durchblutungsstörungen und bekannten Erkrankungen wie Angina pectoris, Herzinfarkt, Hirnschlag u. a. führen können, muß die Cholesterinzufuhr bei einer sinnvoll gestalteten Ernährung beschränkt werden. Der erhöhte Cholesterinspiegel ist jedoch häufig auch Folge einer zu hohen körpereigenen Produktion, die dann nicht nur diätetisch, sondern auch medikamentös behandelt werden muß. Es gibt Hinweise, daß durch Überforderung bzw. fehlverarbeiteten *Stress* der Cholesterinspiegel ebenfalls angehoben werden kann.

Im Organismus wird das Cholesterin an verschiedene Eiweißverbindungen gebunden, die man je nach ihrer Dichte unterscheidet. So weiß man heute, daß nicht der Cholesterinspiegel im Blut allein für die negativen Auswirkungen und Gefäßschäden sorgt, sondern auch das Gleichgewicht der unterschiedlichen Cholesterinarten von Bedeutung ist. Das Cholesterin, das an Partikel mit hoher Dichte gebunden *(HDL-Cholesterin)* wird, übt eine *Schutzfunktion* auf die Gefäße aus, da es das Cholesterin in der Peripherie bindet und zur Leber zurücktransportiert. Das Cholesterin, das an Eiweißkörper mit niedriger Dichte *(LDL-Cholesterin)* gebunden ist, wirkt sich besonders nachteilig für die Gefäßwände aus, da es offenbar das Cholesterin in der Peripherie und somit in den Gefäßwänden ablagern kann. Wichtig ist, daß durch eine diätetische Senkung des Cholesterinspiegels vor allem die atherogen, d. h. gefäßschädigend wirkende Fraktion gesenkt wird. In diesem Zusammenhang ist bemerkenswert, daß körperliches Training bei gleichen diätetischen Voraussetzungen eine Umverteilung der einzelnen Cholesterinfraktionen bewirkt (Abb. S. 20, 22). Der schützende Anteil des Cholesterins nimmt im Blut zu, während der sich negativ auswirkende Anteil des Cholesterins im Blut abnimmt. Da bei diätetischen Maßnahmen mit einer geringeren Cholesterinzufuhr und durch körperliches Training vor allem der LDL-Cholesterinanteil absinkt, bewährt sich ganz besonders die Kombination von regelmäßiger körperlicher Aktivität und diätetischen Maßnahmen. Nachhaltig *arteriosklerotische Erkrankungen* mit den drohenden Folgen des Herzinfarkts, des Gehirnschlags oder der Einengung oder des Verschlusses eines wichtigen Gefäßes werden dadurch verhütet.

Wir können nicht nur den Cholesterinspiegel durch diätetische Maßnahmen und regelmäßige körperliche Aktivität günstig beeinflussen, sondern auch die Neutralfette (Triglyceride), die in Abhängigkeit von der körperlichen Bewegung absinken und somit auch eine geringere nachteilige Wirkung auf das Gefäßbett haben.

Es ist eine Tatsache, daß die im Fett enthaltenen *einfach und mehrfach ungesättigten Fettsäuren* eine Senkung des Cholesterinspiegels herbeiführen, wodurch ebenfalls eine Schutzwirkung auf das Gefäßbett erzielt werden kann. An Patienten, die einen Herzinfarkt durchgemacht hatten, konnte gezeigt werden, daß durch einen hohen Anteil an ungesättigten Fettsäuren in der Nahrung das Fortschreiten der Arteriosklerose bzw. das Wiederauftreten eines Infarktgeschehens wesentlich vermindert werden konnte.

Wir dürfen also nicht die Fette generell verdammen. Sie enthalten wichtige lebensnotwendige Bestandteile und sind für das Leben unabdingbar. Nur hat die Fehlernährung zu einem überhöhten Anteil und einer falschen Zusammensetzung der Fette geführt und wurde dadurch zur Ursache für viele Krankheiten. Entscheidend für unsere Gesundheit ist die Qualität und die Quantität der zugeführten Fette. Ein Verzicht auf Fette führt wie erwähnt ebenfalls zu Gesundheitsstörungen, so daß eine ausgewogene Ernährung eine wichtige Grundlage für unsere Gesundheit und Leistungsfähigkeit ist und bleiben wird.

Fisch hat einen hohen Anteil an mehrfach ungesättigten Fettsäuren. Hier sieht man den Grund dafür, daß sich bei den Eskimos ein hoher HDL-Cholesterinwert bei niedrigen Gesamtcholesterin findet und Gefäßerkrankungen bzw. Herzinfarkte

67

ausgesprochen selten sind. Eine fischreiche Kost bietet einen gesundheitlichen Vorteil durch die Senkung der Blutfette (Triglyceride) und der Gerinnbarkeit des Blutes als Folge der reichhaltigen ungesättigten Fettsäuren. Jüngst wurde darüber hinaus gezeigt, daß eine fischreiche Diät wie etwa mit Makrele und Hering zusätzlich eine Blutdrucksenkung herbeiführt, ein weiterer Vorteil für das Herz-Kreislauf-System. So ist es nicht verwunderlich, daß eine fischreiche Kost, bestehend aus Hering, Lachs, Makrele u. a. durch den hohen Fettanteil mit mehrfach ungesättigten Fettsäuren die Zahl der Herzinfarkte vermindert.

Eine *fettarme, ausgewogene* und *hochwertige Ernährung* stellt nicht selten große Anforderungen an die Kochkunst, da wesentliche Duft- und Geschmacksstoffe dem Essen mit den Fetten zugeführt werden. Es bedarf daher einiger Erfahrung und Kenntnisse, um durch Gewürze, Kräuter, Essenzen u. a. bei niedrigem Fettgehalt ein wohlschmeckendes Mahl zu bereiten.

Kohlenhydrate

Die Kohlenhydrate bilden eine große Stoffgruppe, die in einem definierten Verhältnis Kohlenstoff, Sauerstoff und Wasserstoff besitzt. Kohlenhydrate kommen in verschiedenartiger Form in Pflanzen, in Früchten und tierischem Gewebe vor. Sie können als

Einfachzucker (Monosaccharide), *Zweifachzucker* (Disaccharide) und *Mehrfachzucker* (Oligo- und Polysaccharide, Stärke) vorkommen. Dabei muß grundsätzlich festgehalten werden, daß der Organismus als Energieträger in den einzelnen Organen außer in der Leber nur den Traubenzucker (Glukose), einen Einfachzucker, verwerten kann. Das Gehirn oder die Muskelzellen, einschließlich des Herzens, sind auf Kohlenhydrate in Form von Traubenzucker für die Deckung des Energiebedarfs angewiesen. Der Fruchtzucker (Fruktose) kann vom Organismus ebenfalls verwertet werden, jedoch muß er zuerst in der Leber, falls er nicht deren energetischen Bedürfnissen selbst dient, in Traubenzucker umgewandelt und dann über die Blutbahn den anderen Organen wieder zugeführt werden.

Der bekannte Rübenzucker, der allgemein als Synonym für Zucker steht, besteht aus einem Zweifachzucker (Disaccharid), nämlich Glukose und Fruktose. Im Magen-Darm-Bereich wird der Rübenzucker in Fruktose und Glukose gespalten. Beide werden in die Blutbahn aufgenommen, und Glukose kann bei Bedarf sofort durch den Herzmuskel, das Gehirn, die Nervenbahnen, die Muskelzellen u. a. verwertet werden, während Fruktose zuerst der Leber zugeführt und erst nach Umwandlung in Glukose wieder in die Blutbahn abgegeben wird, um in anderen Organen abgebaut zu werden. Somit wird nach der Einnahme von Rübenzucker und nach dessen Spaltung der Blutzucker (Blutglukose) ansteigen, und den einzelnen Organen wird vermehrt der Traubenzucker zur Verwertung angeboten.

In einer zweiten Phase steigt die Blutglukose (Blutzucker) erneut an, wenn nämlich die Fruktose in der Leber in Glukose umgewandelt worden ist und dem Organismus wieder zur Verfügung gestellt werden kann. Somit hat Rübenzucker den Vorteil, daß durch seine „zweiphasige" Verwertung der Blutzuckerspiegel über längere Zeit gleichmäßig erhöht bleibt, um den energetischen Bedarf der Organe zu sichern.

Fruktose wird gerne der Diät des Diabetikers beigegeben, da der Blutzucker langsamer ansteigt. Traubenzucker und Fruchtzucker kommen in Früchten, Pflanzen, Säften, Honig u. a. häufig gemeinsam, nicht selten verbunden als Zwei- oder Mehrfachzucker vor. Andere Zweifachzucker, wie der Malzzucker, kommen seltener vor, und sind in Getreidesamen, ferner im Malzbier enthalten. Malzzucker (Maltose) besteht aus zwei Traubenzuckeranteilen, die, im Magen gespalten, nur Glukose ergeben. – Ein weiterer wichtiger Zweifachzucker unserer Ernährung ist der Milchzucker (Laktose), der nach Spaltung in Traubenzucker und Galaktose zerfällt. Der Milchzucker ist der erste bedeutsame Zweifachzucker, den der

Mensch in seiner Ernährung zu sich nimmt, da er reichhaltig in der Muttermilch enthalten ist.

Die wesentlichen Lieferanten verwertbarer Kohlenhydrate sind Getreide, Kartoffeln, Reis, Teigwaren, Früchte, Gemüse und Zucker, der aus Rüben- oder Rohrzucker gewonnen wird. In diesen Pflanzen und Fruchtarten liegt der Zucker in unterschiedlichem Verhältnis als Einfach-, Zweifach- oder Mehrfachzucker vor. In Kartoffel- und Getreidearten, insbesondere Hafer, Weizen, Roggen, Gerste und Mais wie auch im Reis kommen die Kohlenhydrate als Mehrfachzucker vor. Im Zuckerrohr oder in den Zuckerrüben sind die Kohlenhydrate dagegen ausschließlich als Zweifachzucker vorhanden.

In Früchten ändert sich die Kohlenhydratzusammensetzung in Abhängigkeit vom Reifegrad. So sind grüne Bananen reich an Stärke; mit zunehmender Gelbfärbung treten vermehrt Zucker, wie Trauben- und Fruchtzucker auf, und der Stärkeanteil nimmt entsprechend ab. Sehr häufig wird den einzelnen Zuckerverbindungen unterschiedliche Bedeutung für die Funktionserhaltung der Organe und die Gesundheit des Menschen zugeordnet. Dabei ist es grundsätzlich unerheblich, ob der *Traubenzucker* aus Früchten, Rübenzucker, Getreide oder Kartoffeln stammt. So läßt sich nach Verzehr von frischem Obst zeigen, daß der Blutzuckerspiegel lange erhöht

69

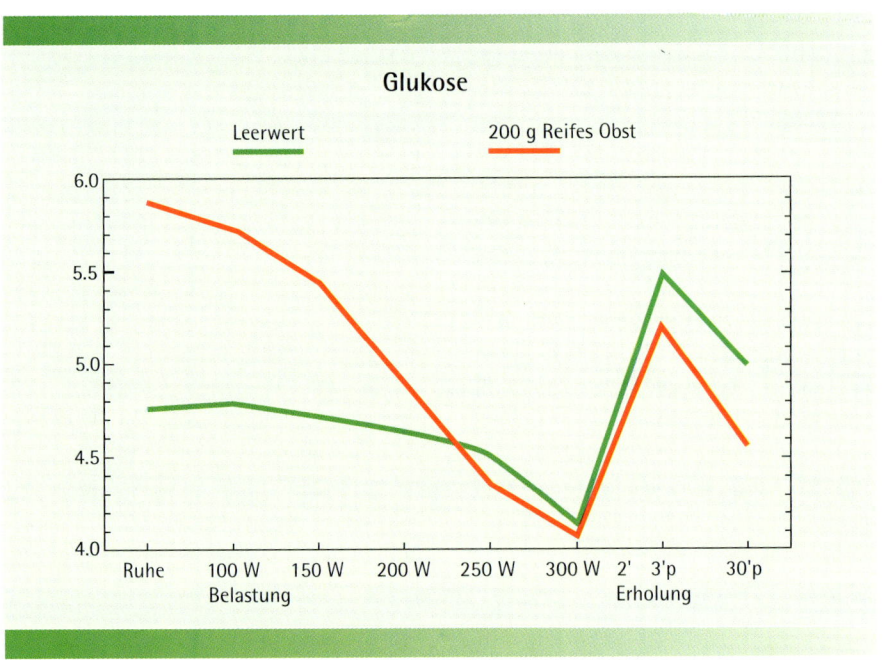

Während Belastung (100 W-200 W = leichte und schwere Arbeit auf dem Fahrradergometer) kommt es zu einem kontinuierlichen Abfall, woraus zu schließen ist, daß der aus reifem Obst aufgenommene Traubenzucker für die Muskelarbeit unmittelbar verwertet wird. Im hohen Belastungsbereich und in der Erholungsphase finden sich zwischen Leerwert und nach Obstverzehr geringe Unterschiede

bleibt, was durch die *sofortige* Aufnahme des *freien* Traubenzuckers und die spätere Umwandlung des Fruchtzuckers in Traubenzucker bedingt ist.

Der Unterschied besteht darin, daß reiner Traubenzucker, als Einfachzucker mit der Nahrung zugeführt, schnell vom Magen ins Blut aufgenommen wird und kurzfristig einen hohen Blutzuckerspiegel erzeugt. Bei dem Verzehr von Stärke werden die Zuckermoleküle langsam freigesetzt und verzögert aufgenommen, so daß keine Blutzuckerspitzen entstehen. Ein hoher Blutzuckerspiegel wird beim Gesunden, insbesondere Sporttreibenden, schnell mit Hilfe des Insulins gesenkt. Dabei kann der Zucker unmittelbar energetischen Prozessen wie Muskelarbeit, mentalen Leistungen u.a. dienen oder für die Zuckerspeicher verwendet werden.

Häufig wird der Verzehr von Zucker oder mit Zucker gesüßten

Gerichten mit verschiedenen Krankheiten in Verbindung gebracht, ohne daß dies wissenschaftlich abgesichert ist. Vielfach entsprechen die Aussagen über die Wirkung des Zuckers mehr einer Gesundheitsideologie. Eine jüngst durchgeführte Studie in den USA konnte nachweisen, daß Menschen mit einem hohen Zuckerkonsum nicht häufiger an Herzinfarkt, Arteriosklerose, Diabetes mellitus, Hypertonie u. a. erkranken als Menschen mit niedrigerem Zuckerkonsum. Eine häufig geäußerte Vermutung, daß Zucker Krankheiten verursachen würde, konnte dadurch widerlegt werden. Allerdings wurde bestätigt, daß bei hohem Zuckerkonsum Karies häufiger auftritt.

Nachteilig kann die Aufnahme von reinem, raffiniertem Zucker dann werden, wenn die in Getreide, Reis, Kartoffeln u. a. enthaltenen zusätzlichen Mikronährstoffe wie Mineralstoffe, Spurenelemente und Vitamine nicht ergänzt werden. Die gelegentlich gemachte Behauptung, Zucker sei ein »Vitamin-Killer« ist unsinnig, da Zucker die Vitamine nicht zerstört. Für die Verbrennung vieler Kohlenhydrate braucht der Organismus einen höheren Anteil an Vitaminen, insbesondere der Vitamin-B-Gruppe. Diese Vitamine sind teils im Getreide, im

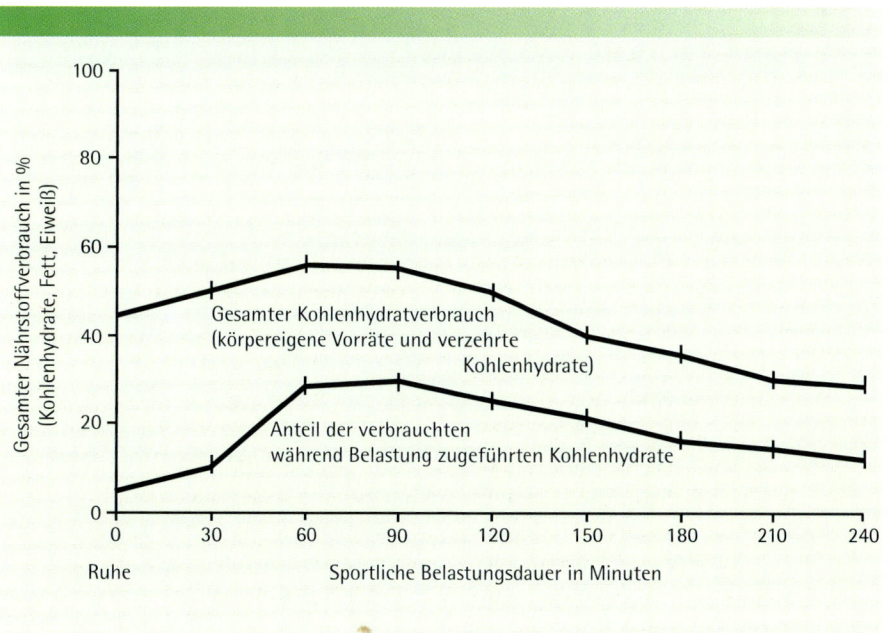

Werden während einer Belastung Kohlenhydrate zugeführt, dann können sie einen Großteil des Energiebedarfs während der Arbeit abdecken und vermögen die körpereigenen Vorräte zu schonen

Müsli, in Früchten u. a. enthalten, so daß wir uns mit diesen zuckerhaltigen Lebensmitteln die erforderlichen Vitamine stets zuführen. Wird der Zucker z. B. aus Rüben hergestellt, ist er frei von irgendwelchen Begleitsubstanzen. Dies bedeutet nicht, daß dadurch Schäden für den Organismus zu erwarten sind. Es muß Sorge getragen werden, daß in der Nahrung der Gesamtanteil an Vitaminen und Mineralstoffen ausreichend ist, damit der dem Organismus zugeführte Zucker durch die erforderlichen Wirkstoffe verwertet werden kann und die Gesamtkalorienzufuhr durch einen zusätzlichen Zuckeranteil nicht überhöht wird; Zucker bietet nämlich keine »leeren Kalorien«, wie unverständlicherweise manchmal behauptet wird, hat allerdings im Vergleich zu Früchten und Vollkornprodukten eine niedrigere Nährstoffdichte.

Von den verschiedenen Zuckerarten ist der Traubenzucker (Glukose) der bedeutendste. Dies hat seinen Grund darin, daß fast alle Organe nur Glukose verwerten können und viele Zellstrukturen Glukose als Bauelement enthalten. Die Glukose selbst ist in unseren Nahrungsmitteln in Form von pflanzlicher oder tierischer Stärke sowie in Früchten als Mehr- oder Einfachzucker vorhanden. – Große Bedeutung hat der *Zucker* (Haushaltszucker, Rübenzucker) mit seinen Spaltprodukten, dem Trauben- und Fruchtzucker, für die Herstellung von

Speisen, Backwerk, Getränken u. a. Er ist ernährungsphysiologisch durch andere Kohlenhydrate, wie sie oben aufgeführt werden, ersetzbar. Da die Zuckervorräte des Organismus gering sind, wobei die Leber 50–80 g und die Skelettmuskulatur 300–500 g enthalten, entsprechend ca. 1600–2400 kcal, können sie nur begrenzt Energie spenden und müssen im Hinblick auf unsere mentalen und motorischen Leistungen stets nachgeliefert werden. Dieser Kohlenhydratzufuhr kommt um so mehr Bedeutung zu, da für eine *ausgewogene und gesunde Ernährung* ca. 60 % des Kalorienanteils an Kohlenhydraten zu empfehlen sind.

Es wurde der Frage nachgegangen, ob Kohlenhydrate vor oder während einer Belastung eingenommen auch aufgenommen und sofort für die energetischen Bedürfnisse verfügbar wären. Eindeutig ließ sich wiederholt zeigen, daß vor und während einer Belastung zugeführte Kohlenhydrate bis zu 25 % des Energiebedarfs bestreiten können (Abb. S. 70, 71) und somit die körpereigenen Vorräte schonen, so daß auch die Arbeitszeit verlängert wird.

Ein Vorteil der Mehrfachzucker oder Stärke (Polysaccharide), wie sie in Getreide, Kartoffeln u. a. vorkommen, ist ihre geringe wasserbindende Wirkung und damit die gute Verträglichkeit, was bei hoher Kohlenhydratzufuhr und großem Energieumsatz Bedeutung hat. Werden große Mengen an Einfach- und auch an Zweifach-zucker (Traubenzucker, Fruchtzucker, Rübenzucker) zugeführt, können Unverträglichkeiten auch bei ausreichender Flüssigkeitszufuhr auftreten. Aus diesem Grund hat es sich weitgehend bewährt, bei kohlenhydrathaltigen Getränken eine Mischung von Traubenzucker oder/und Rübenzucker und Mehrfachzucker (Oligosacchariden) anzubieten.

Eine kohlenhydratreiche Kost erhöht deutlich die Ausdauerleistungsfähigkeit, verglichen mit einer eiweiß- oder fettreichen Kost (Abb. S. 62), so daß die Ernährung im Hinblick auf Training und Wettkampf darauf abgestimmt sein muß.

Alkohol

Alkohol hat einen hohen Energiegehalt (1 g = 7,1 kcal; 1 ml = 6,5 kcal). Dies ist aber nicht der einzige Grund, warum der Alkoholverbrauch bei jedem Diätplan kritisch bedacht werden muß. Alkohol muß unter folgenden Gesichtspunkten betrachtet werden:

1. Als Energieträger kann Alkohol in Fett umgewandelt werden und fördert dadurch die Körpergewichtszunahme.

2. Bei hohem Alkoholgenuß können toxische Wirkungen vor allem auf die Leber, das Herz, das Gehirn, den Ma-

500–1000 ml Wasser	
Glukose-Oligosaccharide	50 g
Vitamin C	35 mg
Vitamin B$_1$	0,9 mg
Vitamin B$_2$	1 mg
Vitamin B$_6$	0,9 mg
Niacinamid	7 mg
Calcium	2 mval
Kalium	10 mval
Magnesium	4 mval

Zusammensetzung einer Mischung von Kohlenhydraten, Vitaminen und Mineralstoffen, die sich bei Spitzensportlern bewährt hat. Der Inhalt eines Beutels von 60 Gramm entspricht 200 kcal und wird mit Orange, Zitrone, Apfel, Pfirsich o. a. geschmacklich abgerundet. Beim längsten Einzel in der Geschichte des Davis Cup bei der denkwürdigen Begegnung in Hartford (USA) bezwang Boris Becker nach 6$^1/_2$ Stunden John McEnroe. Boris Becker hat über 5 Liter Flüssigkeit und 8 Beutel dieses Gemisches zu sich genommen und blieb mental und muskulär voll leistungsfähig

gen und die Bauchspeicheldrüse auftreten.

3. Hohe Alkoholmengen können meistens über eine Leberfunktionsstörung zu Fettstoffwechselstörungen führen.

4. Alkoholmißbrauch führt zu chronischem Alkoholismus und gravierenden Wesensveränderungen, bis hin zum Persönlichkeitsverfall.

Der Energieinhalt von Alkohol liegt mit 7,1 kcal/g fast doppelt so hoch wie bei den Kohlenhydraten (Abb. S. 66). Der Alkohol kann nur in der Leber verwertet und entweder abgebaut oder in andere Energieträger, vornehmlich Fette, umgewandelt werden. Der Alkoholgenuß setzt somit eine gesunde, funktionsfähige Leber voraus; er kann bei erhöhtem Genuß zu einer Belastung für die Leber werden, ihre Funktion beeinträchtigen und dadurch die Leistungsfähigkeit des Organismus mindern. Genetisch bedingt ist die Fähigkeit des menschlichen Organismus, Alkohol abzubauen, unterschiedlich ausgeprägt, und somit auch seine Verträglichkeit verschieden. Diese Unterschiede sind sowohl innerhalb bestimmter Gruppen als auch zwischen verschiedenen Völkern nachweisbar.

Statistische Erhebungen sprechen dafür, daß ein gesunder Mann ohne Gefährdung täglich bis zu 0,5 g Alkohol/kg Körpergewicht zu sich

nehmen darf, was bei einem 70 kg schweren Mann ≈35 g täglich entsprechen würde. Bezogen auf den Alkoholgehalt einzelner Getränke läßt sich somit leicht bestimmen, wieviel an alkoholischen Getränken täglich konsumiert werden kann, ohne daß gesundheitliche Schäden zwingend zu erwarten sind. Bei 35 %igem Schnaps wären dies 100 ml, bei Wein mit 10 % Alkoholgehalt würde dies etwa 0,35 l entsprechen.

Hinzu kommt, daß viele alkoholische Getränke wie Wein und Bier sowie Sekt auch noch verschiedene Zuckerarten enthalten, die ebenfalls in den Gesamtkalorienumsatz mit aufgenommen werden müssen. Bei einem Viertelliter Wein mit 10 % Alkohol und 5 g Restsüße werden 180 kcal über den Alkohol und 20 kcal über Kohlenhydrate zugeführt, was insgesamt 200 kcal entspricht. Der Genuß von einem halben oder einem Liter Wein führt somit zu einer Aufnahme von über 400 bzw. 800 kcal. Bei der Frau ist – offensichtlich genetisch bedingt – die Fähigkeit, den Alkohol in der Leber abzubauen, geringer ausgebildet. Man geht davon aus, daß die Grenzwerte für die Frau 50–70 % des Mannes (s. o.) betragen. Daher muß der tägliche Alkoholkonsum der Frau bezogen auf ihr Körpergewicht unter den Werten der Männer angesetzt werden.

Gerade beim Alkohol wird erkennbar, daß bestimmte Nahrungsstoffe Vorteile und auch Nachteile haben. In geringen Mengen vermag Alkohol ein gepflegtes Essen abzurunden, eine physische Entspannung herbeizuführen und das Wohlbefinden zu verbessern. Werden jedoch die Freigrenzen überschritten, kommt es gehäuft zu Lebererkrankungen bis hin zur Leberzirrhose, zu Herzmuskelschädigungen, erhöhtem Blutdruck, Fettstoffwechselstörungen und damit verbunden auch zu Gefäßschäden. Die schlimmste Fehlentwicklung ist der Alkoholismus, der aufgrund der bedingten Abhängigkeit für die Persönlichkeitsentwicklung meist verheerende Folgen hat.

Oft wird behauptet, daß ein Glas Sekt vor einem Wettkampf zu einer Verbesserung der muskulären Leistungsfähigkeit führe. Objektive Belege dafür gibt es nicht. Wahrscheinlich wird die Verbesserung der Leistungsfähigkeit mit dem gesteigerten Wohlbefinden gleichgesetzt. Bei höheren Dosen von Alkohol wird sowohl die Reaktionsgeschwindigkeit vermindert und die Konzentrationsfähigkeit eingeschränkt als auch das Leistungsvermögen geschwächt. Die relaxierende Wirkung des Alkohols fördert die Entspannung nach vorausgegangenen Belastungen des Tages, somit auch den Schlaf und eventuell das seelische Gleichgewicht. Diese günstigen Eigenschaften des Alkohols sind seit Jahrtausenden bekannt und vielfach beschrieben worden, aber auch die negativen Auswirkungen wurden erkannt und verurteilt. Daher sollte der Alkohol in mäßigen Dosen zum richtigen Zeitpunkt empfohlen und die individuelle Freigrenze beachtet werden.

Von einem Großteil der Bevölkerung werden diese Freigrenzen mißachtet, wenn man bedenkt, daß durch alkoholische Getränke im Durchschnitt oftmals mehr als 10 % unseres täglichen Kalorienumsatzes bestritten werden. Da nur wenige Menschen in unserer Bevölkerung keinen oder nur gelegentlich Alkohol trinken, bedeutet dies, daß viele Menschen ihre individuelle Freigrenze weit überschreiten. Dies ist auch der Grund, daß seit Jahren mit der Zunahme des Alkoholkonsums eine Zunahme von Leberfunktionsstörungen und in Fortsetzung dessen der Leberzirrhose beobachtet wird.

Länder mit dem höchsten Alkoholkonsum pro Kopf ihrer Bevölkerung haben auch die höchste Zahl an diesen Erkrankungen aufzuweisen. Offensichtlich hat die Art des alkoholischen, sogenannten »scharfen« Getränks wesentlichen Einfluß, da bei Genuß von Wein oder Bier deutlich weniger Lebererkrankungen als beim Genuß von Spirituosen wie Whisky, Wodka, Schnaps u. a. auftreten.

In den letzten Jahren wurde nachgewiesen, daß größere Mengen Alkohols, und zwar in einer Größenordnung von mehr als 1 g/kg Körpergewicht (z. B. mehr als 1 Liter Wein oder mehr als 3 Liter Bier), die Freisetzung des männlichen Geschlechtshormons (Testosteron) hemmen. Da Sportler, insbesondere Kraftathleten, wegen der anabolen (muskelaufbauenden) Wirkung auf eine ausreichende Testosteronproduktion angewiesen sind, wirkt sich die regelmäßige Zufuhr so hoher Alkoholmengen auf die Leistungsentwicklung nachteilig aus. Nach einem Alkoholexzeß kann es daher 2–3 Tage dauern, bis der Organismus wieder eine normale Testosteronproduktion aufweist.

Wertigkeit und Austauschbarkeit der Energieträger

Die Kohlenhydrate haben als Energieträger im Vergleich zu Fetten und Eiweiß eine außergewöhnliche Stellung, da sie in Form des *Traubenzuckers (Glukose)* für das *körperliche* und *seelisch-geistige* Leistungsverhalten vier herausragende Eigenschaften aufweisen:

1. Für Gehirn und Nervenzellen ist die Glukose durch kein anderes Substrat ersetzbar. In der Muskelzelle kann Glukose teilweise durch freie Fettsäuren, Aminosäuren und verschiedene andere Substrate ersetzt werden. Somit können durch Zuckermangel Störungen mentaler und psychischer Funktionsabläufe, die die

Konzentrationsfähigkeit beeinträchtigen, hervorgerufen werden. – Nachdem wir wiederholt beobachtet hatten, daß Autorennfahrer nach zuckerhaltigen Getränken ein besseres Fahrverhalten zeigten, haben wir systematisch Untersuchungen an Autofahrern im Autosimulator durchgeführt. Unter diesen Bedingungen konnten die Fahrverhältnisse stets konstant gehalten und kontrolliert werden. Dabei ergab sich, daß nach einer zweistündigen, schwierigen Autosimulatorfahrt die Fahrfehlerquote signifikant gesenkt werden konnte, wenn vor der Fahrt zuckerhaltige Getränke eingenommen wurden.

Psychologische Konzentrationstests zeigten nach der Autofahrt bei vorheriger Einnahme von Traubenzucker ebenfalls ein günstigeres Ergebnis. Diese Befunde lassen sich auch auf andere Bereiche des täglichen Lebens und natürlich auch des Sports übertragen.

2. Kohlenhydrate können in der Muskelzelle zum Teil gespeichert werden und sind für die Muskelarbeit sehr schnell verfügbar. Im Gegensatz zu den anderen Nährstoffen können sie kurzfristig *ohne Sauerstoff* Energie liefern, da als Endprodukt Milchsäure entsteht, die zu einer starken Säuerung der Muskulatur führen kann. Diese sofortige Energiebereitstellung ermöglicht kurzfristig schnelle intensive Belastungen wie Sprint, Sprung oder

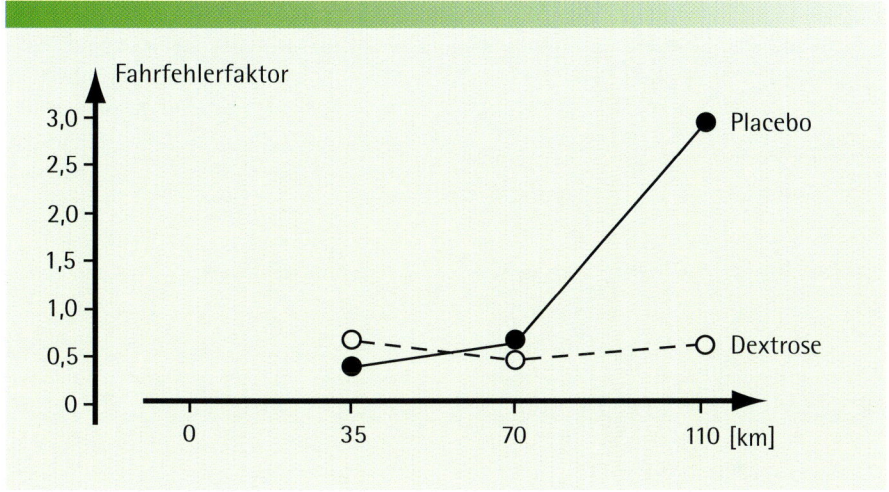

Die Fahrfehlerquote, die bei einer 90minütigen schwierigen Autofahrt über 110 km in einem Kraftfahrzeugsimulator ermittelt wurde, steigt nach 70 km oder nach 40 Minuten Fahrzeit sprunghaft an. Werden vor der Autosimulatorfahrt Kohlenhydrate (Dextrose = Traubenzucker) eingenommen, dann erhöht sich die Fahrfehlerquote selbst im letzten Drittel nicht. Außerdem wurde die Konzentrations- und Koordinationsfähigkeit durch die Einnahme von Dextrose verbessert

auch Treppensteigen, bevor über das Herz-Kreislauf-System Sauerstoff angeliefert und Energie durch Verbrennungsvorgänge bereitgestellt wird.

3. Die unmittelbaren Energiequellen für Zelleistungen, insbesondere bei Muskelarbeit, sind die *energiereichen Phosphate*. Sie stellen ein sogenanntes *Energie-Sofortdepot* dar. Die Wiederherstellung dieses »Energie-Sofortdepots« erfolgt beim Abbau der Glukose – ohne Sauerstoff – zu Milchsäure viermal so schnell wie beim Abbau der Fette. Der Abbau der Kohlenhydrate zu Wasser und Koh-

lensäure unter Sauerstoffverbrauch ist immerhin noch doppelt so schnell wie der Abbau der freien Fettsäuren. Daraus läßt sich folgern, daß hochintensive schnelle Belastungen nur über den Abbau von Kohlenhydraten möglich sind. Bei langwährenden Belastungen von geringerer Intensität können hingegen Fettsäuren vorrangige Bedeutung haben.

4. Die Energieausbeute ist beim Abbau der Glukose, bzw. der Speicherform der Glukose im Muskel, dem Glykogen, bezogen auf den verbrauchten Sauerstoff, um ca. 12–13 %

größer als bei der Fettverbrennung. Demnach ist der energetische Wirkungsgrad der Kohlenhydrate, verglichen mit Eiweiß und Fett, am günstigsten.

Die Fette haben somit gegenüber den Kohlenhydraten, einige entscheidende Nachteile, wie den geringeren Wirkungsgrad, die langsamere Abbaugeschwindigkeit (energetische Flußrate), die nur bei intensiver Muskelarbeit ins Gewicht fällt, und eine stets vom Sauerstoff abhängige Energiebildung. Kurzfristige Maximalbelastungen wie ein 400-Meter-Lauf wären somit ohne den speziellen Abbau der Kohlenhydrate nicht möglich.

Die Fette stellen jedoch das größte Energiedepot im Organismus dar, wobei eine hohe, energetische Dichte, bezogen auf das Gewicht, gegeben ist. Bemerkenswert ist auch, daß die Fähigkeit der ausdauertrainierten Muskulatur, Fettsäuren abzubauen, erhöht ist. So findet sich bei sehr gut ausdauertrainierten Athleten wie Radrennfahrern, Langstreckenläufern, Skilangläufern u. a. eine deutlich höhere Dichte der Mitochondrien, der Energiezentren der Zelle, die die Voraussetzung für einen gesteigerten Fettsäureabbau bieten. So können Langstreckenläufer hohe Geschwindigkeiten über eine gesteigerte Fettverbrennung erreichen, die für den Untrainierten fast ausschließlich durch eine Kohlenhydratverbrennung möglich ist. Die Fähigkeit zur Fettverbrennung läßt sich durch ein Ausdauertraining erheblich steigern und ist somit trainierbar. Bei einem Kohlenhydratmangel kann in sehr geringem Maß Fett in Glukose umgewandelt werden. Dieser Vorgang geht langsam vonstatten und ist unwirtschaftlich, da ein großer Teil der Energie verlorengeht und nur eine geringe Zuckerneubildung erfolgt, so daß sportliche Leistungen nicht möglich sind und langfristig auch die Bedürfnisse für den Ruhestoffwechsel nicht befriedigt werden können.

Es muß auch hervorgehoben werden, daß bei Ausdauersportlern, wie Langstreckenläufern, Radrennfahrern, Skilangläufern u. a. oberhalb von 50 % der maximalen Intensität zunehmend Kohlenhydrate abgebaut werden, da sonst, trotz einer hohen Mitochondriendichte, nicht genügend Energie in der Zeiteinheit bereitgestellt werden kann. Daran wird erkennbar, daß Kohlenhydrate nicht nur für Kurz- und Mittelstreckler, sondern auch für Langstreckler von großer Bedeutung sind. Auf eine kohlenhydratreiche Kost muß unbedingt geachtet werden, sonst besteht die Gefahr, daß die Laufgeschwindigkeit durch fehlende Kohlenhydrate am Ende eines Marathonlaufs, eines Radrennens oder eines Skilanglaufs nicht mehr aufrechterhalten werden kann, da eine reine Fettverbrennung so hohe Intensitäten nicht erlaubt

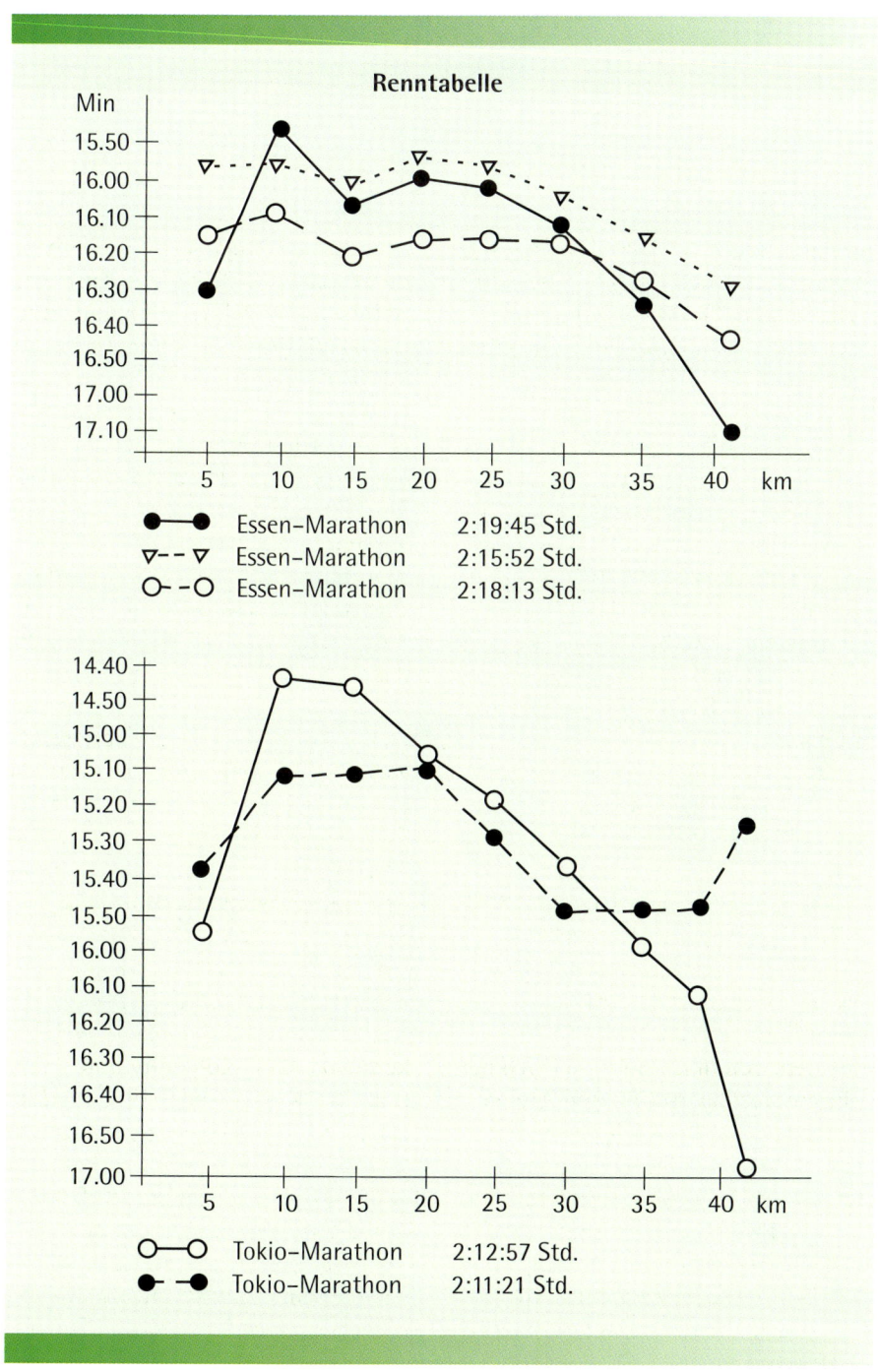

Bei Marathonläufern wird nach kohlenhydratreicher Kost (gestrichelte Linie) im letzten Teil der Strecke die Laufgeschwindigkeit gehalten. Werden die Kohlenhydratvorräte während eines solchen Rennens aufgebraucht (ausgezogene Linie), kann die Laufgeschwindigkeit nicht mehr aufrechterhalten werden

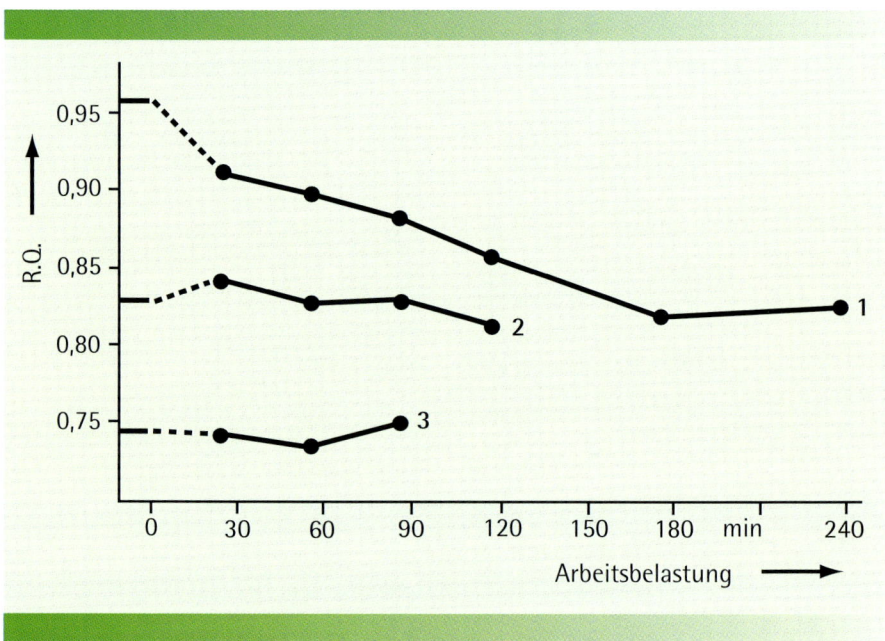

Der Einfluß der Ernährung auf die körperliche Leistungfähigkeit wird sehr gut erkennbar, wenn verschiedene Kostformen angeboten werden. Gruppe 1 wurde kohlenhydratreich ernährt und vermag eine festgelegte Arbeit über 240 Minuten zu leisten. Die Gruppe 2, die eiweißreiche Kost erhielt, kann die geforderte Arbeit nur noch über 120 Minuten halten; nach einer fettreichen, kohlenhydratarmen Kost muß die Arbeit bereits nach 90 Minuten beendet werden. Nicht nur bei kurzwährenden, sondern auch bei längerwährenden Belastungen ist das Leistungsverhalten auf eine ausreichende Zufuhr an Kohlenhydraten angewiesen (nach CHRISTENSEN und HANSEN)

(Abb. S. 79), oder die Belastung muß vorzeitig abgebrochen werden.

Während *Eiweiß*, verglichen mit Kohlenhydraten und Fetten, eine überragende Bedeutung für den Zellaufbau und die Synthese von Biokatalysatoren (Enzymen, Hormonen u. a.) zukommt, ist seine Bedeutung für den Energiebedarf gering, wenn man einmal von stundenlangen Belastungen absieht. Die im Eiweiß enthaltenen Aminosäuren können zum Teil durch Abspaltung des Stickstoffs in ähnlicher Weise wie Zucker oder Fette abgebaut werden und Energie liefern. So werden nach stundenlangen Belastungen Anstiege der Abbauprodukte des Eiweißes – Harnstoff und Ammoniak – im Blut beobachtet; dies kann als Ausdruck einer vermehrten Beteiligung der Aminosäuren, bzw. des Ei-weißes, am Energiestoffwechsel ge-wertet werden (Abb. S. 61).

Sehr starkes Ansteigen des Harnstoffs oder des Ammoniaks ist allerdings nicht erwünscht, da damit zum Ausdruck kommt, daß die bela-stungsbedingten Energieanforderun-gen zum Teil über körpereigenes Ei-weiß bestritten werden müssen. Dies kann auf Kosten von Struktur- und Funktionsproteinen erfolgen, was mit einem Substanzverlust des Organis-mus verbunden ist.

Bei unzureichendem Zucker-angebot oder bei großem Hunger kann der Organismus aus Eiweiß Zucker herstellen (Glukoneogenese). Über die körpereigene Zuckerneubil-dung ist der Organismus in der Lage, Zellen und Organe, die wie das Gehirn auf eine stete Zuckerzufuhr angewie-sen sind, vorübergehend ausreichend zu versorgen. Muskuläre Tätigkeiten können jedoch nur noch begrenzt durchgeführt werden, da die Zucker-neubildung mengenmäßig diesen An-forderungen nicht genügt.

Aufgrund vielfältiger Untersu-chungen und Erfahrungen sollte bei den Kraft- und Schnellkraftsportarten der Eiweißanteil (15–20 %) hoch sein, hingegen bei Ausdauersportarten der Kohlenhydratanteil die höchsten Wer-te erreichen (60 %).

Die eiweißreiche Kost ist für die Muskelneubildung notwendig, jedoch muß bedacht werden, daß ein hoher Fleischgenuß nicht selten nachteilige Auswirkungen auf den Organismus hat. So lassen sich häufig bei Kraft-athleten, wie Gewichthebern, Kugel-stoßern, Hammerwerfern u. a., deut-lich erhöhte Harnsäurespiegel mit Nei-gung zu Gicht und Gelenkverände-rungen nachweisen. Darüber hinaus fand sich nicht selten als Folge eines zu hohen Verzehrs von tierischem Ei-weiß ein erhöhter Cholesterinspiegel. Daher sollte die Eiweißzufuhr für Kraftathleten nicht einseitig sein, son-dern neben Fleisch auch Fisch, Ge-treide und fettarme Milchprodukte wie Quark berücksichtigen.

Bei Kraftsportlern sollte eben-falls für einen genügend hohen Koh-lenhydratanteil Sorge getragen und versucht werden, mit einem geringen Fettanteil auszukommen. Viele Kraft-sportler verzehren zu viel (mehr als 20 %) Eiweiß (Abb. S. 82). Die Vertei-lung der einzelnen Nährstoffe in der Ernährung von Sportlern unter-schiedlicher Disziplinen zeigt, daß der Anteil der Kohlenhydrate mit zunehmender Ausdauer zu- und der Anteil von Eiweiß und Fetten ab-nimmt; bei Kraftsportlern ist dies um-gekehrt. Aus gesundheitlicher Sicht entspricht die Ernährung des Ausdau-ersportlers den heutigen Anforderun-gen (Abb. S. 82).

Die Nährstoffe haben vielfälti-ge Wirkungen. Es ist wichtig, ihre Hauptaufgaben hervorzuheben und ihre Beziehung zu den einzelnen Be-

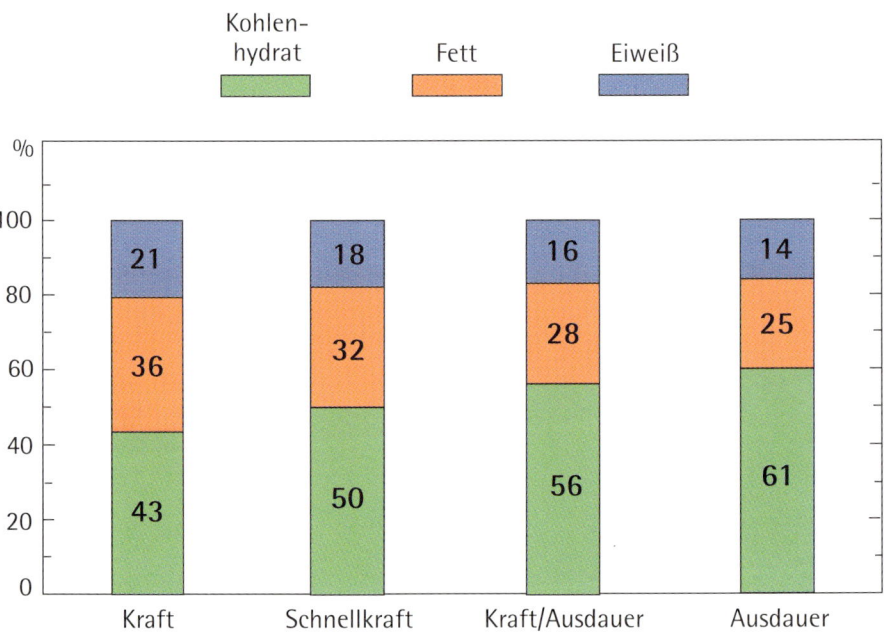

**Nahrungszufuhr bei Sportlern
mit verschiedenen Trainingsinhalten**

Kohlen-
hydrat   Fett   Eiweiß

Nahrung für Kraftsportler hat den höchsten Anteil an Eiweiß und Fett, während die Kohlenhydrate am geringsten beteiligt sind. Mit Zunahme der Ausdauerkomponente kommt es zu einer Umschichtung, so daß der Anteil von Fett und Eiweiß vermindert und der von Kohlenhydraten angehoben wird. Die Zusammensetzung der Kalorien von Ausdauersportlern entspricht weitgehend den Vorstellungen für eine gesunde, ausgewogene Ernährung. Bei Kraftathleten müssen aus gesundheitlichen Erwägungen die Fette eingeschränkt und die Kohlenhydrate vermehrt werden

anspruchungsformen darzustellen; dies wird in Ergänzung zu den vorausgegangenen Abschnitten später noch einmal betont (Abb. S. 83).

Es läßt sich somit sagen, daß die energieliefernden Nährstoffe, wie Kohlenhydrate, Fette und Eiweiß, begrenzt austauschfähig sind und daß

Bedeutung ergogener Substanzen im Sport

Anwendung

Wirkung
fördernd (+), hemmend (–)

1. KOHLENHYDRATE
   (Mono-, Oligo-, Polysaccharide)
   1.1 nach starker Trainingsbelastung: Glykogen ++
   1.2 vor Wettkämpfen: Kohlenhydratspeicher ++
     Kohlenhydratutilisation ++
     Fettutilisation –
     Wirkungsgrad ++

2. PROTEINE UND AMINOSÄUREN
   2.1 Krafttraining: Muskelanabole Wirkung +
   2.2 Ausdauertraining: Nachlieferung von Substraten
     für den Energiestoffwechsel +
     Entschlackung +
     Blutbild +

3. ELEKTROLYTE
   (Na, K, Mg, Ca u.a.)
   Hohe Schweißverluste: Muskelerregbarkeit +
     Muskelkontraktion +

4. SPURENELEMENTE
   (Fe, Co, Mn, Zn, Ca u.a.)
   Intensives Training und Wettkampf: O_2-Transport +
   Höhentraining: Hämoglobin +
     Myoglobin +

5. VITAMINE
   Training und Wettkampf,
   Höhentraining: Blutbildung +
     Energieumsatz +
     Eiweißaufbau +

6. CARNITIN   Fettverwertung +

7. KREATIN   Schnellkraft +

Viele Nährstoffe können als ergogen oder ergolytisch bezeichnet werden, d.h., daß sie bei verschiedenen Belastungsformen leistungsfördernd (+) oder hemmend (–) sind. Die größte ergogene Bedeutung haben Kohlenhydrate, Proteine, Elektrolyte, Vitamine und Zink

für eine hohe mentale und muskuläre Leistungsfähigkeit eine ausgewogene Zufuhr der Nährstoffe erforderlich ist, wobei den graduellen Anforderungen bei Kraft-, Schnelligkeits- oder Ausdauersportarten sowie mentalen Belastungen im besonderen Rechnung getragen werden muß.

Mikronährstoffe (Biokatalysatoren)

Vitamine sowie Mineralstoffe und Spurenelemente, insbesondere Zink, Eisen und Magnesium, haben neben den Energieträgern, wie Kohlenhydraten, besondere Bedeutung. Häufig werden einzelne oder verschiedene Vitamine mit anderen Wirkstoffen, wie Mineralien oder Eisen, aber auch mit Kohlenhydraten, zusammen verabreicht (Abb. S. 73). So werden im Sport verschiedenen Kohlenhydratgemischen Vitamine beigegeben, ferner werden Elektrolyte häufig mit Vitaminen angereichert und für eine Verbesserung und Stabilisierung der Leistungsfähigkeit genutzt.

Vitamine

Es besteht kein Zweifel, daß aufgrund der vielfältigen Wirkungen der Vitamine ein Zusammenhang zwischen *Vitaminstatus* und *Leistungsfähigkeit* bestehen muß. Aus sichtbaren Krankheitszeichen kann geschlossen werden, daß die körperliche und geistige Leistungsfähigkeit durch Vitaminmangelzustände nachteilig beeinträchtigt werden kann. Wenn die geistige und körperliche Leistungsfähigkeit sowie das Wohlbefinden des Menschen in hohem Maß von der Art der zugeführten Nährstoffe abhängig sind, müssen Vitamine in diesem Zusammenhang besonders erwähnt werden. Es gibt auch keine für den Menschen notwendigen Wirkstoffe, denen für die Gesundheit, die Erhaltung und Wiederherstellung der Leistungsfähigkeit und für die allgemeine Regeneration im Bewußtsein der Bevölkerung so große Bedeutung beigemessen wird wie den Vitaminen. Das Leistungsvermögen ist von unterschiedlichen inneren Vorgängen und von vielfältigen äußeren Faktoren abhängig, wie z. B. mentalen, koordinativen, konzentrativen, motorischen, energetischen u. a. Fähigkeiten. Dies darf bei der Betrachtung über eine mögliche Beeinflussung der Leistungsfähigkeit durch Gaben von Vitaminen nicht außer acht gelassen werden.

Es mag erstaunlich klingen, daß gerade in der heutigen Zeit vermehrt Vitamine zur Erhaltung bzw. zur Verbesserung der geistigen und körperlichen Leistungsfähigkeit und des Wohlbefindens angepriesen werden, obwohl der Vitaminbedarf des Menschen in den Zivilisationsländern durch die reichhaltige, abwechslungsreiche Nahrung als gedeckt betrachtet werden muß, wenn wir heute in unseren Ernährungsplan täglich Obst und Gemüse einfügen. Darüber hinaus enthält auch Fisch insbesondere die fettlöslichen Vitamine und ist das ganze Jahr über verfügbar. Ein noch weitergehender leistungsfördernder Effekt wäre nur dann denkbar, wenn hohen Dosen von Vitaminen noch eine zusätzliche, pharmakologische Wirkung zukäme.

Es ist jedoch bemerkenswert, daß bei untersuchten Schweizer Rekruten, die bezüglich ihres Gesundheitszustandes eigentlich als eine positive Auswahl der Bevölkerung anzusehen sind, eine defizitäre Versorgung mit einigen Vitaminen, z.B. Vitamin-B-Komplex, (Thiamin, Riboflavin), Folsäure u.a. sowie Eisen, nachgewiesen wurde. Ähnlich wurde auch bei Bevölkerungsgruppen in Kanada ein Vitamin- und Mineraldefizit aufgezeigt, wenn der tägliche Mindestbedarf zugrunde gelegt wurde. Ferner konnten verschiedene Studien in den USA ein Defizit für Vitamine der B-Gruppe, Vitamin A sowie Eisen belegen. Diese Angaben wurden häufig als Grundlage dafür herangezogen, daß auch bei Sportlern ein Vitaminmangel vorliegen könne und eine erhöhte Zufuhr gerechtfertigt sei.

In den USA empfehlen ungefähr 70 % aller Trainer ihren Athleten Vitamine; 84 % aller Olympiateilnehmer nehmen Vitamine zusätzlich ein, wobei bevorzugt Multivitamine, Vitamin-B-Komplex, Vitamin E und Vitamin C angegeben werden. Verschiedene Trainer stehen auf dem Standpunkt, daß es nicht möglich sei, ohne zusätzliche Vitamine und Mineralstoffe den Anstrengungen eines intensiven Leistungstrainings gewachsen zu sein.

Diese Praxis ist nicht unwidersprochen geblieben. Ohne Zweifel ist der menschliche Organismus auf eine fortwährende Zufuhr von Vitaminen angewiesen, da der Körper diese Mikronährstoffe nicht synthetisieren kann. Bei Sportarten mit einem hohen Energieumsatz, wie z.B. Skilanglauf, Radrennfahren, Bergsteigen u.a., wird auch eine beträchtlich größere Menge an Nährstoffen aufgenommen, so daß auch eine genügende Zufuhr von Vitaminen mit der Nahrung erwartet werden kann. Es ist schwierig, den exakten Nachweis eines Vitamindefizits bzw. -bedarfs zu ermitteln, da beim Menschen experimentell Vitaminmangelzustände nicht erzeugt werden können und Vergleiche mit tierexperimentellen Befunden kaum möglich sind, da sie nicht ohne weiteres auf den Menschen übertragbar sind.

Zur Klärung einer Beziehung von *Vitamin A* zum Leistungsverhalten beim Menschen wurde versucht, über einen Zeitraum von sechs Monaten einen Vitaminmangel zu erzeugen. Die Bestimmung des körperlichen Leistungsvermögens, der Sauerstoffaufnahme, der Herz-Kreislauf-Regulation u. a. ergaben jedoch keine Unterschiede. Somit konnte eine Verbesserung des Leistungsvermögens nicht nachgewiesen werden, wenn nach Vitamin-A-armer Kost anschließend vermehrt Vitamin A zugeführt wurde. Wahrscheinlich ist eine halbjährige Vitamin-A-Mangelernährung zu kurz, um ein Vitamin-A-Defizit zu erzeugen. – Schützen nehmen gelegentlich Vitamin A in höheren Dosen zu sich, da sie vermuten, daß dadurch die Sehfähigkeit und somit ihre Schießleistung verbessert werden könne. Es ist jedoch nicht zu erwarten, daß diese durch Vitamin-A-Einnahmen auch tatsächlich erhöht wird.

Über den Einfluß von B-Vitaminen (*Thiamin (B$_1$) Riboflavin (B$_2$), Niacin, Pyridoxin (B$_6$) Pantothensäure, Folsäure, Cyanocobalamin (B$_{12}$) und Biotin)* auf die Leistungsfähigkeit liegt eine Reihe von Veröffentlichungen vor. Dabei wurden diese Vitamine teils einzeln, teils als Vitamin-B-Komplex geprüft. Bei Überprüfung der vorliegenden Arbeiten weist ungefähr die eine Hälfte einen leistungsfördernden und die andere Hälfte keinen Effekt auf. Einige Arbeiten können jedoch nicht als verläßlich bezeichnet werden, da sie grundsätzliche, methodische Verfahrensweisen nicht beachteten. Bemerkenswert ist, daß kein Effekt auf die Leistungsfähigkeit gefunden wurde, wenn verschiedene Gruppen untersucht wurden, in denen die Vitaminzufuhr in Abhängigkeit von dem Energieumsatz geregelt wurde. Bei vier Gruppen, bei denen mit 1000 kcal 0,23, 0,33, 0,53 oder 0,63 mg Thiamin verabreicht wurden, betrug der Gesamtkalorienumsatz mehr als 3000 Kalorien pro Tag, und es ergaben sich nach 12 Wochen keine Unterschiede im Leistungsverhalten. Dennoch werden aufgrund, teils theoretischer und teils unvollständiger, experimenteller Untersuchungen, 10fach höhere Dosen Thiamin für Sportler gefordert als für Untrainierte.

Bei *Riboflavin (B$_2$)*, das einen unmittelbaren Einfluß auf die oxidativen Prozesse hat, wurde nachgewiesen, daß auch der Abbau des Zuckers ohne Sauerstoff (Glykolyse) beeinflußt wird. Dies ist bei Sportlern, bei denen diese Fähigkeit im Vordergrund steht, wie Sprintern, 400-m-Läufern, Eiskunstläufern, Ringern u. a., von vorrangiger Bedeutung.

Bei *Niacin,* das eine Schlüsselfunktion als Wasserstoffüberträger hat, konnten bisher keine Mangelzustände beobachtet werden. Es wurde jedoch eine Verbesserung der Koordination und physikalischen Leistung bei intervallmäßigen Belastungen sowie Verbesserung der Dauerleistungsfähigkeit nach Gabe von 75 mg Niacin nachgewiesen. – Bemerkenswert ist die Absenkung des Spiegels der freien Fettsäuren, 30 Minuten nach Verabreichung von Niacin. Somit wird die Mobilisierung von freien Fettsäuren und ihr Anstieg im Blut in Ruhe und bei körperlicher Belastung gehemmt, was zu einer erhöhten Glukoseverwertung führt und mit einem größeren Wirkungsgrad verbunden ist. Es wurde befürchtet, daß durch eine vorzeitige Verwertung des Glykogens, der Speicherform der Glukose, nach Gaben von Niacin eine schnellere Ermüdung eintreten könne.

Pyridoxin (B$_6$) wirkt mit mehr als 60 enzymatischen Systemen zusammen und spielt somit eine zentrale Rolle, insbesondere im Eiweißstoffwechsel. Darüber hinaus hat Vitamin B$_6$ große Bedeutung für die Übertragung von Synthesebausteinen und die Bildung von Hämoglobin, Myoglobin und den Cytochromen und ist von essentieller Bedeutung für den Sauerstofftransport und die Sauerstoffverwertung in der Zelle. Bemerkenswerterweise wird nur in einer Untersuchung über die Wirkung von Vitamin B$_6$ berichtet, ohne daß sich ein wesentlicher Unterschied aufzeigen ließ.

Cyanocobalamin (B$_{12}$) wird häufig unmittelbar vor Wettkämpfen verabreicht. So berichtete der ehemalige Weltrekordläufer John Walker, daß er sich regelmäßig vor Wettkämpfen 1000 µg B$_{12}$ spritzen ließ, um dadurch eine bessere Blutzusammensetzung zu erreichen und seine Ausdauerleistungsfähigkeit zu verbessern. Verschiedene Studien lassen jedoch nach Gaben von Vitamin B$_{12}$ keinen unmittelbaren leistungsfördernden Effekt erkennen. Für Pantothensäure und Folsäure liegen keine Untersuchungen über den Einfluß auf das Leistungsvermögen vor.

Verschiedene Untersuchungen sind mit *Vitamin-B-Komplex-Substitution* durchgeführt worden, die mit und ohne positiven Effekt auf die Leistungsfähigkeit beschrieben wurden. Es wurde darauf hingewiesen, daß der Vitamin-B-Komplex eine Verbesserung der Ausdauerleistungsfähigkeit nur dann bewirkt, wenn eine Vitamin-B-arme Kost vorausgegangen sei, also ein Mangelzustand vorliegt.

Die meisten Untersuchungen wurden mit *Vitamin C,* der *Ascorbinsäure,* durchgeführt. Dabei ist bekannt, daß dem Vitamin C im Stoffwechsel von Aminosäuren, bei der Synthese von Hormonen, wie Adrenalin und Kortikoiden, als Antioxidans, für die Resorption von Eisen und die Synthese des Bindegewebes große Bedeutung zukommt.

Nach vermehrter *Vitamin-C-Gabe* erfolgt eine bessere Verwertung des Sauerstoffs. Unterstützt wird der erhöhte Vitamin-C-Bedarf bei Sportlern durch den Hinweis, daß der Vitamin-C-Gehalt im Organismus durch Stress-Situationen vermindert wird. In mehr oder weniger verläßlichen Arbeiten wurde ein günstiger Effekt auf das Leistungsvermögen nachgewiesen. Da die positiven Befunde bezüglich des Einflusses von Vitamin C auf die körperliche Leistungsfähigkeit im deutschen, russischen bzw. zentraleuropäischen Bereich erhoben wurden und in den angelsächsischen Ländern nicht bestätigt werden konnten, wurde diskutiert, ob eine bessere Vitamin-C-Versorgung innerhalb der Bevölkerung der angelsächsischen Länder bestehe. Überzeugend sind die Befunde, nach denen durch Vitamin C nur dann eine Verbesserung der Sauerstoffaufnahmefähigkeit erfolgt, wenn der Vitamin-C-Serumspiegel unter 1 mg/dl Blut liegt.

Vitamin E (Tocopherol) hat besondere Bedeutung als antioxidativer Wirkstoff. Dadurch werden Sauerstoffra-

dikale abgefangen und der Sauerstoff in die Atmungskette überführt. Nach Gabe von Vitamin E ließen sich Senkungen der Blutfette und ein verbesserter Fetttransport nachweisen. Dem Vitamin E wird eine Schutzfunktion und Stabilisierung der Membranlipide und somit der Zellwände zugeschrieben. Vitamin E erweist sich günstig gegen Muskeldystrophien (Erkrankungen, die mit der Zerstörung des Muskelgewebes einhergehen).

Aufgrund dieser bekannten Wirkungen von Vitamin E wurde diese Substanz auch häuig bei Sportlern eingesetzt. So fand sich eine verbesserte Sauerstoffutilisation bei Sport-

Liegt der Vitamin-C-Spiegel unter 1 mg/100 ml, wird nach Verabreichung von Vitamin C eine Verbesserung der Leistungsfähigkeit beobachtet. Wird der Normwert von ca. 1 mg/100 ml Vitamin C überschritten, tritt keine weitere Verbesserung der Sauerstoffaufnahme bzw. der Leistungsfähigkeit ein, wenn Vitamin C verabreicht wird

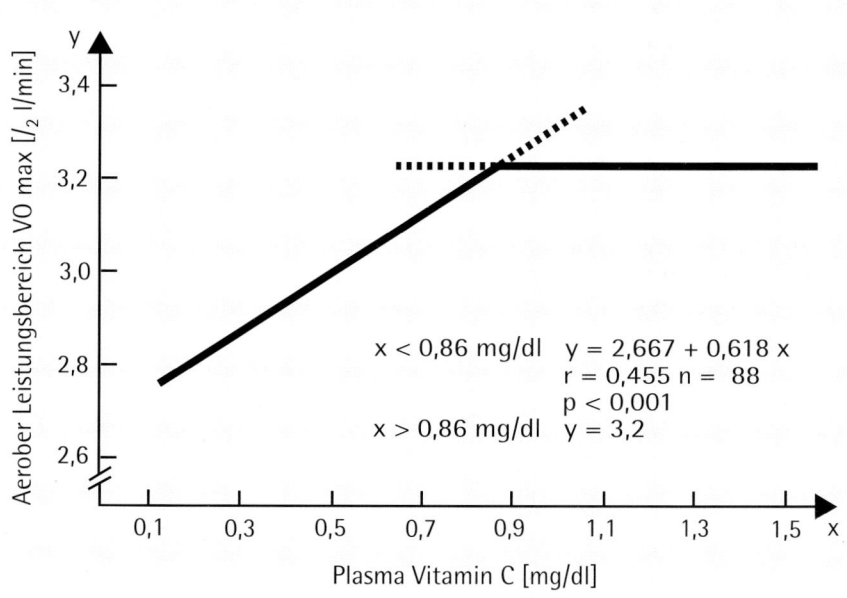

lern und eine Absenkung des Milchsäurespiegels im Blut. Vitamin E vermindert den Sauerstoffbedarf des Gewebes und bewirkt eine verbesserte Zirkulation. Als Antioxidans schützt es vor unerwünschten Oxidationen von Fettsäuren.

Außerdem wurden Verbesserungen der Leistungsfähigkeit auf dem Laufband und der Kreislauf-Regulation beobachtet. Dieser Effekt einer Leistungsverbesserung soll allerdings nur im Zusammenhang mit Training eintreten. Auch eine Zunahme der Leistungsfähigkeit im Hochland mit einer verbesserten Sauerstoffaufnahme und verminderten Sauerstoffzufuhr wurden beschrieben. Es fiel jedoch auch auf, daß hohe Dosen von Vitamin E (ca. 1 g/Tag) sich nachteilig auf verschiedene Organfunktionen auswirken und darum eine Minderung der Leistungsfähigkeit verursachen können.

Über Vitamin D, K u.a. liegen keine entsprechenden Untersuchungen vor, auch kann aufgrund des Wirkungsspektrums nicht erwartet werden, daß irgendwelche unmittelbaren Einflüsse auf die Leistungsfähigkeit bestehen.

Verschiedene Untersuchungen wurden mit *Multivitaminpräparaten* durchgeführt. Dabei konnte in einer Studie mit Kindern gezeigt werden, daß die Laufleistungen erhöht waren und die Herzfrequenzen niedriger lagen. Die Unterschiede lagen bei 4 % der Leistungsfähigkeit. Auch konnte

mittels eines Multivitaminpräparats eine Verbesserung der muskulären Erregbarkeit gezeigt werden, wobei nicht entschieden werden kann, ob damit auch ein positiver Nachweis auf die Leistungsfähigkeit verbunden ist. Deutliche Effekte in der Verbesserung der Leistungsfähigkeit wurden nach Einnahmen von Multivitaminkomplexen und Eisen beobachtet, wenn die Einschränkung der Leistungsfähigkeit durch ein Eisendefizit bzw. eine Blutarmut bedingt war.

Hier wurde durch Ausgleich der Blutarmut (Anämie), die eventuell auch ohne Multivitaminpräparate, nur durch Eisengabe möglich gewesen wäre, eine Wiederherstellung der normalen Leistungsfähigkeit erzielt.

Im Gegensatz zu Untersuchungen über die Wirkung einzelner Vitamine zeigen die Ergebnisse der Multivitaminpräparate bei verschiedenen Autoren stets eine Verbesserung der Leistungstests (Abb. S. 91). Es ist anzunehmen, daß durch Multivitaminpräparate ein latenter Mangel eines oder mehrerer Vitamine ausgeglichen wird und bestehende Leistungseinschränkungen dadurch aufgehoben werden.

Es besteht kein Zweifel, daß weitere Untersuchungen über den Vitaminbedarf, den Vitaminverbrauch und den Vitaminverlust bei Sportlern notwendig sind, um Aussagen darüber machen zu können, inwieweit und wann eine Vitaminsubstitution

89

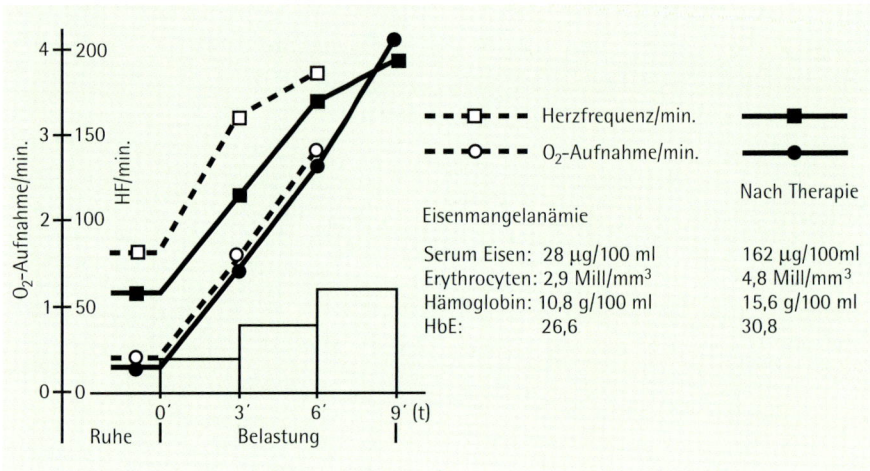

Ist es als Folge eines Eisenmangels zu einer Blutarmut (Anämie) mit entsprechender Leistungseinschränkung gekommen, kommt es innerhalb einer kurzen Zeit zu einer Normalisierung des Blutbildes, der Sauerstoffaufnahme und Leistungsfähigkeit, wenn Eisen und Multivitamine eingenommen werden

erforderlich ist. Sicherlich ist der Vitaminbedarf beim Sportler erhöht. Es ist ungeklärt, ob aufgrund des über Stunden dauernden Trainings eventuell eine Verminderung der Vitamin- und Eisenaufnahme im Magen-Darm-Trakt erfolgt. Weiterhin kommt es bei starker Schweißbildung, die mehrere Liter pro Tag betragen kann, nicht nur zu Flüssigkeits- und Mineralverlusten, sondern auch zu Vitaminverlusten.

Die Einnahme des *anerkannten täglichen Vitaminbedarfs* für den Menschen dürfte ausreichend sein und auch dem erhöhten Bedarf bei körperlichem Training Rechnung tragen. Zusätzlich muß bedacht werden, daß mit der hohen Kalorienzufuhr bei Leistungssportlern auch naturgemäß eine höhere Vitaminzufuhr gewährleistet ist. Allerdings werden durch

unsachgemäße Lagerung oder unsachgemäße Zubereitung die in den Speisen enthaltenen Vitamine oft zerstört. So kann der Vitamingehalt durch starkes und langes Erhitzen drastisch vermindert werden (Abb. S. 92). Auch längeres Stehen von Fruchtsäften in offenen Gefäßen und die oft tagelange Aufbewahrung von frischem Obst und Gemüse bei Zimmertemperatur führt durch den Kontakt mit dem Luftsauerstoff zu einer Zerstörung von Vitaminen. Die unsachgemäße Zubereitung und Aufarbeitung von Speisen und Getränken ist der Grund, aus dem, insbesondere auch bei Sporttreibenden trotz des reichhaltigen Angebots an Lebensmitteln nicht selten ein latentes Vitamindefizit beobachtet wird und die zusätzliche Einnahme eines Multi-

Autor	verbesserte Leistungsgrößen
Harper (1943)	Vitalkapazität
Early (1969)	Intervalläufe (Feldtest), Ermüdung
Prokop (1969)	O_2-Schuld, Leistungsfähigkeit (Steptest)
Keul (1974)[1]	Leistungsfähigkeit, Kreislaufregulation (Fahrradergometer)
Haralambie (1975)[1]	Neuromuskuläre Erregbarkeit
Keul (1978)[2]	Blutbild (Anämie), max. Leistungsfähigkeit (Fahrradergometer)
Keul (1979)[1]	Skilanglauf, Herzfrequenz (14jährige)
Russin (1982)[3]	Havard-Steptest, Laufleistung

[1] mit Magnesium und Kalium 2) mit Eisen 3) mit Spurenelementen

Versuche, in denen gezeigt werden konnte, daß Multivitamine auf verschiedene Kenngrößen der Leistungsfähigkeit und Erholung eine günstige Wirkung haben

vitaminpräparates erforderlich sein kann. Dies trifft insbesondere für Sportler zu, bei denen in Abhängigkeit von den Trainings- und Wettkampfbelastungen der Vitaminbedarf erhöht ist (Abb. S. 93).

Um eine vitaminreiche Kost auswählen und zusammenstellen zu können, ist es notwendig, den Vitamingehalt der Nahrungsmittel zu kennen. Nährwerttabellen geben darüber Auskunft und sind hilfreich für die Auswahl der Speisen und Getränke. Den Angaben über den erhöhten Vitaminbedarf bei Sportlern liegen vor allem subjektive Erfahrungen, aber zu wenig wissenschaftliche Erkenntnisse zugrunde. Die Substitution mit Vita-

minen einschließlich Eisen im Sport zielt vor allem darauf ab, ein latentes Vitamin- oder Eisendefizit auszugleichen, wodurch die Leistungsfähigkeit wiederhergestellt oder gefestigt werden kann. Es gibt jedoch keine Anzeichen dafür, daß eine zusätzliche Vitamingabe über den Bedarf des Organismus hinausgehend eine Leistungssteigerung bewirken kann.

Mineralstoffe (Elektrolyte)

Der menschliche Organismus ist auf die stete Zufuhr von ausgewählten Mineralstoffen angewiesen. Sie haben im Organismus vielfältige Funktionen zu erfüllen und können bei

91

unzureichender Zufuhr zu Einschränkungen der zellulären Leistungen und somit zu schweren Erkrankungen führen. Die Mineralstoffe haben funktionelle Aufgaben für den Zellstoffwechsel und dienen auch als Baustoffe. Diese Aufgaben der Mineralstoffe lassen sich folgendermaßen zusammenfassen:

1. Bestandteil von Enzymen (Biokatalysatoren) und somit Steuerung von Stoffwechselvorgängen.

2. Beteiligung am Puffersystem und der Flüssigkeitsverteilung.

3. Aufrechterhaltung der Neutralität, insbesondere an Grenzflächen der Zelle.

4. Beteiligung an der Reizbildung, Reizbeantwortung und an Kontraktionsvorgängen.

5. Beteiligung als Baustoff, vor allem beim Skelettsystem.

Die Mineralstoffe sind am Stoffwechsel kontinuierlich beteiligt und unterliegen somit einem steten Umsatz. Die auftretenden Verluste müssen mit der Nahrung ausgeglichen werden. Auf-

Beim Kochen können Vitamine zum großen Teil zerstört werden. Daher sollten schonendere Verfahren bei der Zubereitung von Speisen angewandt werden (Mikrowelle, Schnellkochtopf, Dünsten). Nahrungsmittel sollten erst nach dem Waschen zerkleinert und sofort nach der Zubereitung verzehrt werden, damit keine Vitamine verlorengehen oder zerstört werden

Vitamine		Küchentechnische Zubereitung (Verlust in % vom Ausgangswert)
Vitamin A	◩	Bis zu 30%
Vitamin D	◼	Gering
Vitamin E	◼	Gering
Vitamin B$_1$	◧	50%, auch höher
Vitamin B$_2$	◩	30%, auch höher
Nicotinsäureamid	◼	20%, auch höher
Vitamin B$_6$	◧	35%, auch höher
Folsäure	☐	Bis zu 95%
Pantothensäure	◧	Bis zu 50%
Vitamin B$_{12}$	◩	Bis zu 30%
Vitamin C	◧	40%, auch höher

	Nicht-sportler (70 kg) mg	Schnelligkeits-Kraftleistungen		Dauerleistungen	
		Trainings-periode mg	Wettkampf-periode mg	Trainings-periode mg	Wettkampf-periode mg
A	1,5	2	2–3	3	3–6
B_1	1,5	2–4	2–4	3–5	4–8
B_2	2	3	3	3–4	3–4
Niacin	15	20	20	25	25
C	70	100–140	140–200	140–200	200–400
E	7–10	14–20	24–30	20–30	30–50

Bei Spitzen-sportlern wird ein z. T. deutlich höherer Vitaminbedarf angenommen als bei Nicht-sporttreibenden (nach Prokop)

grund der Verluste läßt sich der Bedarf der einzelnen Mineralstoffe ermitteln, so daß ein Tagesmindestbedarf angegeben werden kann, der in der Nahrung enthalten sein muß.

Der Bedarf an Mineralstoffen kann natürlich sehr schwanken, da die Verluste abhängig von Art und Umfang täglicher Belastungen sind. Der Transport der meisten Mineralstoffe durch Zellmembranen ist energieabhängig, so daß die Aufrechterhaltung von Konzentrationsunterschieden und die Verteilung der einzelnen Mineralstoffe an energieliefernde Prozesse gebunden sind. Verschiebungen des Gehalts an Mineralstoffen sind stets von Veränderungen des Wassergehalts begleitet und umgekehrt. Flüssigkeitsveränderungen in den Zellen verursachen auch eine Veränderung des Mineralgehalts. Es besteht somit ein Gleichgewicht

zwischen den Mineralstoffen und dem Flüssigkeitsgehalt in den Zellen. Das Organ, das maßgeblich an der Flüssigkeitszusammensetzung und somit auch am Mineralgehalt des Organismus beteiligt ist, ist die Niere. Sie kann für manche Mineralstoffe die Ausscheidung vermindern oder erhöhen. Die Mineralzusammensetzung und der Gehalt im Organismus werden durch verschiedene Hormone mitgesteuert.

Natrium und *Chlorid* sollten zusammen betrachtet werden, da sie im Organismus in enger Wechselbeziehung stehen und Kochsalz (1 g = 0,4 g Natrium und 0,6 g Chlorid) die wesentliche Quelle für Natrium und Chlorid ist. Der menschliche Organismus enthält nahezu 100 g Natrium, davon entfällt der wesentliche Anteil auf den Flüssigkeitsraum *zwischen*

93

Das Blutdruck-
verhalten in Ruhe
unter verschiede-
nen Belastungen
(15-200 W) sowie
in der dritten und
sechsten Minute
der Erholungs-
phase zeigt nach
einer dreiwöchi-
gen Haus-Trinkkur
von 1,5-2 l eines
natriumreichen
Mineralwassers
(995 mg/l Na-
trium) keinen
stärkeren Anstieg
als im Leerver-
such. Auch die
äußere Herzarbeit
ist nach der
Trinkkur mit dem
natriumhaltigen
Mineralwasser
nicht erhöht. Es
findet sich viel-
mehr ein vermin-
derter Anstieg

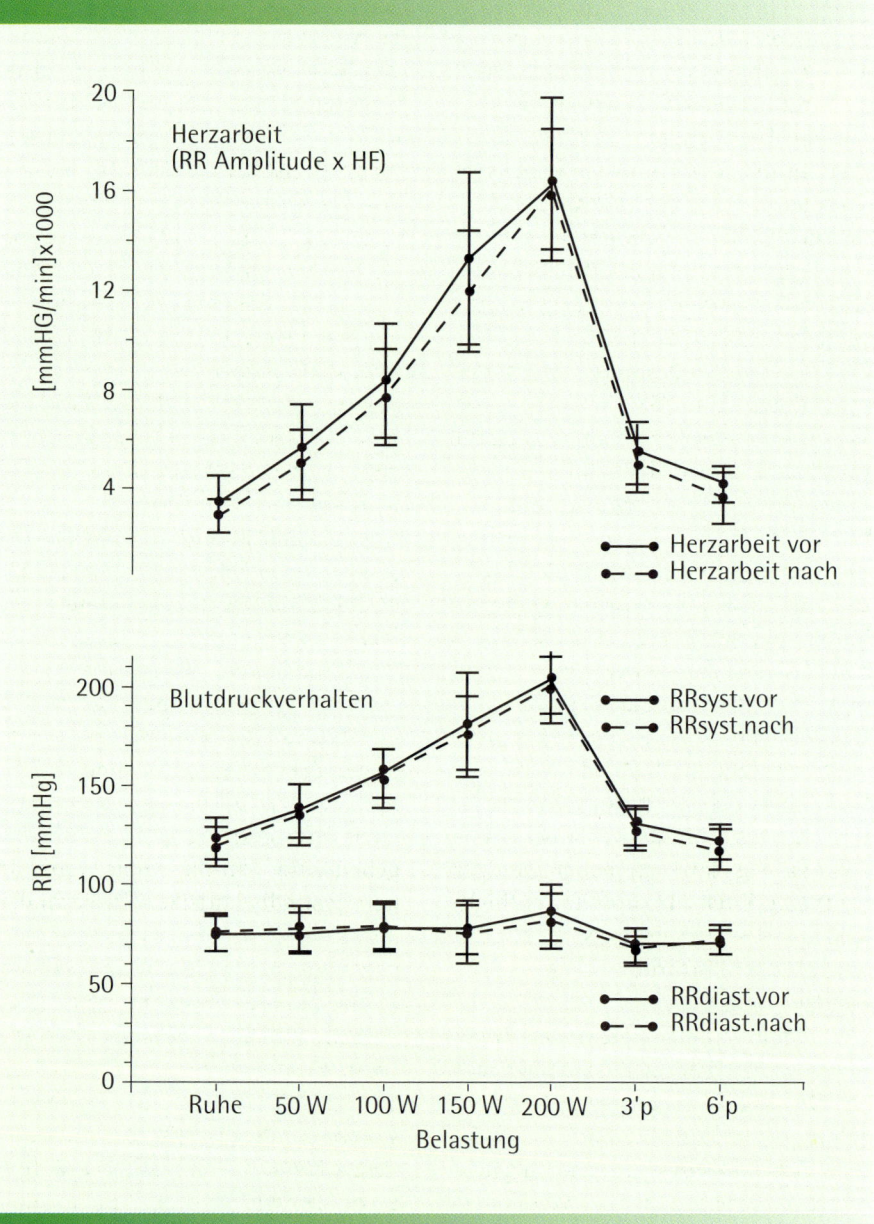

den Zellen und auf das Blut. Der Natriumgehalt in den Zellen ist relativ gering. Innerhalb eines Tages wird der größte Teil des Natriums ausgetauscht. Die Zufuhr von Natrium erfolgt in der Regel mit dem Kochsalz (Natriumchlorid). Der Tagesbedarf liegt im Durchschnitt bei 5 g Kochsalz. In den Zivilisationsländern werden wesentlich höhere Mengen, z. T. mehr als 15 g, zugeführt, was eine der Ursachen für die Zunahme des Bluthochdrucks ist. Mineralwässer, die einen hohen Anteil an Natrium haben (nicht Kochsalz), führen nicht zu einer Blutdruckerhöhung, sie haben harntreibende Wirkung, da Natrium allein nicht im Organismus verbleiben kann. Es ist daher ungerechtfertigt, natriumhaltige Mineralwässer als gesundheitsgefährdend zu bezeichnen, da sie in der Regel weniger als 0,15 g pro Liter an Kochsalz enthalten. So konnte auch bei Überprüfung des Blutdrucks nach mehrwöchigem Genuß von täglich 1,5 bis 2 l Mineralwasser, das zwar ca. 1 g Natrium, jedoch weniger als 0,15 g Kochsalz pro Liter enthielt, weder in Ruhe noch unter Belastung ein erhöhter Blutdruck nachgewiesen werden (Abb. S. 94).

Tendenziell fielen der Blutdruck und die äußere Herzarbeit sogar ab. Die Ausscheidung von Kochsalz erfolgt vornehmlich über den *Urin;* über den *Schweiß* können auch große Mengen verlorengehen, wenn aufgrund von körperlicher Aktivität, insbesondere in heißen Ländern, hohe Schweißmengen abgegeben werden. Der Schweiß enthält Kochsalz in geringerer Konzentration als das Blut (ca. 1:2), so daß mit dem Schweiß mehr Wasser als Kochsalz, bezogen auf den Bestand im Organismus, verlorengeht (Abb. S. 102). Eine zu geringe Kochsalzzufuhr, auch bei Sportlern, ist außergewöhnlich selten, da die Aufnahme mit der Nahrung stets über dem Bedarf liegt. Ein Kochsalzmangel wird lediglich bei langwährenden, wiederholten körperlichen Belastungen in heißen Klimazonen beobachtet, wenn mit der Nahrung zu wenig Kochsalz aufgenommen wird (Abb. S. 96). Erkennbar wird eine zu geringe Kochsalzzufuhr am Abfall des Natriumspiegels im Blut, klinisch werden Muskelkrämpfe beobachtet.

Zu viel Kochsalz in unserer Ernährung ist vor allem dadurch bedingt, daß vielen Lebensmitteln und Speisen, wie Fleisch, Brot, Käse, Fisch, auch Fertiggerichten, Kochsalz beigegeben wird. Um die damit verbundenen Gesundheitsrisiken, insbesondere den Bluthochdruck, zu senken, werden bereits Kochsalzersatzprodukte entwickelt. Am bekanntesten ist Kaliumchlorid als Kochsalzersatz; geschmacklich sind sie dem Kochsalz unterlegen. Bewährt hat es sich dagegen, den Salzgeschmack durch andere Gewürze – vor allem Kräuter – auszugleichen, worauf später noch eingegangen wird.

Chlorid, das im Kochsalz enthalten ist, ist für den Organismus ein wichtiger Bestandteil. Es dient der Flüssigkeitsverteilung und ist mit an der Regulation des Wassergehalts in der Zelle beteiligt. Es wird in hohen Konzentrationen im Magensaft mit der Salzsäure für die Verdauung ausgeschieden. Darüber hinaus geht ein nicht geringer Teil mit dem Kochsalz im Schweiß verloren (Abb. S. 102).

Kalium ist im menschlichen Organismus in einer Menge von ca. 150 g enthalten. Im Gegensatz zum Natrium befindet sich der wesentliche Teil des Kaliums in den Zellen und nur ein geringer Anteil in dem Flüssigkeitsraum zwischen den Zellen (2 %). An einem Tag kann der größte Teil des Kaliums untereinander ausgetauscht werden. Die tägliche Kaliumaufnahme liegt im Durchschnitt bei 3 bis 4 g und ist von der Zusammensetzung unserer Nahrung abhängig. Beim Gesunden wird

das Kalium über die Niere ausgeschieden, eine Überladung des Organismus mit Kalium ist nicht möglich. Vielmehr wird Kalium bei körperlichen Belastungen vermehrt aus der Muskulatur freigesetzt und ausgeschieden (Abb. S. 102). Kalium ist im Schweiß in derselben Konzentration wie im Blut enthalten, so daß größere Kaliumverluste eintreten können, wenn im Training und Wettkampf große Flüssigkeitsmengen mit dem Schweiß verlorengehen.

Ein erhöhter Bedarf besteht daher bei regelmäßigen körperlichen Belastungen, insbesondere zur Regeneration des Glykogens in der Muskulatur. Nicht selten werden bei Spitzensportlern zu niedrige Kaliumwerte im Blut beobachtet. Ein Mangel an Kalium führt zu einer ausgeprägten Muskelschwäche und hemmt die sportliche Entfaltung. Kaliumverluste können durch Fruchtsäfte, Bananen, Trockenobst und Getreide sowie deren Pro-

Der tägliche Bedarf verschiedener Mineralstoffe und Spurenelemente bei Sportlern. Der Trainierte hat einen höheren Bedarf an diesen Substanzen als der Untrainierte (nach Nöcker)

Tägliche Zufuhr-empfehlung	Cal-cium	Kalium	Eisen	Phos-phor	Jod	Magne-sium	Koch-salz	Na-trium
	g	g	g	g	g	g	g	g
Nichtsportler	1,2	3	0,015	1	0,015	0,3	5	2,4
Kraft- und Schnell-kraftsportler	2	5	0,02	2	0,03	0,5	10	4
Ausdauersportler	2	6	0,03	2	0,03	0,6	15	6

dukte wie Nudeln, ferner Fleisch und Fisch ausgeglichen werden.

Kalzium ist mit 1000 g das mengenmäßig häufigste im menschlichen Organismus vorhandene Mineral, wovon 90 % auf Knochen und Zähne entfallen. Kalzium hat somit eine wichtige Funktion als Baustoff. Es spielt auch eine große Rolle bei der Erregungsübertragung von Nerven und Muskeln. Die Aufnahme im Darm vollzieht sich mit Hilfe von Vitamin D. Die wesentliche Kalziumaufnahme erfolgt über die Nahrung vor allem mit Milch, Milchprodukten und Käse, ferner auch Getreide, Obst und Gemüse. Bereits mit einem Glas Milch oder Buttermilch plus einem Joghurt und zwei Scheiben Käse ist der Kalziumbedarf eines Erwachsenen gedeckt. Bei einem Mangel an Kalzium kommt es zu Störungen der neuromuskulären Erregbarkeit, Muskelkrämpfen, Beeinträchtigung der Blutgerinnung u. a. – Kalzium wird im Organismus und Skelett als Phosphat abgelagert.

Phosphat ist nicht nur ein wichtiger Bestandteil des Knochens und somit ein Baustoff, sondern es ist auch in zahlreichen organischen Verbindungen enthalten. In Form *energiereicher Phosphate* ist es von ganz entscheidender Bedeutung für die Energiegewinnung und deren Verwertung. Nur über Phosphatverbindungen kann die beim Abbau der Nahrungsstoffe in chemischen Reaktionen freiwerdende Energie im Muskel und auch bei anderen zellulären Abläufen genutzt werden.

Magnesium hat im Zellstoffwechsel eine zentrale Bedeutung, die sich im wesentlichen auf drei Funktionsbereiche bezieht:

1. Aktivierung von 300 Enzymen (Biokatalysatoren)

2. Steuerung der Eiweißsynthese

3. Regulation von Transportvorgängen an der Zellmembran

Aufgrund dieser vielfältigen Wirkungen ist es verständlich, daß Störungen im Magnesiumhaushalt sich nachteilig auf den Gesundheitszustand und das Leistungsvermögen des Menschen auswirken können. Der Gesamtgehalt an Magnesium beträgt bei einem 70 kg schweren Menschen ungefähr 24 Gramm. Der Tagesbedarf liegt bei 0,3 g und kann in Abhängigkeit von den täglichen Belastungen großen Schwankungen unterliegen. Diese Schwankungen im Tagesbedarf werden dadurch verursacht, daß nicht nur mit dem Urin und Stuhl, sondern auch mit dem Schweiß nicht unbeträchtliche Mengen an Magnesium ausgeschieden werden. In Abhängigkeit von dem Trainingsumfang und klimatischen Bedingungen kann die

97

Bei einem Großteil von weiblichen und männlichen Sporttreibenden wird ein Magnesiummangel beobachtet, der häufig mit einer muskulären Funktionsstörung und auch Krämpfen einhergeht

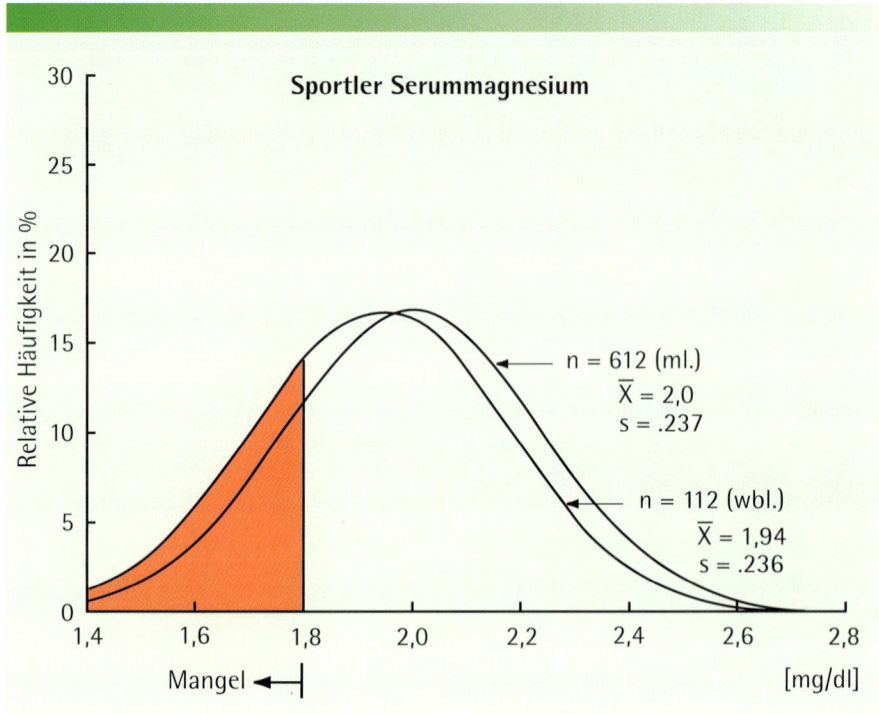

Schweißproduktion mehrere Liter erreichen. Hinzu kommt, daß die Magnesiumkonzentration im Schweiß bis zum Fünffachen höher als im Blut sein kann (Abb. S. 102). Dies ist einer der wesentlichen Gründe dafür, daß bei Sportlern, die täglich trainieren, häufiger ein subnormaler Magnesiumspiegel als bei Untrainierten gefunden wird.

Diese Erkenntnisse haben dazu geführt, daß in den Empfehlungen für die tägliche Magnesiumzufuhr für Sportler höhere Tagesbedarfsmengen angegeben werden als für Nichtsporttreibende.

Bei Magnesiummangel läßt sich sehr häufig eine neuromuskuläre Funktionsstörung nachweisen, die nicht selten mit Leistungseinschränkungen oder einer Leistungsinstabilität verbunden ist.

Ferner fördert Magnesiummangel Herzrhythmusstörungen, vor allem unter Belastung. Oft wird eine Störung der neuromuskulären Funktion bei Sportlern gefunden, die ihren Trainingsumfang überzogen haben und Symptome des Übertrainings zeigen. Dabei ist die Frage offen, ob durch Übertraining der Magnesiummangel verstärkt wird oder ein Magnesiummangel die Erscheinungen eines Übertrainings fördert. Durch zusätzliche Gaben von Magnesium kann die neuromuskuläre Dysfunktion beseitigt werden. Häufig ist damit auch eine Verbesserung der Leistungsfähigkeit verbunden.

Bei der Frage, ob eine Leistungsbeeinflussung durch Magnesium möglich ist, muß abgegrenzt werden, ob es sich um eine Substitution handelt und somit ein Magnesiumdefizit ausgeglichen wird oder ob durch hohe Dosen von Magnesium über eine pharmakologische Wirkung eine Leistungssteigerung erzielt wird. Es ist bekannt, daß es nach stundenlangen Belastungen zu einem Absinken des Magnesiumspiegels kommt, der nach Einnahme von Magnesium deutlich geringer ausgeprägt ist. Verschiedene Untersuchungen zeigen, daß nach Einnahme von Magnesium eine Leistungsverbesserung eintritt. Aus diesem Grund ist es notwendig, auch bei der Ernährung auf genügend Magnesium zu achten.

Bei Sporttreibenden ist der Mineralbedarf erhöht, was nicht nur durch den erhöhten Energieumsatz, sondern durch den Verlust mit dem Schweiß bedingt ist (Abb. S. 102). Der Bedarf wird in der Regel mit der Nahrung gedeckt, bei großem Schweiß-verlust sollten zur Vermeidung eines Defizits Magnesium und Kalium zusätzlich eingenommen werden. Beim Flüssigkeitsersatz sollten bevorzugt magnesium- und kaliumhaltige Getränke wie Obstsäfte, Milch, Mineralwasser und Speisen wie Früchtejoghurt ausgewählt werden. Magnesiumreich sind vor allem auch Gemüse, Vollkornprodukte und Fisch.

Spurenelemente

Verschiedene für den Organismus lebensnotwendige Elemente sind nur in sehr geringen Mengen in Zellen vorhanden, kommen nur in Spuren vor und werden daher Spurenelemente genannt. Sie werden so bezeichnet, weil man früher so geringe Mengen quantitativ nicht erfassen konnte. Die Nachweisgrenzen haben sich in den letzten Jahren wesentlich verbessert, so daß auch quantitative Angaben über Spurenelemente in unserer Ernährung gemacht werden können, ebenso über Mindestmengen an Spurenelementen, die für den Organismus notwendig sind.

Von einer Reihe der Spurenelemente ist bekannt, daß sie wichtige Funktionen im Organismus übernehmen. Bei einem Mangel an verschiedenen Spurenelementen kommt es zu schweren Funktionsstörungen und Erkrankungen, bei zu hoher Zufuhr von verschiedenen Spurenelementen können, insbesondere wenn sie vom

Organismus verzögert ausgeschieden werden, Vergiftungserscheinungen hervorgerufen werden. Über manche Spurenelemente sind unsere Kenntnisse noch unzureichend. Die Verteilung der einzelnen Spurenelemente im Organismus ist ungleich.

Eisen ist das Element, dem für die Stärkung und die Gesundheit des Organismus zuerst Bedeutung beigemessen wurde. Bereits 3000 Jahre vor Chr. nutzten die Ägypter eisenhaltiges Wasser als Stärkungsmittel, vor allem bei der Bleichsucht (Blutarmut). Trotz umfangreicher Literatur und hohem wissenschaftlichen Erkenntnisstand ist Eisenmangel weit verbreitet. Es wird angenommen, daß die Hälfte aller Frauen, und somit knapp ein Viertel der Weltbevölkerung, an Eisenmangel leidet. Im menschlichen Organismus sind ca. 4–5 g Eisen enthalten. Mit der Nahrung werden annähernd 10–15 mg täglich zugeführt. Beim Verdauungsvorgang wird das Eisen freigesetzt und ungefähr ein Zehntel davon resorbiert. Eisen kann nur über ein eisenbindendes Eiweiß (Transferrin) aufgenommen werden und in die Blutbahn gelangen.

Das Eisen erfüllt im Stoffwechsel vielfältige biologische Funktionen. Der größte Teil des Eisens wird für die Bildung des roten *Blutfarbstoffs* (Hämoglobin) benötigt und ist für den *Sauerstofftransport* unerläßlich. Ohne Eisen wäre der Sauerstofftransport von der Lunge in die verschiedenen Organe wie Herz, Muskeln, Leber und Gehirn nicht möglich. Ferner ist Eisen im sauerstoffbindenden Eiweißkörper *Myoglobin* in der Muskulatur enthalten und sorgt für einen schnellen Sauerstofftransport im Muskelgewebe. Eisen ist außerdem in den Enzymen des oxidativen Stoffwechsels der Atmungskette enthalten und ist somit an den Verbrennungsvorgängen der Nährstoffe beteiligt. Die Ausscheidung des Eisens erfolgt über die Haut, den Darm, in geringem Maß über den Harn und den Schweiß (Abb. S. 102); zusätzlich treten Eisenverluste durch Blutungen auf, bei der Frau durch die Menstruation.

Bei Sporttreibenden kommt dem Eisenhaushalt vorrangige Bedeutung zu, da der Sauerstofftransport im Blut vermehrt nötig ist und der Organismus eine größere Blutmenge bildet. Im Knochengewebe wird die Bildung der roten Blutkörperchen und des roten Blutfarbstoffs gestört, wenn nicht genügend Eisen, zusätzlich Vitamine, insbesondere der Vitamin-B-Komplex und Vitamin C, sowie Folsäure vorhanden sind. Werden nicht genügend rote Blutkörperchen gebildet, ist die Blutmenge vermindert, wodurch eine mehr oder minder ausgeprägte Blutarmut entsteht und die Sauerstofftransportfähigkeit des Blutes eingeschränkt wird. Dadurch wird den einzelnen Organen zu wenig Sauer-

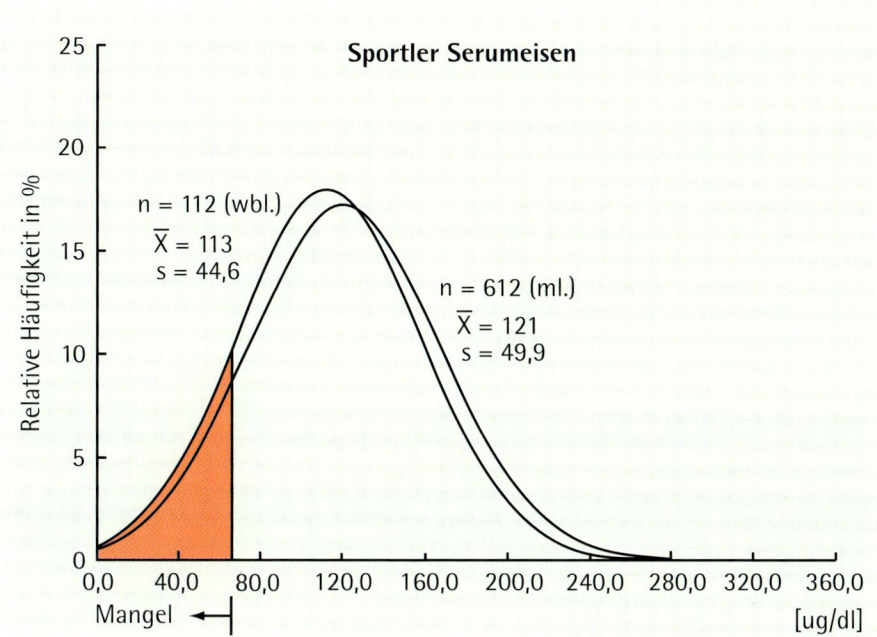

Sportler Serumeisen

n = 112 (wbl.)
$\overline{X}$ = 113
s = 44,6

n = 612 (ml.)
$\overline{X}$ = 121
s = 49,9

Relative Häufigkeit in %

Mangel ⟵

[ug/dl]

Der Eisengehalt im Blutserum liegt bei einem Teil der weiblichen und männlichen Sporttreibenden unter dem Normwert von 70 µg/d. Bei Sportlerinnen ist der Serumspiegel häufig niedriger, da es durch die Menstruation zu einem zusätzlichen Eisenverlust kommt

stoff zugeführt und die Verbrennung der Nährstoffe reduziert, so daß dem Organismus weniger Energie zur Verfügung steht. Erstaunlich ist die wiederholt berichtete Tatsache, daß bei Sportlern, trotz ausgeglichener und vollwertiger Ernährung, ein Eisenmangel nachgewiesen wurde. Eigene Untersuchungen, aber auch Erhebungen in den USA, Kanada und Skandinavien belegen einen Eisenmangel bei ca. 15% der männlichen und ca. 25% der weiblichen Spitzensportler.

Immerhin finden sich auch bei 10 % der männlichen und 15 % der weiblichen Sportler abgesenkte Werte für die roten Blutkörperchen und den roten Blutfarbstoff.

Ist als Folge des Eisenmangels bereits eine Blutarmut eingetreten, ist mit Sicherheit auch mit einer Einschränkung der Leistungsfähigkeit zu rechnen. Hinzu kommen Abgeschlagenheit, Müdigkeit, Konzentrationsschwäche, frühzeitige Übersäuerung der Muskulatur, Schlaf- und Kreislaufstörungen. Besteht keine Blutarmut, liegen häufig ähnliche Beschwerden in abgeschwächter Form vor. Dies hat seinen Grund darin, daß das Zelleisen vermindert sein kann und nachteilige Auswirkungen auf die Lei-

101

Elektrolyte und Spurenelemente

	Schweiß	Plasma (Blut)
Natrium	50	140 mMol/l
Chlor	40	100 mMol/l
Kalium	5	4 mMol/l
Magnesium	2,5	0,7 mMol/l
Eisen	2	1 mg/l
Zink	2	1 mg/l

stungsfähigkeit bestehen. Sowohl in der Atmungskette als auch in wichtigen Eiweißkörpern der Muskelzelle ist dann nicht ausreichend Eisen enthalten, so daß Funktionsstörungen auftreten und die Leistung nicht aufrechterhalten werden kann (Abb. unten).

Offensichtlich kann bei vielen Sportlern der Eisenverlust über den Schweiß, Urin, Gastrointestinaltrakt und den Stuhl durch die in der Nahrung enthaltenen Eisenverbindungen nicht ausgeglichen werden. Bei Frauen wird durch die Menstruation noch ein zusätzlicher Eisenverlust bewirkt. Abgesehen von krankhaften Blutver-

lusten, die bei einigen Millilitern täglich nach einem Jahr eine Entleerung der Eisenvorräte bewirken, müssen beim Sportler belastungsbedingte Faktoren für das häufige Eisendefizit angeführt werden. Wiederholt wurde gezeigt, daß sich bei Ausdauersportlern durch eine vorzeitige Zerstörung der roten Blutkörperchen eine erhöhte Eisenausscheidung im Urin findet, wodurch der Eisenbedarf erhöht wird. Bei Läufern wird der vorzeitige Abbau der roten Blutkörperchen durch eine Kompression in den Fußkapillaren erklärt.

Ferner wird ein vorzeitiger Abbau der roten Blutkörperchen durch traumatische Ereignisse im Sport, erhöhte Körpertemperatur, den Druck in den Gefäßen, durch die Muskeln und die arbeitsbedingte Übersäuerung begründet. Obwohl beim Gesunden die Eisenaufnahme bei unzureichend aufgefüllten Eisenspeichern nicht gestört ist, wurde bei Läufern eine um die Hälfte verminderte Eisenresorption gefunden. Körperliche Aktivität kann somit die Eisenaufnahme beeinträchtigen. Bekannt ist auch, daß die Art

Folgen von Eisenmangel

1. Blutarmut
2. Abnahme der Sauerstoffaufnahme
3. Vorzeitige Übersäuerung
4. Verminderung der Arbeitsleistung

5. Müdigkeit
6. Appetitlosigkeit
7. Muskelkrämpfe
8. Kreislaufstörungen

der Ernährung starken Einfluß auf die Eisenaufnahme hat. Bei fettreicher Ernährung ist die Eisenaufnahme gegenüber einer eiweißreichen Kost um die Hälfte vermindert. Eine unausgeglichene Ernährung kann somit den Eisenstatus von Sportlern verschlechtern, da nachweislich durch Training ein erhöhter Bedarf besteht. Am besten ist eine ausgewogene Mischkost mit pflanzlichen und tierischen Lebensmitteln.

Häufig steht einem erhöhten Verlust und einer verminderten Zufuhr bei Sportlern ein größerer Bedarf an Eisen gegenüber, der im wesentlichen durch die Zunahme der Blutmenge und der Muskulatur bedingt ist (Abb. unten).

Die Auswirkungen des Eisenmangels ohne Blutarmut werden in einer verminderten Arbeitsleistung bei einer erhöhten Übersäuerung, gesteigerter Müdigkeit, Appetitlosigkeit, Muskelkrämpfen und Kreislaufstörungen gesehen. Die zuletzt genannten Faktoren werden bei einem Eisenmangel mit Blutarmut noch verstärkt. Zusätzlich tritt eine Verminderung der Sauerstoffaufnahmefähigkeit und eine Verstärkung der Säuerung unter Arbeitsbelastung auf. Muskuläre Leistungen werden, ebenso wie Ausdauer und Schnellkraft, eingeschränkt.

Wenn bei National- und Olympiamannschaften die Zahl der Sportler bzw. Sportlerinnen mit einem Eisenmangel nicht selten ist, muß diesem Tatbestand Beachtung geschenkt werden. Zunächst muß durch eine optimal zusammengesetzte Ernährung der Eisenhaushalt ausgeglichen werden. Dafür empfiehlt sich eine fleisch-

Ursachen von Eisenmangel bei Sportlern

Verminderte Zufuhr Erhöhter Verlust	Erhöhter Bedarf
1. unzureichende Ernährung	1. größere Blutmenge
2. verminderte Aufnahme	2. Muskelzunahme
3. erhöhter Verlust	3. Zunahme Atmungskette
3.1 Schweiß	
3.2 Urin	
3.3 Darm	
3.4 Haut	
4. gesteigerter Blutabbau	

Die Ursachen eines Eisenmangels bei Sportlern können durch eine verminderte Zufuhr, einen erhöhten Verlust und einen gesteigerten Bedarf erklärt werden

haltige Kost, da das im Fleisch enthaltene Eisen besonders leicht und gut verwertet wird. Erst wenn eine Ernährungsumstellung nicht ausreicht, sollten Eisenpräparate in Kombination mit Vitamin-C- und B-Komplex sowie Folsäure verabreicht werden, wodurch eine ausreichende Auffüllung der Eisendepots schnell erreicht werden kann (Abb. S. 90).

Neue Untersuchungen haben gezeigt, daß dreiwertiges Eisen zur Substitution bevorzugt werden sollte, um dem Organismus nicht übermäßig Eisen zuzuführen. Eisen hat auch oxidative nachteilige Eigenschaften, die sich bei einer zu hohen Eisenzufuhr für den Organismus schädlich auswirken können.

Eisenmangel führt schließlich zu Blutarmut und einer Beeinträchtigung der inneren Atmung und somit des Energieumsatzes. So ist es nicht verwunderlich, daß es bei einer bestehenden Eisenmangelanämie nach entsprechender Eisen-Vitamin-Substitution zu einer Normalisierung des Hämoglobinspiegels und des Blutvolu-

Nicht wenige Sportler zeigen einen abgesenkten Zinkspiegel. Wegen der dadurch verstärkten Infektanfälligkeit sollte durch zinkhaltige Speisen oder durch zinkhaltige Präparate gegengesteuert werden

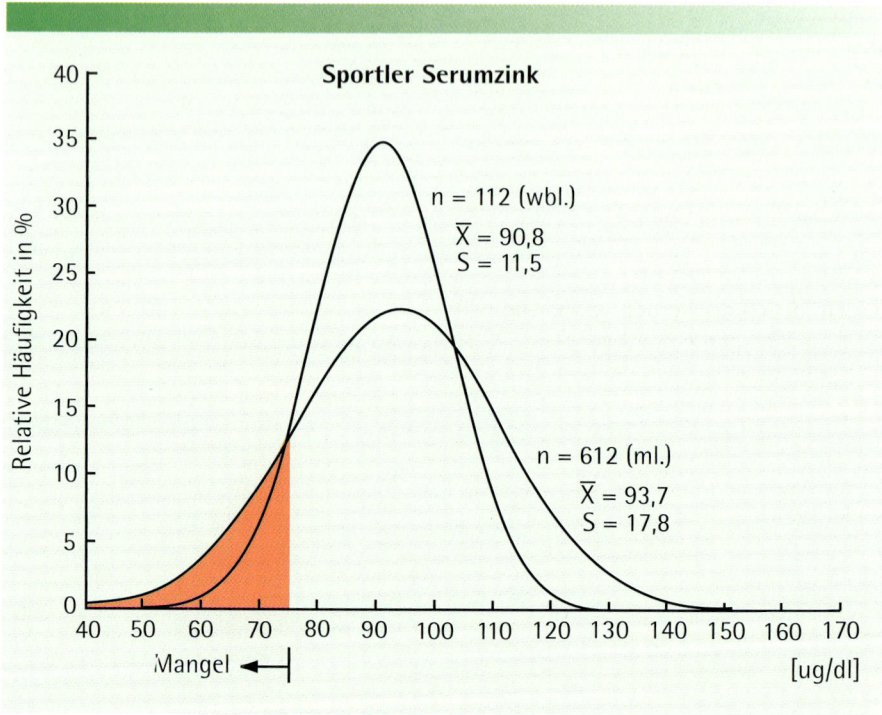

mens und einer deutlichen Leistungsverbesserung kommt.

Kupfer ist im menschlichen Organismus in einer Menge von ca. 150 mg enthalten. 2–5 mg werden täglich aufgenommen. Kupfer ist Bestandteil wichtiger Enzyme und spielt bei der Blutbildung eine bedeutsame Rolle. Kupfermangel, der ausgesprochen selten auftritt, führt zu Blutarmut.

Zink kommt in der Leber, in der Muskulatur und im Knochen vor. Es hat eine wichtige Funktion bei der Aktivierung von Enzymen und als zellulärer Oxidationsschutz. Zinkmangel führt zu Wachstumsstörungen, Appetitlosigkeit und Hautveränderungen und geht auch mit einer Leistungseinbuße einher. In jüngster Zeit wurde erkannt, daß Zinkmangel zu einer Abwehrschwäche gegenüber Infekten führt, was bei Sporttreibenden aufgrund einer erhöhten Infektanfälligkeit beachtet werden muß. Daher ist es wichtig, einen Zinkmangel zu erkennen und durch zinkhaltige Lebensmittel auszugleichen.

Hohe Belastungen im Sport gehen mit einer vermehrten Urinausscheidung von Zink einher. Da hoher Trainingseinsatz und zusätzlicher Wettkampfstress zu einer möglichen Verarmung des Körpers an Zink führen können, muß für eine ausgeglichene Zinkbilanzierung Sorge getragen werden.

Die besondere Rolle des Spurenelements Zink liegt in seinen vielseitigen physikochemischen Eigenschaften und der hohen zellulären Verfügbarkeit und Beteiligung an lebenswichtigen Vorgängen. So werden ca. 200 Enzyme im menschlichen Organismus durch Zink in ihrer Aktivität und Substratbindung beeinflußt. Zusätzlich kann Zink zur Stabilisierung der Enzymstruktur beitragen und so deren Resistenz gegen Temperatur- und ph-Veränderungen erhöhen.

Zink spielt außerdem eine wesentliche Rolle im Protein- und Hormonstoffwechsel und beeinflußt auch die Immunkompetenz, da es auf die Reifung sowie über Wachstumsfaktoren, auf die T-Lymphozyten und natürlichen Killerzellen wirkt. Zink kann auch Zellbestandteile gegen oxidative Schäden schützen und zusätzlich in Konkurrenz zu Eisen und Kupfer die schädigende Wirkung von freien Radikalen reduzieren.

Bei der engen Korrelation zwischen Gesamtenergiezufuhr und der Zufuhr einzelner Nährstoffe liegt bei kritischer Energiebilanzierung nicht nur im Leistungssport die Aufnahme für Zink oftmals unterhalb des empfohlenen Tagesbedarfs. Die Ernährungsempfehlungen von 15 mg/Tag wird mit der üblichen Mischkost für viele Sportler nicht erreicht. Auch für unterschiedliche Bevölkerungsgruppen liegt die tägliche Zinkaufnahme selten über 12 mg, sondern eher um

10 mg. Dabei kann die Zinkzufuhr durch eine entsprechende Mischkost wesentlich gefördert werden. Bei gezielter Auswahl von zinkreichen Lebensmitteln (z. B. Hülsenfrüchten, Nüssen, Haferflocken, Vollkornbrotsorten, rotem Fleisch, Eigelb, Fisch, Käse, Muscheln, Krabben) können durchaus Tageszufuhren von mehr als 12 mg erreicht werden, während bei einseitiger Kost und ungünstiger Lebensmittelauswahl langfristig eine chronische Zink-Mangelsituation vorstellbar ist. Selten wird bedacht, daß Fisch sehr reichhaltig an Zink ist und regelmäßiger Fischgenuß einer Mangelsituation entgegenwirkt. Die Zufuhr an Zink erscheint somit gemessen an dem Bedarf nicht nur bei Sporttreibenden marginal und bedarf der erhöhten Aufmerksamkeit, insbesondere bei Menschen, die hohen Anforderungen und Stress im Beruf und Sport ausgesetzt sind.

Mangan kommt ebenfalls nur in sehr geringen Mengen im Organismus vor. Der Gesamtbestand liegt bei 10–30 mg. Die Ausscheidung erfolgt vornehmlich über den Darm. Mangelerscheinungen führen zu Wachstumsstörungen und hemmen den Kohlenhydrat- und Fettabbau, wodurch Nachteile für die Leistungsfähigkeit entstehen können.

Fluor, in geringen Mengen der Nahrung beigefügt, verhindert das Auftreten von Zahnkaries. Darüber hinaus wird Fluor bei Osteoporose eingesetzt, da es in den Knochen eingebaut wird und eine Verfestigung des Knochens bewirkt. Über 90 % des Fluorbestandes sind in Knochen und den Zähnen enthalten. In höheren Dosen hat Fluor starke toxische Wirkungen und führt zu neurologischen Erkrankungen.

Jod ist ein wichtiges Spurenelement, wovon der menschliche Organismus zwar nur ca. 10 mg enthält und der größte Teil in der Schilddrüse angereichert wird. Es wird in die Schilddrüsenhormone eingebaut. Bei Jodmangel vermag die Schilddrüse nicht genügend Hormone zu bilden, was mit erheblichen Funktionsstörungen und einer Minderung der Leistungsfähigkeit des Organismus verbunden ist. Beim wachsenden Organismus kommt es zu Wachstumsstörungen und zur Behinderung der geistigen und körperlichen Entfaltung. Schilddrüsenhormone fördern die muskuläre Leistungsfähigkeit und steigern den Energiestoffwechsel. Eine gute Empfehlung zur Jodversorgung sind zwei Seefischgerichte pro Woche.

Selen ist in den letzten Jahren häufig hervorgehoben worden, weil es, wie das Vitamin E, Sauerstoffradikale im Gewebe abfangen kann und dadurch einen Schutz vor krebsartigen Entwicklungen gewähren soll. Ob dieser Mechanismus für den Menschen Bedeutung hat, ist bisher nicht belegt. Selenmangel führt zu Leber- und Muskelfunktionsstörungen und hat besonders negative Auswirkungen für das Herz. Eine zu hohe Selenzufuhr bewirkt ebenfalls schwere Funktionsstörungen der Muskulatur, weshalb Selenpräparate nur begründet und in niedriger Dosierung verabreicht werden dürfen.

Kobalt hat eine zentrale Stellung im Vitamin B_{12} und somit eine wichtige Funktion für die Blutbildung. Kobalt wird eine Anregung der Blutbildung zugeschrieben. In hohen Dosen konkurriert Kobalt intrazellulär mit Kalzium und kann zu schweren Störungen der Muskulatur, insbesondere des Herzens, und zu Herzversagen führen.

Zusammenfassend läßt sich sagen, daß eine Reihe von Spurenelementen zum Teil nur in wenigen Milligramm im Organismus vorhanden sind, aber dennoch lebensnotwendige Vorgänge steuern. Die wesentlichen Eigenschaften von Spurenelementen sind nur zum Teil bekannt; dabei darf aber nicht vergessen werden, daß nicht erwähnte Spurenelemente wie *Chrom, Vanadium, Molybdän* u. a. ebenfalls lebenswichtig sind. Da der Organismus nur sehr geringe Mengen davon benötigt und diese offensichtlich in der Nahrung stets ausreichend vorhanden sind, ist ihr Wirkmecha-

nismus bisher kaum erforscht. Aufgrund der in den letzten Jahren erheblich verbesserten Meßtechnik ist anzunehmen, daß wir über die Spurenelemente in Zukunft noch vieles erfahren werden.

Essentielle Amino- und Fettsäuren

Der menschliche Organismus ist nicht in der Lage, alle Aminosäuren selbst zu synthetisieren. Mit der Nahrung müssen daher verschiedene Aminosäuren zugeführt werden, die als *essentielle Aminosäuren* bezeichnet werden. Die Zahl der essentiellen Aminosäuren, die in ausreichendem Maß in der Nahrung enthalten sein müssen, liegt bei zehn (Abb. S. 60). Arginin und Histidin werden auch als teilessentielle Aminosäuren bezeichnet, da deren Bildung häufig nicht ausreichend ist und sie dann zugeführt werden müssen.

Fehlt eine dieser essentiellen Aminosäuren, kommt es zu den Erscheinungen des Eiweißmangels, der zunächst zu Funktionsstörungen und schließlich zu Erkrankungen führt. Die essentiellen Aminosäuren sind zum Teil wichtige Ausgangsprodukte für die Synthese von Hormonen und Enzymen. Der Gehalt an essentiellen Aminosäuren bestimmt den biologischen Wert des Eiweißes. Daher wird die biologische Wertigkeit des Eiweißes auch aus dem Verhältnis von essentiellen zu nichtessentiellen Aminosäuren abgelesen. Das Eiweiß mit der höchsten biologischen Wertigkeit entstammt dem Vollei, gefolgt von Milch, Fisch und Fleisch. Durch Mischung verschiedener Proteine, z. B. aus Ei und Kartoffeln, kann die biologische Wertigkeit über die des Volleis hinaus gesteigert werden.

In der Nahrung müssen auch bestimmte Fettsäuren enthalten sein, die vom Organismus nicht hergestellt werden können, aber für viele Funktionsabläufe unbedingt notwendig sind. Sie werden als *essentielle Fettsäuren,* früher auch als Vitamin F, bezeichnet. Das Fehlen dieser essentiellen Fettsäuren, primär der Linol- und Linolensäure, führt zu Wachstumsstörungen und Hautveränderungen. Die Linolsäure ist der Hauptvertreter der essentiellen Fettsäuren und die Vorstufe für die Arachidonsäure, die in der Nahrung ebenfalls enthalten ist. Sie wird über Pflanzenöle (Sonnenblume, Distel, hochwertiger Raps) dem Organismus in ausreichender Menge zugeführt. Mangelsituationen bewirken Zellschäden insbesondere in der Leber, da verschiedene Stoffwechselvorgänge nicht mehr gewährleistet sind. Die essentiellen Fettsäuren dienen dem Aufbau der Prostaglandine, die hormonähnliche Wirkung haben und in fast allen Organen steuernd eingreifen. Über ihren Einbau in die Membranen der Zellen und der im Blut zirkulierenden Fettpartikel nehmen sie auch Einfluß auf den Cholesterinstoffwechsel.

Die vermehrte Zufuhr von essentiellen Fettsäuren aus sogenannten Kaltwasserfischen (Eskimodiät) kann erhöhte Blutfettwerte deutlich senken und dadurch das Risiko für arteriosklerotische Gefäßveränderungen mit nachfolgenden Durchblutungsstörungen bis hin zum Herzinfarkt vermindern.

Genußmittel

Genußmittel sind aus der heutigen Ernährung nicht mehr wegzudenken. Sie haben eine lange Geschichte und große Tradition. Seit Tausenden von Jahren ist der Mensch bemüht, die Speisen in ihrem Geschmack zu verfeinern und zu verbessern. Er bedient sich dabei einer Vielzahl von Gewürzen. Es handelt sich um Stoffe, die den Geschmack der Speisen verändern können, in der Regel jedoch keinen Nährwert, d. h. keine Kalorien haben. So stammen die Gewürze, die heute für die Verfeinerung der Speisen verwendet werden, aus vielen Ländern der Erde und enthalten unterschiedliche Substanzen, die häufig durch einen unverwechselbaren Geruch oder Geschmack ausgewiesen sind.

In den Pflanzen und Pflanzenbestandteilen, die zum Würzen eingesetzt werden, sind vor allen Dingen Säuren, ätherische Öle und zum Teil nicht näher bezeichnete Stoffe enthalten. Die bekanntesten Genußsäuren sind Fruchtsäure, Zitronensäure, Weinsäure oder Essigsäure, letztere als Essig bekannt. Die verschiedenen Fruchtsäuren geben dem Obst seinen charakteristischen Geschmack. Die in Gewürzen und Pflanzenteilen, wie Wurzeln, Blättern, Blüten und Samen, enthaltenen ätherischen Öle sind leicht flüchtig, in Wasser kaum, in Alkohol gut löslich und verdampfen beim Erhitzen. Durch Erhitzen werden sie nicht selten zerstört, so daß viele Gewürze erst nach dem Kochen verwendet werden sollten.

Als Gewürze werden Teile von Wurzeln, Blättern, Blüten und Samen frisch oder getrocknet, gepreßt, geschnitten oder zerrieben verwendet, wie z.B. Meerrettich, Schnittlauch, Zwiebeln, Petersilie, Majoran, Kapern, Nelken, Paprika, Pfeffer. In der folgenden Tabelle sind die bekanntesten Gewürze zusammengestellt, die ganz

Anis (Pimpinelia anisum): Ägypten, Kleinasien, östliche Mittelmeerinseln, fast überall in der Welt in wärmeren Landstrichen, vor allem in Spanien und Mexiko. Verwendung der Früchte: Gebäck, Bonbons, Spirituosen.

Basilikum (Ocimum basilicum): Indien und Iran, Mittelmeerländer. Verwendung der Blätter: Suppen, Fleischgerichte, Tomatenpaste.

Beifuß (Artemisia vulgaris): Balkanländer, Italien, Frankreich. Verwendung der Blätter und der Rispen mit noch geschlossenen Knospen: Suppen, Fleisch und Gemüsegerichte.

Bohnenkraut (Satureja hortensis): Mittel- und Südeuropa. Verwendung: Bohnen- und Linsengerichte, Rohgemüse, Gurkensalat.

Borretsch (Borage officinalis): Mitteleuropa. Verwendung der frischen Blätter und Blüten: Gurkensalat, Saucen.

Chillies (Capsicum frutescens): Westindien, Mexiko, Südamerika, Kalifornien, Westafrika, Ostindien. Verwendung der Schoten: Fleischgerichte und Saucen, eingelegte Gurken und Heringe; Bestandteil von Chili powder.

Curry powder: Gemisch vieler Gewürze, unterschiedlich in Art und Menge der Einzelbestandteile (Kardamom, Kurcuma, Zimt, Ingwer, Koriander, Kümmel, Muskatblüte, Nelken und Pfeffer, manchmal auch noch Chillies, Muskatnuß, Paprika, Piment und Rosmarin). Verwendung: Reisgerichte.

Zusammenstellung der wichtigsten Gewürze (nach Berg)

109

Dill (Hanethum graveolens): Europa, Indien. Verwendung der getrockneten Früchte: Suppen, Salate, Fleisch- und Fischgerichte, Wurst.

Dost (Origanum vulgare): Europa. Verwendung der Blätter: Tomatengerichte und Salate, Pizza, Braten.

Estragon (Artemisia tracunculus): Südeuropa. Verwendung der jungen Triebe: Salate, Fleischgerichte, Saucen.

Fenchel (Foeniculum vulgare): Europa, Indien. Verwendung der getrockneten Früchte: Suppen, Saucen, Fischgerichte.

Galgant (Alpinia officinarum): China. Verwendung des getrockneten Wurzelstocks: Reis, Spirituosen.

Gewürznelken (Caryophyllus aromaticus): Ostindische Inseln (Molukken), Madagaskar, Sansibar, Antillen. Verwendung der getrockneten Knospen: Fleischgerichte, Saucen, Obstsuppen, Kompotte, Süßspeisen, Wein, Spirituosen.

Ingwer (Zingiber officinale): Südliches Asien, Süd- und Mittelamerika, Afrika. Verwendung des Rhizoms: Fleischspeisen, Kompott, Gebäck, Früchte, kandiert und in Sirup eingelegt, Spirituosen, Ingwerbier.

Kardamom (Elettaria Cardamomum): Indien, Mittelamerika. Verwendung der getrockneten Früchte: Gebäck, Wurstwaren, Saucen, Spirituosen.

Kerbel (Anthriscus cerefolium): Südrußland. Verwendung der Blätter: Suppen, Fleischgerichte.

Knoblauch (Allium sativum): Innerasien, Europa, Ägypten. Verwendung der Knollen: Wurst, Salat.

Koriander (Coriandrumsativum): Mittelmeergebiet, ganz Europa. Verwendung der Samen: Gebäck, Wurstwaren.

Kümmel (Carum Carvi): Mittelmeerländer, Europa bis zur nördlichen Baumgrenze, vor allem Niederlande. Verwendung der Samen: Kartoffel- und Gemüsegerichte, Sauerkraut, Brot und anderes Gebäck, Käse, Wurst, Quark, Spirituosen.

Kurkuma (Curcuma longa, Gelbwurz, gelber Ingwer): Südasien, besonders

Bezirk von Madras und Bengalen, Jamaika, Haiti, Peru. Verwendung der Wurzeln: Reisgerichte.

Liebstöckel (Levisticum officinale): Mittel- und Südeuropa. Verwendung der Blätter: Suppen, Saucen, Ragouts.

Lorbeer (Laurus nobilis): Mittelmeerländer, Europa bis Schottland und Irland. Verwendung der Blätter: Suppen, Gemüse, Kartoffelgerichte, Fleisch- und Fischgerichte, Marinaden, eingelegte Gurken und Heringe, Weinessig.

Majoran (Origanum majorana): Mitteldeutschland, Nordafrika, Frankreich, USA. Verwendung der getrockneten Blätter: Fleischgerichte, Wurst, Saucen.

Minze (Grüne Minze Mentha spicata; Pfefferminze = Mentha piperita): Europa, Asien. Verwendung der getrockneten Blätter: Fleisch- und Fischgerichte.

Muskatnuß und Muskatblüte (Myristica fragrans): Ostindische Inseln, Westindien. Verwendung der Samen: Fleischspeisen, Saucen, Suppen, Gemüse, Reis. Mace ist die fleischige Haut um die Muskatnuß.

Paprika (Capsicum annuum): Nordamerika, Spanien, Ungarn, Tschechoslowakei, Ostafrika. Verwendung der Schoten: Fleisch-, Geflügel-, Fischgerichte, Suppen, Saucen.

Petersilie (Petroselinum crispum): Südeuropa. Verwendung der Blätter: Suppengrün, Fleisch- und Fischgerichte.

Pfeffer (Piper nigrum): Ostindien, Laos, Thailand. Verwendung der Früchte: Fleischgerichte, Wurstwaren, Saucen, Marinaden, Suppen, eingelegte Gurken und Heringe.

Piment (Piment officinalis, Nelkenpfeffer, all spice): Mittel- und Südamerika, vor allem Jamaika. Verwendung der Früchte ähnlich wie Pfeffer.

Rosmarin (Rosmarinus officinalis): Mittel- und Südeuropa. Verwendung der getrockneten Blätter: Fleischgerichte, Suppen und Saucen.

Safran (Crocus sativus): Mittelmeerländer. Verwendung der getrockneten Stigmen: Geflügelgerichte und Gebäck.

Salbei (Salvia officinalis): Europa. Verwendung der getrockneten Blätter: Fleischgerichte und Salate.

Sellerie (Apium graveolens): Südeuropa, Indien, Frankreich. Verwendung der Samen: Saucen, Salate, Suppen, Gemüse.

Senf (Sinapis alba): Vorderasien, Europa bis an die Grenzen des gemäßigten Klimas. Verwendung der Samen: Fischgerichte, Saucen, Marinaden, Wurstwaren, eingelegte Heringe und Gurken. Zur Herstellung von Senfgewürz Vermahlung der Samen von weißem Senf (Sinapis alba) mit Samen des schwarzen Senfs (Brassica nigra) unter Zusatz von Gewürzen, Salz und Essig.

Thymian (Thymus vulgaris): Deutschland, Italien, Frankreich. Verwendung der getrockneten Blätter wie Majoran.

Wacholder (Juniperus communis): Nördliches und mittleres Europa. Verwendung der Früchte: Wildgerichte, Saucen, Sauerkraut, Spirituosen.

Zwiebel (Allium cepa): Vorderasien, Europa, Nordafrika. Verwendung als gehackte Zwiebel, Zwiebelpulver, Zwiebelsalz, Zwiebelflocken oder geröstete Zwiebel.

unterschiedlichen Ländern und Pflanzen entstammen. Dies macht zugleich deutlich, in welchem Ausmaß unsere heutigen Speisen durch fern gelegene Länder beeinflußt werden.

Als Würzstoff muß auch das ursprünglich als Konservierungsmittel genutzte Kochsalz erwähnt werden, das als Nährstoff bereits vorausgehend beschrieben wurde. In vielen Lebensmitteln ist Kochsalz enthalten. Durch das Hinzufügen von Salz, das im wesentlichen aus Meerwasser, salzhaltigen Binnenseen oder aus unterirdischen Vorkommen gewonnen wird, wird der Geschmack der Speisen charakteristisch verändert. Leider ist es zur Gewohnheit geworden, daß den Speisen zuviel Salz beigemengt und der Tagesbedarf damit weit überschritten wird, worin eine Ursache für die deutliche Zunahme des Bluthochdrucks zu sehen ist. Daher sollte das Kochsalz beim Würzen der Speisen zurückhaltend verwendet und nach Möglichkeit durch andere Gewürze, die keine nachteiligen Wirkungen auf die Gesundheit haben, ersetzt werden. Zur Deckung des Jodbedarfs empfiehlt sich die ausschließliche Verwendung von jodiertem Speisesalz. Auch der Verzehr von mit Jodsalz hergestelltem Brot, von Backwaren und Wurst tragen dazu bei, die Versorgung mit diesem wichtigen Spurenelement zu verbessern und häufigen Jod-Mangelerkrankungen (vergrößerte Schilddrüse) vorzubeugen.

Manche Getränke haben ausschließlich Genußwert und enthalten keine Stoffe, die für die Ernährung notwendig sind; teils sind in ihnen auch Energieträger und Wirkstoffe enthalten. Als besonderes Beispiel können alkoholische Getränke angeführt werden. Ein Glas Wein vermag den Genuß des Essens zu steigern, und ein erlesenes Mahl ist ohne ausgewählte, den einzelnen Speisen zugeordnete Weine kaum denkbar.

Wein und andere alkoholische Getränke wie Cognac, Calvados, Grand Marnier, Sherry, Portwein, Obstwässer o. a. können Speisen, Saucen, Salaten oder Kuchen beigegeben werden und vermögen den Wohlgeschmack zusätzlich zu verbessern und die Eigenart der Speisen durch ihr Aroma zu erhöhen, dennoch gelten die auf S. 73 ff genannten Einschränkungen.

Zu den seit langem bekannten und am meisten verbreiteten Genußmitteln zählen Kaffee und Tee. Durch das Rösten der Kaffeebohnen erhält der Kaffee das für ihn typische Aroma und seine Farbe. Die im Kaffee enthaltenen ätherischen Öle bestimmen den Geschmack und den Duft. Kaffee wird in verschiedenen Aufbereitungsformen angeboten, wobei die bekanntesten Formen als Kaffee mit und ohne Milch und Zucker, Mokka, Espresso, Capuccino oder mit dem Zusatz alkoholischer Getränke als »Irish Coffee« genossen werden. Auch wird Kaffee für die Zubereitung von Kuchen, Pudding oder Süßspeisen genutzt und gibt somit den verschiedenen Speisen ihren charakteristischen Geschmack.

Kaffee wird bevorzugt wegen des in ihm enthaltenen Wirkstoffs, dem Koffein, getrunken, das die Müdigkeit zu beseitigen, die Denkfähigkeit zu erhöhen und die geistige Aufnahmefähigkeit zu steigern vermag. Von manchen Menschen wird Kaffee ungern abends getrunken, da das Ein- und Durchschlafen gestört wird. Um denjenigen, die Koffein schlecht vertragen, den Kaffeegenuß nicht zu versagen, wird schon seit langem geschmacklich vollwertiger Kaffee angeboten, dem das Koffein entzogen worden ist und dadurch keine unerwünschten Rückwirkungen auf den Wachheitszustand und das Herz-Kreislauf-System entstehen.

Durch verschiedene Verfahren können auch andere Begleitsubstanzen des Kaffees, wie Wachse und Säuren, die zu Unverträglichkeiten insbesondere im Magen-Darm-Bereich führen können, entfernt werden, so daß auch Magenkranke auf Kaffeegenuß nicht vollkommen zu verzichten brauchen.

In der Regel hat Kaffee keine negativen Auswirkungen auf die Gesundheit. Die gelegentlich geäußerte Behauptung, daß der Blutdruck ungünstig beeinflußt wird, ließ sich nicht bestätigen. In jüngster Zeit wurde jedoch darauf hingewiesen, daß bei entsprechender Veranlagung durch *übermäßigen* Kaffeegenuß der Cholesterinspiegel im Blut und damit das Gefäßrisiko erhöht werden könne.

Tee wird durch Aufguß getrockneter Blätter des Teestrauchs mit kochendem Wasser hergestellt. Neben dem grünen Tee ist der schwarze Tee am verbreitetsten, der durch schwaches Erhitzen, Fermentation und Rösten der Blätter gewonnen wird. Durch Zusatz von aromahaltigen Blättern und Früchten, wie Jasmin und Orangen, kann eine Verfeinerung von Geschmack und Duft erzielt werden. Der grüne oder schwarze Tee wird nicht nur wegen seines feinen Aromas, sondern auch wegen des darin enthaltenen Koffeins getrunken, das auch als Teein bezeichnet wird, und ebenfalls eine anregende Wirkung auf Gehirn und Kreislauf hat.

Von vielen wird Tee besser vertragen, was auf die enthaltene Gerbsäure zurückgeführt wird; die Gerbsäure bindet das Koffein, verändert seine Löslichkeit und Aufnahme und verursacht eine andersartige, anregende Wirkung.

Da im Tee keine Begleitsubstanzen enthalten sind, die Unverträglichkeiten im Magen-Darmbereich bewirken, werden wegen der besseren

Bekömmlichkeit nicht selten Kaffeetrinker zu Teetrinkern.

Außer dem grünen oder schwarzen Tee gibt es noch eine Vielzahl von anderen Teearten, die kein Koffein enthalten, jedoch durch ein besonderes Aroma (Obsttee) und häufig auch durch eine gesundheitsfördernde oder heilende Wirkung ausgezeichnet sind. Solche Teearten sind Kamillentee, Pfefferminztee, Misteltee usw, die in ihrer vielfältigen, insbesondere heilenden Wirkung hier nicht abgehandelt werden können.

Im Sport wird die anregende Wirkung des im Kaffee und Tee enthaltenen Koffeins gerne genutzt, wodurch der Wachzustand erhöht, die Reaktionsbereitschaft verbessert und die Herz-Kreislauf-Leistung gefördert wird. Auch wird der Funktionszustand der Muskulatur verbessert. Da Kaffee und Tee so volkstümliche Getränke sind, mit denen dem Organismus täglich Koffein zugeführt wird, bestanden keine Bedenken gegen den Genuß von Kaffee oder Tee vor oder während eines Wettkampfes, zumal gesundheitliche Schäden durch die Einnahme von Koffein nicht bekannt sind. Weil sich jedoch in jüngster Zeit leider immer mehr Fehlentwicklungen zeigten und Koffein in Tablettenform in großen Mengen zur Leistungssteigerung eingenommen wurde, wurden im Rahmen der Dopingbestimmungen Höchstgrenzwerte für die Koffeinausscheidung im Urin (mehr als 12 Mikrogramm/ml Urin) festgesetzt. Da die Aufnahme, der Abbau und die Ausscheidung von Koffein vom Alter, Geschlecht, der Menge des täglichen Kaffeegenusses und von genetischen Voraussetzungen abhängig ist, können hier auch keine allgemeingültigen Grenzwerte angesetzt werden.

Während der eine Sportler nach mehreren Tassen Kaffee vor einem Wettkampf negativ ist, ist der andere bei weniger Kaffeegenuß positiv und wird wegen Doping gesperrt. Wegen dieser Unwägbarkeiten sollte Koffein von der Dopingliste gestrichen werden oder wiederholt kontrolliert werden, ob sich dieser Befund bestätigt.

Kakao wird aus den mandelförmigen Samen des Kakaobaums gewonnen. Die Kakaobohne besteht zu mehr als der Hälfte aus Fett, ferner aus Eiweiß, Stärke, Gerbstoffen und auch zu einem geringen Anteil aus Koffein. Aus der Kakaobohne wird das Kakaopulver hergestellt, das das Ausgangsmaterial für Schokolade und Kakaobutter ist. Es können daraus verschiedenartige kakaohaltige Getränke hergestellt werden. Kakao wird nicht nur für Getränke, sondern auch für Kuchen, Pudding und andere Speisen verwendet.

Fast allen Genußmitteln ist eigen, daß sie zu einer geschmacklichen Verbesserung von Speisen und Getränken führen, oder aber durch ihren Eigengeschmack allein als Getränk dienen und daß ihr Inhalt an Energieträgern, Minerastoffen oder Vitaminen, aufgrund der vorhandenen minimalen Mengen, für die Gesamtbilanzierung der Nährstoffe nicht ins Gewicht fallen.

Leistungsfördernde Substanzen

Seit uralter Zeit sind Drogen und Genußmittel bekannt, die teils auch heilende Wirkung haben. Ohne pharmazeutisches Wissen und ohne systematische Kenntnis der Zusammenhänge haben die primitiven Menschen alle vorhandenen koffeinhaltigen Pflanzen entdeckt. Viel mehr noch, unter den 800 000 Pflanzenarten auf der ganzen Welt haben sie die 60 Pflanzen, die Rauschgift enthalten, herausgefunden und in verschiedener Weise genutzt, um teils das Alltagsempfinden samt Willen und Denken und damit das Bewußtsein zu verändern, teils, um in einem mystischen Zustand der Euphorie kultische Handlungen zu vollziehen. Diese Drogen, später zum großen Teil chemisch hergestellt, sind Bestandteil unseres Arzneischatzes geworden, von denen viele eine heilende und leistungsfördernde Wirkung haben, andere jedoch die Gefahr der Abhängigkeit, der Sucht, in sich bergen.

Durch die Heilkraft, die den verschiedenen Wirkstoffen in Pflan-

115

zen und Kräutern eigen ist, vermögen sie Krankheitssymptome zu lindern und die Leistungsfähigkeit des Kranken zu bessern. Es sei hierbei nur an den roten Fingerhut (Digitalis) erinnert, dessen Wirkstoff auch heute noch zu den wertvollsten und wirksamsten Mitteln in der Behandlung von Herzkrankheiten zählt.

Es gibt auch eine Reihe von Substanzen in der Natur, die sich fördernd auf die geistige und körperliche Leistungsfähigkeit beim Gesunden auswirken können. In diesem Zusammenhang wurde bereits Koffein erwähnt. Eine sehr bekannte Substanz ist das Ephedrin, das in den Blättern des Katstrauches enthalten ist. Es wird berichtet, daß im Jemen die Blätter des Katstrauches von Botengängern gekaut wurden, um die Laufleistung deutlich zu verbessern. Die Eingeborenen hatten bereits früh erkannt, daß es durch Kauen der Katstrauchblätter oder durch den Genuß von Teeaufbereitungen zu einem Wohlgestimmtsein, einer positiven Einstellung zu den gestellten Aufgaben, zur Erhöhung der Ausdauer, zur Erhaltung des Wachzustandes und zur Verbesserung der geistigen Beweglichkeit komme. Das im Katstrauch enthaltene Ephedrin und eine Reihe von ähnlichen pharmakologischen Wirkstoffen wurden schließlich synthetisch hergestellt und später unter dem Begriff der »Weckamine bzw. Amphetamine « zusammengefaßt.

Die Gruppe der Weckamine kann man als die klassischen leistungsfördernden Medikamente bezeichnen. Sie haben vorübergehend auch im Sport eine Rolle gespielt. Durch die Tatsache, daß die Leistungsfähigkeit des Organismus auf Kosten der Reserven, die sonst willentlich nicht abrufbar sind, gesteigert wird, kam es oftmals zu einer Überschreitung der physiologischen Leistungsgrenzen, so daß nach der Einnahme von Weckaminen im Sport eine Reihe von Todesfällen beobachtet wurden. Schon seit jeher war die Einnahme von unphysiologischen Wirkstoffen zur Verbesserung sportlicher Leistungsfähigkeit nicht erlaubt, doch erst durch die Dopingkontrollen konnte die Einnahme dieser Substanzen wirksam unterbunden werden. Seit der Einführung der *Dopingkontrollen* ist kein Zusammenbruch, geschweige denn ein Todesfall als Folge der Einnahmen von Weckaminen mehr aufgetreten. Eine Reihe von anderen anregenden Substanzen haben vorübergehend im Sport eine Rolle gespielt, wie Cardiazol, Coramin, Strychnin u. a.. Sie sind jedoch zwischenzeitlich ohne Bedeutung, zumal eine echte Leistungsverbesserung nicht nachgewiesen werden konnte.

Um das Doping zu unterbinden, wurden verschiedene Definitionen aufgestellt, die zum Teil nicht klar genug waren. Der Deutsche

Sportbund hatte eine praktikable Definition erlassen, die sich mittlerweile bewährt hat und den internationalen Deklarationen Rechnung trägt.

Die Definition des Deutschen Sportbundes lautet:

1. Doping ist der Versuch einer unphysiologischen Steigerung der Leistungsfähigkeit des Sportlers durch Anwendung (Einnahme, Injektion oder Verabreichung) einer Dopingsubstanz durch den Sportler oder eine Bezugsperson, z.B. Mannschaftsleiter, Trainer, Betreuer, Arzt, Pfleger oder Masseur, vor einem Wettkampf oder während eines Wettkampfes und für die anabolen Hormone auch im Training.

2. Dopingsubstanzen im Sinne dieser Richtlinien sind insbesondere Phenylethylaminderivate (Weckamine, Ephedrine, Adrenalinderivate), Narkotika (Morphine, Heroin), Analeptika (Kampher, Strychninderivate), anabole Hormone (Testosteron) u.a..

Um Klarheit bezüglich der einzelnen leistungssteigernden Pharmaka zu haben, wurden von den Ländern, den internationalen Verbänden oder der Medizinischen Kommission des Internationalen Olympischen Komitees Dopinglisten erstellt, die weitgehend miteinander übereinstimmen. Darin werden die Wirkstoffgruppen und die chemischen Kurzbezeichnungen aufgeführt, wobei betont wird, daß diese Liste stets erweitert werden kann, was auch in dem Ausdruck »und anderer verwandter Verbindungen« deutlich wird.

In letzter Zeit wurden noch Betablocker und auch Diuretika untersagt. Erstere sind nur bei Schützen verboten, bei denen eine Leistungsverbesserung im Gegensatz zu anderen Sportarten möglich ist. Diuretika (harntreibende Medikamente) wurden auf die Dopingliste gesetzt, weil in jüngster Zeit mit diesen Mitteln versucht wurde, den Urin wesentlich zu verdünnen und damit den Dopingnachweis zu erschweren. Ferner soll damit unterbunden werden, daß Athleten, die in Gewichtsklassen starten (Gewichtheber, Ringer, Boxer, Judoka) vor dem Wettkampf das Körpergewicht reduzieren, um in einer niedrigeren Klasse antreten zu können. Diese harntreibenden Mittel führen durch den starken Wasserverlust zu einer Austrocknung des Körpers (Exsiccose). Es ist nicht entschieden, ob das »Gewichtmachen« mit Diuretika nachträglich gesundheitliche Auswirkungen hat. In den meisten Fällen ist der Leistungsverlust durch die Gewichtsreduktion mit Diuretika größer als der Vorteil in einer niedrigeren Klasse antreten zu können.

Die Einnahme von Alkohol wurde bei Schützen verboten. Alkoholische Getränke waren seit langem beim Schießen als »Zielwasser« beliebt. Nachdem jedoch bei den Olympischen Spielen in Mexiko und später auch bei Weltmeisterschaften im modernen Fünfkampf Teilnehmer so betrunken waren, daß sie nach den Schießwettkämpfen wirr in der Gegend herumschossen, wurde für Schützen Alkohol auf die Dopingliste gesetzt. Bei Koffein dürfen bestimmte Grenzwerte (12 µg/ml Urin) nicht überschritten werden. Der Genuß von einer Tasse Kaffee führt nicht zu einem positiven Befund. Bei manchen Sportarten mit Ausdauercharakter (Radfahren) waren mit Koffeintabletten so hohe Dosen eingenommen worden, daß die Gefahr gesundheitlicher Schädigung bestand. Aus diesem Grund wurde dieser Mißbrauch bei Dopingkontrollen geahndet und die Einnahme von Koffein begrenzt.

Die Kortikoide sind gleichfalls untersagt, da sie von einigen Sportlern in völliger Unkenntnis ihrer vielfältigen Wirkungen in höheren Dosen angewendet und in der Folgezeit gehäuft Infekte, bis zu Lungenentzündungen, beobachtet wurden.

Die Aufnahme von Wirkstoffen in die Dopingliste, ganz gleich, ob sie synthetisch hergestellt werden oder ob sie in der Natur vorhanden sind, hat mehrere Gründe:

1. Die pharmakologischen Substanzen können, insbesondere in hohen Dosierungen, die Gesundheit gefährden.

2. Bei einer vermuteten oder nachgewiesenen Leistungssteigerung wird das Fairplay im Sport wesentlich verletzt.

Somit sind ethische Gesichtspunkte aus ärztlicher *und* sportlicher Sicht, vor allem aber die Gesundheitsgefährdung mit möglichen schweren Schädigungen wesentliche Gründe, das Doping zu unterbinden.*

*Umfassende Darstellung in »Doping« Bundesinstitut für Sportwissenschaft, Köln, 1998

Wasserhaushalt

Eigenschaften, Verteilung und Funktion des Wassers

Wasser ist nach Sauerstoff das Wichtigste und ist für die Erhaltung des Lebens unentbehrlich. Wasser ist farb- und geruchlos und ohne ausgeprägten Eigengeschmack. Dennoch ist Trinkwasser in seiner Beschaffenheit und in seinem Geschmack voneinander abweichend. Dies beruht vor allen Dingen darauf, daß unterschiedliche Anteile von Mineralien im Trinkwasser vorhanden sind. Durch das Versickern des Wassers in unterschiedlichen Bodenschichten werden Mineralien gelöst, die auch die Härte des Wassers bestimmen. Die Härte des Wassers ist vornehmlich abhängig von dem Anteil der gelösten Kalzium- und Magnesiumsalze. Hartes Wasser schmeckt angenehmer, ist jedoch zum Waschen weniger geeignet. Natürliches *Mineralwasser* enthält mehr als 1 g gelöster Salze. Die unterschiedliche Zusammensetzung von Mineralien und Kohlensäure bestimmt Geschmack, Bekömmlichkeit und Wirkung dieses Wassers.

Der menschliche Organismus besteht zu über 60 % aus Wasser. Mit zunehmendem Alter nimmt der Anteil des Wassers im menschlichen Körper ab. Im Körperwasser sind die Nährstoffe und Spurenelemente gelöst. Manche, nicht wasserlösliche Nährstoffe, wie z. B. die Fette, müssen an Transportpartikel (Lipoproteine) gebunden werden, damit sie im Wasser befördert werden können. Mit Wasser als Vermittler werden die Nähr- und Mikronährstoffe zu den einzelnen Organen befördert. Auch in der Zelle erfolgt der Austausch von Stoffen über das Zellwasser.

Die Zusammensetzung und die Menge des Körperwassers unterliegt vielfältigen Einflüssen. Wesentliche Bedeutung für die Wasserverteilung haben die Elektrolyte, insbesondere Natrium und Kalium. Über die Niere erfolgt die Regulation des Wasservolumens und der Mineralstoffe. Wasser dient nicht nur als Lösungsmittel, in dem sich viele Transportfunktionen vollziehen, sondern auch der Regulation des Wärmehaushaltes.

Wasserverlust und Wasserbedarf

Der Flüssigkeitshaushalt des Menschen wird bei der Ernährung häufig zu wenig beachtet und die Beziehung zu körperlichen Belastungen vernachlässigt. Der Organismus ist auf eine stete Wasserzufuhr angewiesen. Im Durchschnitt scheidet die Niere pro Tag 1–1,5 l aus. Ist die Flüssigkeitszufuhr eingeschränkt, wird die Harnmenge vermindert. Werden große Mengen getrunken, verhindert die Niere eine Überwässerung und scheidet vermehrt Flüssigkeit mit dem

Harn aus. Darüber hinaus werden normalerweise mit der Atmung 0,5 l pro Tag abgegeben.

Bei körperlichen Belastungen wird entsprechend der gesteigerten Atmung vermehrt Wasser über die Lungen verdampft. Bei drei Stunden intensivem körperlichen Training wird die tägliche Verdunstung über die Lunge verdoppelt. Die Verdunstung über die Haut entspricht normaler-

weise mit 0,5 l der Wassermenge, die auch mit der Atmung abgegeben wird. Bei starken, mehrstündigen körperlichen Belastungen, insbesondere unter heißen Witterungsbedingungen, kann der Flüssigkeitsverlust über den Schweiß mehr als 5 l betragen.

Durch die Schweißbildung und der damit gegebenen Möglichkeit, daß das Wasser auf der Haut verdunsten kann, wird dem Körper Wärme

Bei Marathonläufern entsteht erheblicher Flüssigkeitsverlust durch den Schweiß, der in Abhängigkeit von der Temperatur und dem Körpergewicht mehr als 5 l betragen kann

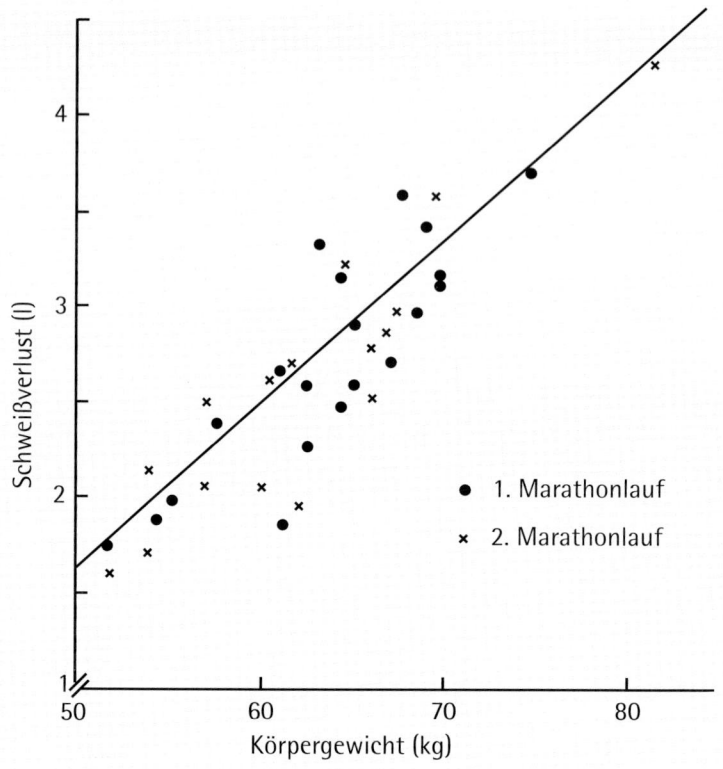

entzogen und so verhindert, daß die Körpertemperatur zu schnell ansteigt, bzw. Grenzwerte von 42 °C überschritten werden. Würde dem Organismus durch Schwitzen die Wärmeregulation nicht ermöglicht, dann würde z. B. bei einem Marathonlauf der Wärmehaushalt zusammenbrechen, da die Körpertemperatur am Ende eines Marathonlaufs mehr als 60 °C erreichen könnte. Der Flüssigkeitsverlust durch den Schweiß muß schnell ausgeglichen werden, weil es sonst zu einer Leistungseinbuße kommt, die teils durch eine Einschränkung der Wärmeregulation, teils durch die Eindickung des Blutes bedingt zu einem erschwerten Stoffaustausch zwischen Blutbahn und Gewebe führt.

Bei einem Flüssigkeitsverlust ab ca. 3 % des Körpergewichts, in jedem Falle jedoch von 5 % des Körpergewichts, kommt es zu einer Leistungseinschränkung. Für die Praxis bedeutet dies, daß ein 70 kg schwerer Mensch bei einem Flüssigkeitsverlust von 3 % 2,1 l verloren hat und bei fehlendem Flüssigkeitsausgleich die Leistungsminderung einsetzt. Nimmt der Flüssigkeitsverlust weiter zu und erreicht 5 % des Körpergewichts, entsprechend 3,5 l Wasser, dann ist die Leistungsfähigkeit unweigerlich vermindert. – Der Wasserverlust mit dem Stuhl ist mit 100 ml gering und kann vernachlässigt werden. Es muß jedoch bedacht werden, daß bei Durch-

fällen täglich mehrere Liter an Flüssigkeit verlorengehen können und der Organismus schnell ein Wasserdefizit erleiden kann.

Außer bei der Atmung werden nie reines Wasser, sondern mit Schweiß und Urin auch Elektrolyte ausgeschieden, die ausgeglichen werden müssen. Dies gilt insbesondere für Magnesium, Kalium, Kochsalz und in geringem Maß auch für Zink (s. Seite 102). Bei einem Flüssigkeitsersatz muß deshalb der Ersatz dieser Mineralstoffe mit bedacht werden. Bei den Getränken soll stets darauf geachtet werden, daß die verlorengegangenen Mineralstoffe adäquat enthalten sind. Es ist wichtig zu wissen, daß die Zusammensetzung des Schweißes bzw. der Anteil der einzelnen Mineralstoffe anders ist als im Blut. So ist der Anteil an Magnesium im Schweiß fünfmal höher als im Blutserum und der von Kalium nahezu verdoppelt, während Kochsalz vermindert ausgeschieden und somit eingespart wird (Abb. S. 102). Daher ist es in der Regel nicht notwendig, daß beim Flüssigkeitsersatz noch auf eine zusätzliche Zufuhr von Kochsalz geachtet wird, zumal wir ohnehin mit der Nahrung zuviel Kochsalz zu uns nehmen. Brot, Käse, Wurst, Fleisch und anderen Lebensmitteln werden nicht geringe Mengen an Kochsalz zugesetzt. Der Tagesbedarf von 5 g Kochsalz wird in der Regel um das Doppelte und Dreifache überschritten. Wenn man bedenkt, daß der Flüssigkeitsverlust durch den Schweiß stets stärker ausgeprägt ist als der Kochsalzverlust, wird verständlich, daß eine zusätzliche Kochsalzzufuhr mit Getränken nur dann erforderlich ist, wenn täglich mehrere Liter Schweiß gebildet werden und mit der Nahrung gleichzeitig nur wenig Kochsalz zugeführt wird.

Der Wasserbedarf des Organismus wird in der Regel durch Trinken ausgeglichen, zumal der Durst eine wesentliche Steuergröße für einen ausgeglichenen Wasserhaushalt darstellt. Normalerweise liegt die tägliche Trinkmenge bei 1–1,5 l. Über die Nahrungsmittel werden noch einmal 0,5–1 l zugeführt, da in den Speisen wie Kartoffeln, Gemüse, Obst und Fleisch auch ein hoher Anteil an Wasser enthalten ist. Beim Abbau der Nährstoffe entstehen als Endprodukte *Wasser* und Kohlensäure. Man kann davon ausgehen, daß bei 100 kcal etwa 10 ml Oxidationswasser entstehen, d. h. bei einer durchschnittlichen Ernährung von 2000–3000 kcal fallen 200–300 ml Wasser an.

Bei körperlichen Belastungen wird der Flüssigkeitsverlust und der dadurch aufkommende Bedarf nicht selten unterschätzt. Wenn der tägliche Kalorienverbrauch durch Muskelarbeit auf das Doppelte ansteigt, steigt auch die Zufuhr an Wasser mit den Nährstoffen auf ca. 2 l, und das Oxidationswasser erreicht ca. 0,5 l.

Trotzdem reicht diese Wassermenge in der Regel nicht aus, um Schweißverluste auszugleichen. Wie erwähnt, können bei intensiven Belastungen wie Marathonlauf, Fußballspiel, Tennis u.a. bei heißer Witterung Flüssigkeitsverluste von mehr als 5 l auftreten. Diese Flüssigkeitsverluste müssen zum Teil noch *während* des Trainings bzw. des Wettkampfs ersetzt werden.

Daher kann durch Wiegen vor und nach dem Wettkampf und durch die Feststellung einer Gewichtsabnahme der echte Flüssigkeitsverlust nicht erkannt werden. Es muß zusätzlich die Trinkmenge während des Wettkampfs einbezogen werden. Würde während der Belastung nur Wasser ohne die wesentlichen Mineralstoffe zugeführt, käme es zu einer Verdünnung der im Organismus vorhandenen Mineralstoffe, was Krämpfe, Muskelschwäche und Verletzungen auslösen kann. Daher sollten der Trinkflüssigkeit die entsprechenden Mineralstoffe in der gleichen Konzentration, wie sie im Schweiß vorhanden sind, beigefügt werden.

Isotonische Getränke, die sehr beliebt sind, erfüllen diesen Zweck aber nicht, da sie sich an der Zusammensetzung des Blutes und nicht an dem Verlust durch den Schweiß orientieren und somit dem Körper zuwenig Mineralstoffe zuführen. Dennoch wird damit Wasserverlust schnellstmöglich ersetzt.

Flüssigkeitsersatz durch geeignete Getränke

Getränke, die dem Flüssigkeitsersatz dienen und unter sportlichen oder auch beruflichen Gesichtspunkten zur Förderung oder Wiederherstellung des Leistungsvermögens eingesetzt werden, können, je nach Zielsetzung, in ihrer Zusammensetzung verändert und, ihren Bestandteilen entsprechend, in folgende Gruppen zusammengefaßt werden:

1. Wasser
2. Wasser versetzt mit Mineralstoffen
3. Wasser versetzt mit Vitaminen
4. Wasser versetzt mit Kohlenhydraten
5. Wasser in Kombination mit Kohlenhydraten und/oder Vitaminen und/oder Mineralstoffen

Am naheliegendsten ist der Flüssigkeitsersatz durch Trinkwasser; bevorzugt geeignet ist natürliches Mineralwasser, das aufgrund seiner Zusammensetzung teilweise als Heilwasser bezeichnet wird. Es liegt auf der Hand, daß nicht mit Wasser allein, eher mit etlichen natürlichen Mineralwässern der Flüssigkeitshaushalt im Gleichgewicht gehalten werden kann, wenn man bedenkt, welche Anforderungen durch den Sport zusätzlich gestellt werden. Entsprechend dem Bedarf können mit dem Wasser weitere notwendige Nährstoffe zugeführt werden. Beliebte Getränke zum Flüssigkeitsersatz sind auch Kaffee und Tee, jedoch werden damit weder Mineralstoffe noch andere essentielle Nährstoffe zugeführt.

Um den Flüssigkeitsverlust und zugleich den Bedarf an anderen Stoffen in physiologischer Weise auszugleichen, wurden viele Getränke, entsprechend dieser Unterteilung, mit unterschiedlicher Zusammensetzung erprobt. Viele davon können nicht über längere Zeit getrunken werden, da sie trotz vieler Geschmacksverbesserungen eintönig schmecken. Bei dem Bemühen für unterschiedliche Bedürfnisse optimale Getränke anbieten zu können, wird häufig vergessen, daß es eine Reihe von handelsüblichen Getränken gibt, die Mineralstoffe, Vitamine und/oder Energieträger enthalten. Erwähnt wurden bereits die natürlichen Mineralwässer, mit denen ein Teilbetrag zur Mineralzufuhr gewährleistet werden kann. In großer Auswahl und unterschiedlicher Zusammensetzung werden Frucht- und Gemüsesäfte hergestellt. Dazu zählen auch Getränke aus Molke, die mit Fruchtsäften oder Früchten in unterschiedlicher Weise geschmacklich abgestimmt werden können.

Wie dargelegt, sind Art und Umfang der körperlichen Betätigung sowie die Umgebungstemperatur für den erhöhten Flüssigkeitsverlust durch die Atmung und vor allem durch den

123

Schweiß maßgebend, wobei nicht unerhebliche Anteile an Mineralstoffen ausgeschieden werden. Die Niere hat die Fähigkeit, steuernd in den Mineralhaushalt einzugreifen und bei erhöhtem Verlust die Ausscheidung über den Urin zu vermindern. Wird die Mineralstoffzufuhr erhöht, kann die Niere durch eine vermehrte Ausscheidung das Gleichgewicht im Organismus wiederherstellen. Daher dürfen ohne Nachteil für den Organismus Wasser- und Mineralstoffzufuhr die Verluste deutlich übersteigen. Aus diesem Grund sollte auch die Zufuhr stets über dem Bedarf liegen, damit in jedem Fall ein Defizit vermieden wird.

Aus den vorausgehenden Darlegungen wird erkennbar, daß dem Organismus nicht nur *Wasser* zum Flüssigkeitsausgleich zugeführt werden darf, sondern daß ihm auch ausreichend Mineralsalze angeboten werden müssen. Es sollten daher Getränke ausgewählt werden, in denen in Ergänzung zur Nahrung die erforderlichen Mineralstoffe enthalten sind. Als Flüssigkeitsersatz in Kombination mit Mineralien haben sich Mineralgetränke bewährt, die in 0,5–1 l 300 mg Magnesium, 100 mg Kalium und 50 mg Kalzium enthalten. Eisen kann aus geschmacklichen Gründen Getränken nicht zugesetzt werden, vielmehr wurde eisenhaltigem Wasser das Eisen entzogen, da es auch zu unansehlichen Ausflockungen kommt.

Ein Eisendefizit sollte daher auf andere Weise ausgeglichen werden.

Natürliches Mineralwasser gleicht nicht nur den Wasser- und teils den Elektrolythaushalt aus, sondern führt dem Organismus zusätzlich noch wichtige Spurenelemente zu.

Durch den gesteigerten Energieumsatz bei körperlichen Belastungen besteht ein erhöhter *Vitaminbedarf,* der durch Vitaminverluste mit dem Schweiß noch vermehrt wird. Dieser erhöhte Vitaminbedarf sollte primär mit Frucht- und Gemüsesäften ausgeglichen werden.

Bewährt haben sich auch mit Vitaminen angereicherte Getränke, die in der Zusammensetzung den Bedürfnissen des Sporttreibenden genau angepaßt werden können. Es werden außer mit Mineralstoffen oder Vitaminen angereicherte Getränke auch Kombinationen angeboten, die beide Mikronährstoffgruppen enthalten.

Da einige Vitamine nicht stabil sind, sollten Vitamine den Getränken erst kurz vor ihrem Genuß beigegeben werden. Daher werden Gemische mit Vitaminen häufig in Beuteln oder Brausetabletten luftdicht verpackt und kurz vor ihrem Genuß aufgelöst, um ihre Zerstörung durch Sauerstoff, erhöhte Temperatur und Sonnenlicht zu vermeiden. Dies ist u. a. ein Grund dafür, warum meistens die Einnahme von Vitaminen in Form von Dragees oder Tabletten bevorzugt wird.

Eine zusätzliche Bedeutung kommt den Getränken zu, die *Energieträger* enthalten. Wie bereits dargelegt, sind alle psychophysischen Leistungen an energetische Abläufe und somit an einen Nährstoffverbrauch gebunden und müssen dem Bedarf entsprechend ersetzt werden. Die Energieträger, die am schnellsten und am wirkungsvollsten Energie bereitstellen können, sind die Kohlenhydrate, bei denen der Traubenzucker eine zentrale Funktion für Muskeln und Nerven hat. Daher ist es verständlich, daß Getränke angereichert mit Kohlenhydraten sich in vielfältiger Form bewährt haben.

Experimentelle Untersuchungen haben gezeigt, daß Getränke mit Traubenzucker oder Fruchtzucker allein durch den hohen Gehalt an Teilchen (Molekülen) eine starke wasserbindende (osmotische) Wirkung ausüben und daher keine so gute Verträglichkeit aufweisen. Aus diesem Grund wurden Gemische von Einfachzuckern (Fruktose = Fruchtzucker und Glukose = Traubenzucker) sowie aus Zweifachzuckern (Disaccharide = Haushaltszucker = Rübenzucker) und Mehrfachzuckern (Oligosaccharide bzw. Polysaccharide = Stärke) hergestellt, die sich im Wasser aufgelöst als Getränk mit schnell verfügbarer Energie sehr bewährt haben. Besonders verträglich und leistungsfördernd sind Mischungen von 10–20 % Einfach- oder Zweifachzuckern und

80–90 % Mehrfachzuckern (Abb. S. 73). Aus dem Magen in die Blutbahn gelangen nur die Einfachzucker, wie Frucht- und Traubenzucker. Daher werden bei derartigen Gemischen zunächst die Einfachzucker resorbiert. Dann werden die Zwei- und Mehrfachzucker in Einfachzucker gespalten, die dann ihrerseits ins Blut aufgenommen und zu den einzelnen Organen transportiert werden können.

Es hat sich als günstig erwiesen, den Energieträgern die notwendigen Mineralstoffe und Vitamine in ausgewogener Form beizufügen, so daß verschiedene Getränke hergestellt und angeboten werden, die den Bedürfnissen des Sporttreibenden bezüglich des Flüssigkeitshaushalts, des Vitamin- und Mineralstoffbedarfs und auch des Energieverbrauchs Rechnung tragen (Abb. S. 73). Dabei ist es vorteilhaft, wenn verschiedene Geschmacksrichtungen hergestellt werden, da diese Getränke bei Eintönigkeit schnell auf Ablehnung stoßen.

Außer den speziell für die Bedürfnisse unter starken körperlichen und mentalen Belastungen entsprechend zubereiteten Getränken mit Mineralstoffen, Vitaminen und Kohlenhydraten sind im Handel seit langem eine Reihe von Produkten erhältlich, die schwerpunktmäßig der einen oder anderen Gruppe zuzuordnen sind. Zu den Getränken, die Elektrolyte und Spurenelemente enthalten, sind, wie bereits erwähnt, verschiedene natürliche Mineralwässer zu zählen. Getränke aus Früchten oder Gemüse sind vitaminreich und enthalten zusätzlich Mineralstoffe und Spurenelemente. In vielen Fruchtsäften sind außer Vitaminen und Mineralstoffen auch Kohlenhydrate, meistens Trauben- und Fruchtzucker, enthalten. Hier sind Säfte aus Äpfeln, Birnen, Himbeeren, Trauben, Orangen zu nennen. Auch Mixgetränke, z. B. mit Milch, können als wertvolle Energie- sowie Vitamin- und Mineralquelle dienen.

Milch selbst ist ein wertvolles Getränk, das neben Kohlenhydraten auch Eiweiß und Mineralstoffe enthält. Um bei Milchgetränken die gleichzeitige Fettzufuhr in Grenzen zu halten, sollte bevorzugt entrahmte Frischmilch, deren Fettgehalt bei 1,5 % liegt, getrunken werden. Fettfrei ist die aus der Milch hergestellte Molke, die ebenfalls reich an Mineralstoffen und Eiweiß ist und, mit Früchten versetzt, auf geschmacklich angenehme Weise den Durst zu löschen vermag.

Säfte, die aus frischem Obst und auch aus Gemüse hergestellt werden, sind im Geschmack, in der Zusammensetzung der Nährstoffe und in ihrem Gesundheitswert allen anderen Getränken überlegen, da sie zusätzlich noch „sekundäre Pflanzenstoffe" enthalten, die z. T. für den Organismus wichtige Schutzfunktionen übernehmen (s. Seite 129 ff.). Seit

langem ist das Malzbier wegen seines hohen Nährwertes bekannt, da es reich an verschiedenen Zuckerarten ist und zugleich wertvolle Elektrolyte sowie Vitamine, vornehmlich den Vitamin-B-Komplex, enthält. Neuerdings wird auch alkoholfreies Bier angeboten, das sich ebenfalls durch den Gehalt an Kohlenhydraten, Vitaminen und Mineralien auszeichnet und zum Ausgleich des Flüssigkeitsbedarfs vorzüglich geeignet ist. Die erwähnten Getränke sind wegen ihres angenehmen Geschmacks und ihrer guten Bekömmlichkeit sehr beliebt. Auch im Bier bzw. Malzbier sind „sekundäre Pflanzenstoffe" enthalten, deren hoher Gesundheitswert erst in den letzten Jahren mehr und mehr erkannt wurde. Getränke, die viel Kohlensäure enthalten, sollten unmittelbar *vor* oder *während* des Wettkampfes und Trainings nicht genossen werden, da die Freisetzung der Kohlensäure im Magen während körperlichen Belastungen als unangenehm empfunden werden kann. Diese Getränke sind für die Zeiten nach dem Wettkampf oder in trainingsfreien Phasen zu bevorzugen.

In letzter Zeit wurde wiederholt hervorgehoben, daß Fruchtzucker (Fruktose) in Energiegetränken Vorzüge biete, da er verlangsamt resorbiert werde und über die Leber verzögert, aber gleichmäßig zu Traubenzucker umgewandelt und ins Blut abgegeben werde. Dadurch würden

Muskulatur, Herz und Nervensystem sowie die anderen Organe gleichmäßig mit Traubenzucker versorgt. Ein weiterer Vorteil bestünde darin, daß bei der Einnahme von Fruchtzucker eine weniger starke Insulinausschüttung erfolge. Vor dem Wettkampf kann eine niedrigere Insulinfreisetzung als günstig angesehen werden, da weniger Zucker in Speicherform abgelagert wird. *Nach* körperlichen Belastungen kann die Insulinherabsetzung jedoch nicht als vorteilhaft bezeichnet werden, da mittels des Insulins der Zucker jetzt schneller in die Zellen eingeschleust wird und Glykogen schneller regeneriert werden kann. Ferner wird die gute Verträglichkeit des Fruchtzuckers hervorgehoben; dies gilt aber nur dann, wenn wenig Fruchtzucker (bis zu 6 g/100 ml) in den Getränken enthalten ist.

Aus eigenen Versuchen ist bekannt, daß bei höherem Fruchtzuckeranteil in den Getränken durch die hohe, osmotische Wirkung die Bekömmlichkeit gestört wird. Hinweise, daß Fruchtzucker eine bessere Wirkung auf die Leistungsfähigkeit habe als andere Kohlenhydrate, sind bisher nicht belegt.

Der Rübenzucker hat als Zweifachzucker gegenüber den Einfachzuckern wie Trauben- oder Fruchtzucker den Vorteil, daß er, bestehend aus 50 % Traubenzucker und 50 % Fruchtzucker, einen gleichmäßigeren Blutzuckerspiegel gewährleistet, da nach der Resorption des Traubenzuckers schnell ein Anstieg erreicht wird, der durch die Umwandlung von Fruchtzucker zu Traubenzucker in der Leber längere Zeit aufrechterhalten werden kann.

Gesundheitsfördernde Nahrungsbestandteile

Neben den klassischen Nährstoffen nehmen die früher zu Unrecht als überflüssig angesehenen Ballaststoffe und die zum Teil sogar als schädlich („antinutritiv") bezeichneten sekundären Pflanzeninhaltsstoffe eine Sonderstellung ein. Man kann sagen, daß die Phytochemicals – so die internationale Fachbezeichnung – zur Zeit eine ähnliche „Karriere" machen wie vor vielen Jahren die Ballaststoffe.

Ballaststoffe

Als Ballaststoffe werden nicht verdaubare Anteile in der Nahrung bezeichnet, die vorwiegend in Getreide, Früchten, Blättern, Wurzeln und Gemüse enthalten sind. Sie sind jedoch kein „überflüssiger Ballast" und stören oder behindern nicht die Verdauung. Die Ballaststoffe, auch „Rohfasern" genannt, bestehen zum größten Teil aus Zellulose, also unverdaubaren Kohlenhydraten. Ferner enthalten die Ballaststoffe Pektin und Lignin. Insgesamt handelt es sich meistens um polymere (vernetzte) Substanzen.

In der menschlichenErnährung schwanken die Ballaststoffe sehr. Sie zeigen Unterschiede auch innerhalb eines Nahrungsmittels. Um die Jahrhundertwende betrug der Verzehr an Ballaststoffen 60–80 g pro Tag. Zwischenzeitlich ist es zu einer deutlichen Ballaststoffabnahme in unserer Ernährung gekommen. Derzeit erreicht der Ballaststoffanteil in unserer Ernährung im Durchschnitt weniger als 20 g.

Im wesentlichen ist dies auf den Rückgang von Getreide, Kartoffeln und Gemüse in der Ernährung zurückzuführen. Als *unterer* Richtwert werden 30 g täglich genannt.

Ballaststoffe haben eine große physiologische Bedeutung, die früher nicht beachtet wurde. Daher wurden sie in der Nahrung vielfach entfernt, um den Darm zu entlasten. Ein Beispiel sind die Mehle, die mit niedrigeren Ausmahlungsgraden zunehmend ballaststoffärmer wurden. Zwischenzeitlich weiß man, daß sie für die Darmtätigkeit wichtig sind, auch wenn sie dem Körper keine Energie liefern.

Ballaststoffe binden im Darm Wasser, quellen auf und vergrößern die Füllmenge des Darms. Dadurch regulieren sie die Darmtätigkeit und verkürzen die Passagezeit der Nahrungsmittel durch den Magen-Darmtrakt. Ballaststoffe haben auch Einfluß auf die Gallensäuren, da diese an die Ballaststoffe gebunden und somit ausgeschieden werden. Da Gallensäuren aus Cholesterin gebildet werden, wird durch die Ausscheidung der Cholesterinspiegel gesenkt. Zusätzlich binden Ballaststoffe im Magen-Darm-Bereich auch Cholesterin.

Diese Effekte werden zwischenzeitig therapeutisch genutzt z. B.

durch besondere Haferkleiegemische, die sehr reich an Ballaststoffen sind. Auch andere Fremdstoffe, die die Darmtätigkeit stören können, können durch Ballaststoffe gebunden werden. So vermag Weizenkleie mit einem hohen Anteil an Ballaststoffen bei Verstopfung die Passagezeit zu verkürzen, hingegen bei Durchfallerkrankungen zu normalisieren.

Seit einigen Jahren wird vermutet, daß der Mangel an Ballaststoffen in der Ernährung eine Rolle spielt bei der Zunahme des Darmkrebses. Man nimmt an, daß durch den geringen Anteil an Ballaststoffen die Nährstoffe und schädigende Substanzen länger im Darm verweilen und es zusätzlich zu einer veränderten Verteilung und Berührung mit den Darmwänden und den übrigen Nährstoffen, insbesondere Fetten und Gallensäuren kommt.

Ein wesentlicher Ballaststofflieferant sind Getreide und die daraus hergestellten Vollkornprodukte, woraus ableitbar ist, daß vor allem durch eine Steigerung des Getreideanteils in unserer Ernährung die Rohfaseraufnahme erhöht wird. Daneben haben Hülsenfrüchte einen hohen Gehalt an Faserstoffen, während der Ballaststoffgehalt von Obst, Kartoffeln und Gemüse im allgemeinen überschätzt wird.

Mit einer ausgewogenen Kost sollten genügend Ballaststoffe zugeführt werden und nicht durch Tabletten und Ballaststoffkonzentrate eine falsche Ernährung kompensiert werden.

Wer reichlich Vollkornprodukte, Gemüse, Obst sowie gelegentlich Hülsenfruchtgerichte verzehrt, braucht sich um eine ausreichende Ballaststoffaufnahme keine Sorgen zu machen.

Sekundäre Pflanzenschutzstoffe

Mit dem Begriff Phytoprotectants = Pflanzenschutzstoffe wird ihre Wirkung und Bedeutung besser beschrieben als mit der neutralen Bezeichnung sekundäre Pflanzenstoffe (SPS). Dieses zur Zeit intensiv erforschte Gesundheitsplus von frischem Obst, Gemüse, Hülsenfrüchten und Vollkornprodukten ergänzt in idealer Weise die verschiedenen anderen Gesundheitsschutzfaktoren aus der Nahrung wie Ballaststoffe, einfach und mehrfach ungesättigte Fettsäuren sowie die antioxidativen Mikronährstoffe wie beispielsweise Vitamin E, Vitamin C und Selen.

Durch die Aufnahme von sekundären Pflanzenstoffen mit einer pflanzenbetonten Ernährung ist vor allem ein präventiver Gesundheitsvorteil verbunden. Sie schützen vor dem Stress durch freie Radikale, sind entzündungsmindernd und zugleich auch stimulierend für das Immunsy-

129

stem. Eine stabile Gesundheit ist wiederum Voraussetzung dafür, den Stand der Leistungsfähigkeit und Belastbarkeit zu erreichen, der insbesondere für den Leistungssport heute gefordert wird. In diesem Zusammenhang spielt vor allem die Unterstützung des Immunsystems durch die Ernährung eine wichtige Rolle.

Neben den antioxidativen Nährstoffen und sekundären Pflanzenschutzstoffen sind insbesondere Omega-3-Fettsäuren und Zink (beide aus sogenannten Kaltwasserfischen wie Makrele, Hering, Lachs, Sardine und Sprotte) wichtig. Besonders in der mediterranen Ernährung und in der japanischen Küche werden Gemüse und Fisch in idealer und schmackhafter Weise kombiniert.

Was sind eigentlich sekundäre Pflanzeninhaltsstoffe? Pflanzliche Lebensmittel enthalten in geringen Dosen zwischen 5000 und 10 000 verschiedene sekundäre Pflanzenstoffe, die ihnen u. a. als Farb- und Aromastoffe, Wachstumsregulatoren und Abwehrstoffe gegen Schädlinge und Krankheiten dienen. Bei normalen Verzehrgewohnheiten nehmen wir täglich etwa 1,5 g dieser Stoffe auf – Vegetarierer deutlich mehr.

Etwa 100 der SPS-Substanzen werden zur Zeit erforscht. Die größten Gruppen sind die farbigen Carotinoide (u. a. Beta-Carotin und Lykopin) sowie die Polyphenole (u.a. Flavonoide). Beide Gruppen kommen in grü-nen sowie gelbroten Gemüsen und Früchten vor und wirken antioxidativ, indem sie die Bildung und Schadwirkung freier Radikale in Schach halten.

Fazit: Genuß und Gesundheit sind eine Einheit beim Essen. Was Gemüse und Obst attraktiv und schmackhaft macht, sind sekundäre Pflanzenstoffe mit gesundheitsfördernden Eigenschaften. So gesehen sind auch Zitrusfrüchte und Paprika mehr als nur gute Vitamin-C-Quellen.

Neben der antioxidativen Wirkung der SPS sind nicht nur für Sportler folgende Schutzwirkungen von großem Interesse:
- Stärkung des Immunsystems (immunmodulatorische Wirkung)
- Schutz vor Infektionen mit Pilzen, Bakterien und Viren (antimikrobielle Wirkung).

Folgende SPS machen die Abwehrkräfte stark:

- Carotinoide
  in Obst und Gemüse
- Glucosinolate
  in Kohlarten (besonders Brokkoli, Grünkohl), Kresse, Meerrettich und Senf
- Sulfide
  in Knoblauch, Zwiebeln und Lauch
- Polyphenole (Flavonoide)
  in Gemüse, Früchten, grünem Tee
- Saponine
  in Hülsenfrüchten

Verzehrempfehlung: In Abwandlung des bekannten Apfelzitats: „One apple a day keeps the doctor away" fordern Ernährungsmediziner heute 5 Portionen Obst und Gemüse täglich – am besten nach dem Ampelfarben: rot, gelb, grün und möglichst frisch; täglich Vollkornprodukte und wöchentlich ein bis zwei Hülsenfruchtgerichte ergänzen das Spektrum sekundärer Pflanzenstoffe in Obst und Gemüse.

SPS – Sensibel wie Vitamine

Folgende „Spielregeln" gelten beim Einkauf und in der Küche:

● Saisongemüse und -früchte aus Freilandanbau bevorzugen und jahreszeitenabhängig mit Tiefkühlware ergänzen

● Mehr frisches Obst und Gemüse verzehren
● Pflanzliche Lebensmittel richtig lagern
● Bei der Zubereitung den Einfluß von Wasser, Wärme, Licht und Luftsauerstoff so gering wie möglich bzw. nötig halten (z. B. dünsten, garen im Wok)
● Gegarte Lebensmittel und Fertiggerichte mit frischen oder tiefgefrorenen Kräutern sowie mit frischem Gemüse und Sprossen (Keimlinge) aufwerten.

Diese Küchenempfehlungen sichern gleichzeitig den Erhalt von Vitaminen, Mineralstoffen und guten Geschmack der pflanzlichen Fitmacher.

Verhalten und Besonderheiten der Ernährung im Ausland

Die Rezepte der internationalen Fitnessküche sollen Ihnen Appetit auf ausländische Gerichte machen, die Sie nicht nur in entsprechenden Restaurants finden, sondern auch zu Hause zubereiten können. Die Ernährung im Ausland bedarf jedoch bei meist kurzfristigem Aufenthalt einer besonderen Beachtung, da in manchen Ländern andere Nahrungsmittel und zum Teil auch ungewohnte Gewürze und andersartige Zubereitungsformen üblich sind.

Übrigens: Auch auf Reisen ist das über den Tag verteilte Essen und Trinken in Form von kleinen Portionen die beste Empfehlung, um Leistungseinbußen durch Zeitverschiebungen, Klimawechsel und Ernährungsumstellung vorzubeugen.

Was ist in den einzelnen Ländern zu beachten? Die Ernährung im Ausland verdient besondere Aufmerksamkeit, da in manchen Ländern andere Lebensmittel und z. T. kaum bekannte Gewürze und andersartige Zubereitungsformen üblich sind. Im europäischen Bereich sind besonders die mediterranen Länder zu nennen. Deutliche Unterschiede bestehen in Mittel- und Südamerika sowie in afrikanischen und asiatischen Ländern. Die ungewohnten Speisen und Gewürze können Unverträglichkeiten hervorrufen und dadurch das Wohlbefinden und auch das Leistungsvermögen beeinträchtigen. Häufig lösen die ungewohnten Speisen auch Durchfälle aus, ohne daß Hinweise für eine Infektion bestehen. Ratsam ist es, in anderen Ländern spontan Zurückhaltung gegenüber unbekannten oder ungewohnten Speisen zu üben und sich erst langsam an die fremdartige Kost zu gewöhnen.

Es ist natürlich naheliegend, daß man auf die Besonderheiten fremdländischer Gerichte nicht verzichten möchte, jedoch sollte dies überlegt und nicht ohne den Rat Ortskundiger erfolgen. Nicht selten steht daher der Neugierde, die fremden Speisen und Gewohnheiten kennenzulernen, und der Wahl zwischen den Spezialitäten des Landes und international allgemein anerkannten Gerichten die Angst entgegen, zu erkranken und unter erheblichen Befindlichkeitsstörungen zu leiden.

Im Ausland sollte beim Essen auf die Hygiene sehr geachtet werden. In verschiedenen Ländern, wie in Süd- und Mittelamerika und im asiatischen Bereich, besteht die Gefahr, daß die Speisen und Getränke Bakterien enthalten, die wir nicht gewohnt sind und auf die dann oftmals mit Magen-Darm-Beschwerden, insbesondere mit Durchfällen, reagiert wird. Sehr bekannt sind die Durchfälle, die in Mexiko viele Reisende quälen und als Rache Montezumas (der Name des letzten Aztekenkönigs) bezeichnet werden. Die Eingeborenen sind gegenüber diesen Bakterien meist immun, aber auch die heimische Bevölkerung kann gelegentlich erkranken, wenn sie in eine andere Gegend fährt und dort mit ungewohnten Keimen in Kontakt kommt. In diesen Ländern sollen Obst und Salate sorgfältig gereinigt und gewaschen werden. Auf Genuß von Leitungswasser ist zu verzichten, da es sehr häufig nicht keimfrei ist. Aus demselben Grund sollte darauf geachtet werden, daß kein Eis – aus Leitungswasser hergestellt – in Getränke gefüllt wird. Gegen verschiedene Keime sind Impfstoffe entwickelt worden, die als Kapseln eingenommen werden können und sich sehr bewährt haben. Sie erfassen in der Regel aber nicht alle Keime, die Durchfallerkrankungen verursachen können. Bei Reisen ins Ausland hat es sich bewährt, auf die Besonderheiten des Landes hinzuweisen und Empfehlungen auszusprechen. Als Beispiel seien die Empfehlungen für die deutschen Tennisspieler beim Aufenthalt anläßlich des Davis-Cup in Mexico-City genannt:

1. Die wesentliche Einschränkung der Leistungsfähigkeit erfolgt durch den Tatbestand, daß mit zunehmender *Höhe* die *Luftdichte* abnimmt und somit der *Sauerstoffteildruck* sich vermindert. Beim nichtangepaßten Menschen ist daher die Dauerleistungsfähigkeit in der Höhe von Mexico-City (2250 m) um ca. 10–12 % herabgesetzt, beim angepaßten Menschen nach 3 Wochen Aufenthalt noch um

5–6 % reduziert. Als Folge des geringen Sauerstoffdrucks in der Luft kommt es zu einer verstärkten Blutbildung, die Zahl der roten Blutkörperchen nimmt um ca. 15 % zu, wodurch die Sauerstofftransportfähigkeit des Blutes erhöht wird. Die *Zunahme der roten Blutkörperchen* ist nur möglich, wenn ausreichend Eisen in Verbindung mit Vitaminen zur Verfügung steht.

2. Wegen des geringen Sauerstoffgehalts der Luft muß die Atmung verstärkt werden. Dies führt dazu, daß es zu einer bedeutend stärkeren *Belastung der Atemwege* kommt. Verbunden mit der Verminderung des Wasserdampfes bei zunehmender Höhe, d. h. der trockener werdenden Luft, kommt es zu verstärkter Austrocknung und Reizung der Schleimhäute bei der Atmung, wodurch gehäuft Infekte auftreten (täglich gurgeln, bei Auftreten von Beschwerden sofort inhalieren). Der Flüssigkeitsverlust ist daher besonders durch zusätzliche sportliche Belastungen erhöht und erfordert zum Ausgleich entsprechende Trinkmengen.

3. In der Höhe von Mexico-City bestehen deutliche *Temperaturunterschiede* zwischen Tag und Nacht, was bei der schnellen Abkühlung am Abend und unsachgemäßer Kleidung rasch dazu führt, daß Erkältungskrankheiten auftreten.

133

4. Der *Luftwiderstand* in großer Höhe ist durch die geringe Luftdichte verringert, so daß die Fluggeschwindigkeit der Bälle um 5–10 % erhöht wird. Dies bedeutet, daß sowohl eine gezielte Einstellung auf die Fluggeschwindigkeit der eigenen Bälle als auch die des Gegners erfolgen muß. Für die höhere Ballgeschwindigkeit spielt die verringerte Erdanziehungskraft durch die größere Entfernung vom Erdmittelpunkt jedoch nur eine untergeordnete Rolle.

5. *Trainingsrückstände* können in der Höhe nicht ohne weiteres ausgeglichen werden. Daher müssen die Spieler in einem guten Trainingszustand in Mexico anreisen, da zusätzlich die Anpassung an die Höhe (Sauerstoffmangel) mit der veränderten Atmung, an die veränderte Fluggeschwindigkeit der Bälle und an die klimatischen Verhältnisse erfolgen muß.

6. Nicht nur im Hochland von Mexico, sondern auch in Asien, Südamerika und teils auch im Mittelmeerraum bekommen Reisende sehr häufig *Durchfallerkrankungen,* die durch bestimmte Keimarten und andersartige Speisen verursacht werden. Daher sind vorbeugende Maßnahmen dringend angezeigt, und zwar:

a) Impfung vor Beginn der Reise;
b) kein Genuß von Wasser, sondern nur von Getränken aus Mineralfla-

schen oder mit abgekochtem Wasser bereitet, kein Eis, Zähneputzen mit Mineralwasser, häufiges Händewaschen, keine Salate, frisches Obst mit Sprudelwasser waschen, äußerste Zurückhaltung bei unbekannten Speisen und Getränken.

Unsere Erfahrungen bei den Olympischen Spielen in Mexiko, Korea u. a., bei Davis-Begegnungen im Mittelmeerraum, in Indien und Süd- und Mittelamerika u. a. haben gezeigt, daß bei einer gezielten Prophylaxe mit entsprechenden hygienischen Maßnahmen die Durchfallerkrankungen weitgehend vermieden werden können. Trotzdem muß damit gerechnet werden, daß es noch bei ca. 10 % der Teilnehmer zu Durchfällen kommt.

Ohne Prophylaxe und Beachtung der hygienischen Vorschriften treten Durchfallerkrankungen in 50–60 % auf, also in einem sehr hohen Maße, was für die Betroffenen, auch bei kurzer Krankheitsdauer, sehr unangenehm ist. Tritt eine solche Durchfallerkrankung vor einem Wettkampf auf, ist eine Teilnahme meist nicht möglich. Aus diesem Grunde erhalten Sportler und Begleitpersonen, die ins Ausland reisen, wo besondere Verhältnisse vorliegen, spezielle Verhaltensregeln. Sportler und Betreuer, die sich streng an die Hinweise halten, erkranken selten an Durchfällen.

Kommt es trotzdem zu Durchfallerkrankungen, ist leichte Kost, die Zufuhr von genügend Flüssigkeit, z.B. in Form von Schwarztee und Mineralwasser, angezeigt. Darüber hinaus sind Medikamente von großem Nutzen, die den Darm ruhigstellen und dadurch die Durchfälle vermindern. Dies hat sich sehr bewährt. In der Regel beruhigt sich unter dieser Behandlung nach 2–3 Tagen die Darmtätigkeit wieder, und die Durchfälle klingen nach einigen Tagen ab. Auch nach einer Durchfallerkrankung ist es erforderlich, die Hygiene, vor allem die Regeln für eine ausgewählte Ernährung zu beachten, da im Kontakt mit neuen Keimarten immer wieder Durchfallerkrankungen auftreten können.

Hepatitis B zählt zu den häufigsten Infektionskrankheiten und ist wahrscheinlich die wesentliche Ursache für Lebererkrankungen. In verschiedenen mediterranen Ländern, insbesondere aber in Afrika und Südostasien, ist Hepatitis B weitaus stärker verbreitet als in Deutschland (Abb. S. 136). Bis zu 20 % der Bevölkerung sind in bestimmten Gegenden Virusträger, in Ländern wie zum Beispiel Korea erkranken über 90 % der Bevölkerung meist unbemerkt an einer Hepatitis-B-Infektion. Der Kontakt mit geringsten Mengen Blut oder anderen Körperflüssigkeiten eines Virusträgers kann zur Ansteckung führen. Die Hepatitis-B-Infektion führt teils zu einer Leberentzündung, die in einen chronischen Zustand übergehen kann, teils ist sie Ursache für die Ausbildung von Leberzirrhose und Leberkrebs. So sind in Korea Leberzirrhose und Leberkrebs zehnmal so häufig wie in Deutschland. Da es keine spezifische Therapie bei Hepatitis B gibt, ist ein sicherer Schutz nur durch die Impfung mit Hepatitis-B-Impfstoff möglich. Allgemein sollte Reisenden in mediterrane Länder sowie nach Südostasien, Mittel- und Südamerika und Afrika die Hepatitis-B-Impfung empfohlen werden, zumal keine oder kaum Beschwerden damit verbunden sind.

Auch bei Hepatitis A, an der häufig Reisende in fernen Ländern erkranken, hat sich die Impfung sehr bewährt. Die Hepatitis A verläuft kürzer und geht nicht in ein chronisches Stadium über, jedoch kann sie akut zu erheblichen Beschwerden führen. Durch eine Auffrischimpfung kann der Schutz gegen Hepatitiserkrankungen langfristig erhalten werden.

Wer sich im Herbst oder Winter auf Reisen begibt, sollte auch daran denken, daß eine sichere und nachhaltige Impfung gegen Grippe (Influenza) möglich ist, die vor einem nicht selten unangenehmen Verlauf der Grippe bewahren kann. Gerade Ältere, bei denen eine Grippe oft mit Komplikationen einhergeht, sollten im Herbst regelmäßig gegen In-

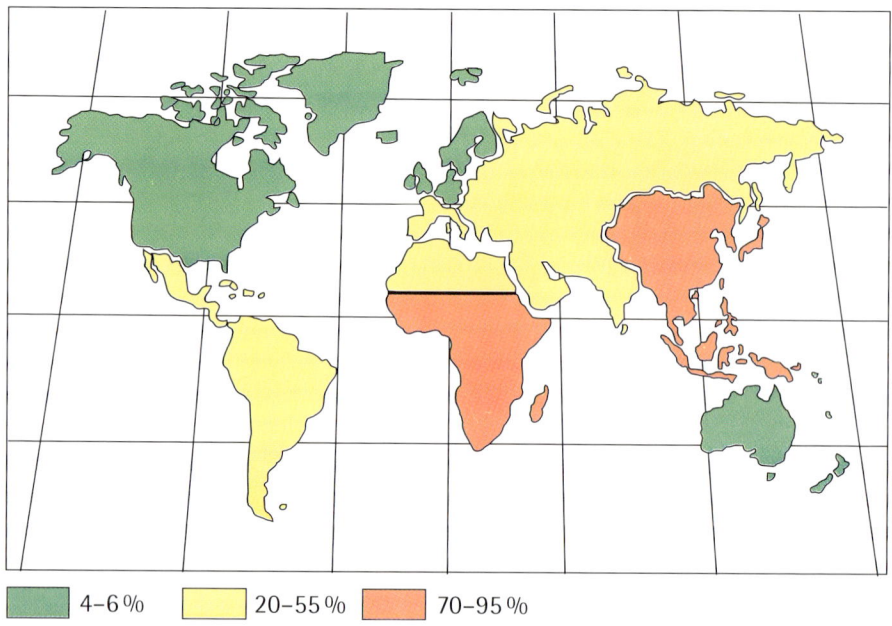

4–6%	20–55%	70–95%

Weltweite Verbreitung des Hepatitis-B-Virus

fluenza geimpft werden, insbesondere wenn längere Reisen geplant sind. Es ist zu bedenken, daß im Ausland durch Sprachschwierigkeiten und andere oder mangelnde diagnostische und therapeutische Vorgehensweisen erschwerte Bedingungen bestehen, die sich für die Behandlung sehr nachteilig auswirken können. Der Reisende sollte auch stets prüfen, ob das Land, in das er reisen möchte, keine Gefährdungen durch eine neu aufgetretene Epidemie in sich birgt. So traten vor einigen Jahren in Rußland gehäuft Diphtheriefälle auf, die eine schwere Bedrohung für den Nichtgeimpften darstellen. Aus diesem Grunde haben wir auch den zu Wettkämpfen reisenden Sportlern dringend zur *Diphtherieimpfung* geraten.

Bewertung verschiedener Nährstoffe und Kostformen

Der Mensch benötigt Nährstoffe für die unterschiedlichen Ernährungsaufgaben und verzehrt Lebensmittel in Form von Speisen und Getränken. Der Bedarf des menschlichen Organismus an den verschiedenen Nahrungsbestandteilen wird am besten durch eine ausgewogene Mischkost gedeckt.

Jede Einseitigkeit im Ernährungsfahrplan birgt dagegen die Gefahr einer Unterversorgung mit essentiellen Nährstoffen. Diese Mangelsituation kann sowohl bei einseitiger Fast-food-Ernährung als auch bei streng vegetarischer Kost oder rigorosen Schlankheitsdiäten gegeben sein.

Im Gegensatz zu Veganern, die auf jegliche tierische Nahrung verzichten und daher Probleme mit der lückenlosen Versorgung bestimmter Mineralstoffe wie Calcium, Eisen, Zink und Selen sowie der Vitamine B_{12}, B_2 und D bekommen können, sind Ovolaktovegetarier, die zusätzlich Milch und Milchprodukte sowie Eier verzehren, besser dran. In jedem Fall erfordert die Einhaltung von vegetarischen Kostformen grundlegende Kenntnisse über die Zusammensetzung und Zusammenstellung der Nahrungsmittel, damit Mangelerscheinungen vermieden werden. Eisen aus pflanzlichen Lebensmitteln wird durch gleichzeitiges Vorhandensein von Vitamin C besser resorbiert. Die Aminosäuren aus Getreiden und Hülsenfrüchten können sich zu hochwertigen Mischungen ergänzen. Dennoch sind in der Ernährung von Leistungssportlern zumindest Milch und fettarme Milchprodukte sinnvoll, und eine Ergänzung im wöchentlichen Speiseplan durch ein bis zwei Fleisch- oder Fischmahlzeiten ist anzuraten.

Und was Trennkostvorschriften beim Essen betrifft, so muß klar gesagt werden, daß eine ernährungsphysiologische Notwendigkeit dafür nicht besteht. Nicht nur Sportler haben zu prüfen, ob eine – wie auch immer geartete – alternative Ernährungsempfehlung praktikabel, alltagstauglich und von Nutzen ist.

Bei Reduktionsdiäten ist es am vernünftigsten, den Fettgehalt der Alltagskost einzuschränken. Fett ist der Nährstoff, der – als idealer Energiespeicher von der Natur vorgesehen – am leichtesten bei einer energetischen Überernährung zu Übergewicht in Form vermehrter Depotfettbildung führt. Statt einer pauschalen Kalorienbeschränkung ist also eine fettarme Ernährung mit einem genügend hohen Kohlenhydrat- und Proteinanteil das richtige Ernährungskonzept für Fitness und schlanke Linie.

Auch aus gesundheitlicher Sicht ist eine Senkung der gegenwärtig zu hohen Fettzufuhr (ca. 40 Kalorienprozent) auf 25–30% der wichtigste Schritt zur Vorbeugung vieler ernährungsabhängiger Stoffwechselerkrankungen – allen voran das sogenannte Wohlstandssyndrom (Metabolisches Syndrom). So gesehen ist es erfreulich, daß die guten Erfahrungen, die Sportler aller Disziplinen mit einer kohlenhydratbetonten Fitness-Ernährung gemacht haben, entscheidend dazu beigetragen haben, den guten Ruf der Kohlenhydrate als Fitmacher wiederherzustellen und ihr schlechtes Image als Dickmacher abzubauen. Speisepläne, die reich an komplexen Kohlenhydraten (Stärke und Ballaststoffen) sind, haben zudem ein großes Nahrungsvolumen, eine gute Sättigungswirkung und eine hohe Nährstoffdichte von für die Leistung und Gesunderhaltung wichtigen essentiellen Nährstoffen.

Es ist selbstverständlich, daß bei einer Reduktionskost ausreichend getrunken werden muß, damit die Nieren die vermehrt anfallenden sauren Fettabbauprodukte ausscheiden können. Mindestens 2 l Trinkflüssigkeit (Wasser, Mineralwasser, verdünnte Säfte, Tee, Buttermilch) sind Pflicht.

Die beste Schlankheitsdiät ist bekanntlich die, von der die wenigsten wieder abspringen. Deshalb soll bereits in der Abnehmphase schon gelernt werden, was man auf Dauer essen kann und wie man seine Nahrung fettarm, vitaminschonend und schmackhaft zubereiten kann. Die Rezepte der internationalen Fitnessküche (ab Seite 181 ff.) helfen Ihnen dabei, auf den richtigen Geschmack zu kommen.

Alle Ernährungsempfehlungen müssen ganz konkrete Lebensmittelempfehlungen sein.

Was sich Ernährungswissenschaftler unter einer ausgewogenen Kost vorstellen, läßt sich am besten mit dem Ernährungskreis der Deutschen Gesellschaft für Ernährung vermitteln.

Ein erster Blick auf den Ernährungskreis macht deutlich, daß nicht alle Gruppen gleich gewichtet werden. Das breite Fundament einer kohlenhydratbetonten Fitness-Ernährung stellen die pflanzlichen Lebensmittel dar ergänzt durch tierische Produkte. Die Mengenverhältnisse auf dem Speiseplan sollten sich also deutlich in Richtung mehr Brot, Kartoffeln, Gemüse und Obst verschieben. Dickere Scheiben Brot werden dünner = fettärmer belegt. Kartoffeln, Reis oder Nudeln sind zusammen mit Gemüse längst nicht mehr Beilagen sondern Hauptbestandteile einer Mahlzeit.

Wie lassen sich die Empfehlungen des Ernährungskreises konkret umsetzen?

Die unterschiedlich großen Segmente des Ernährungskreises entsprechen in etwa folgenden Lebensmittelmengen, die zur Deckung des Energie- und Nährstoffbedarfs eines Erwachsenen benötigt werden, der ca. 2200–2400 kcal bzw. 9000–10 000 kJ umsetzt.

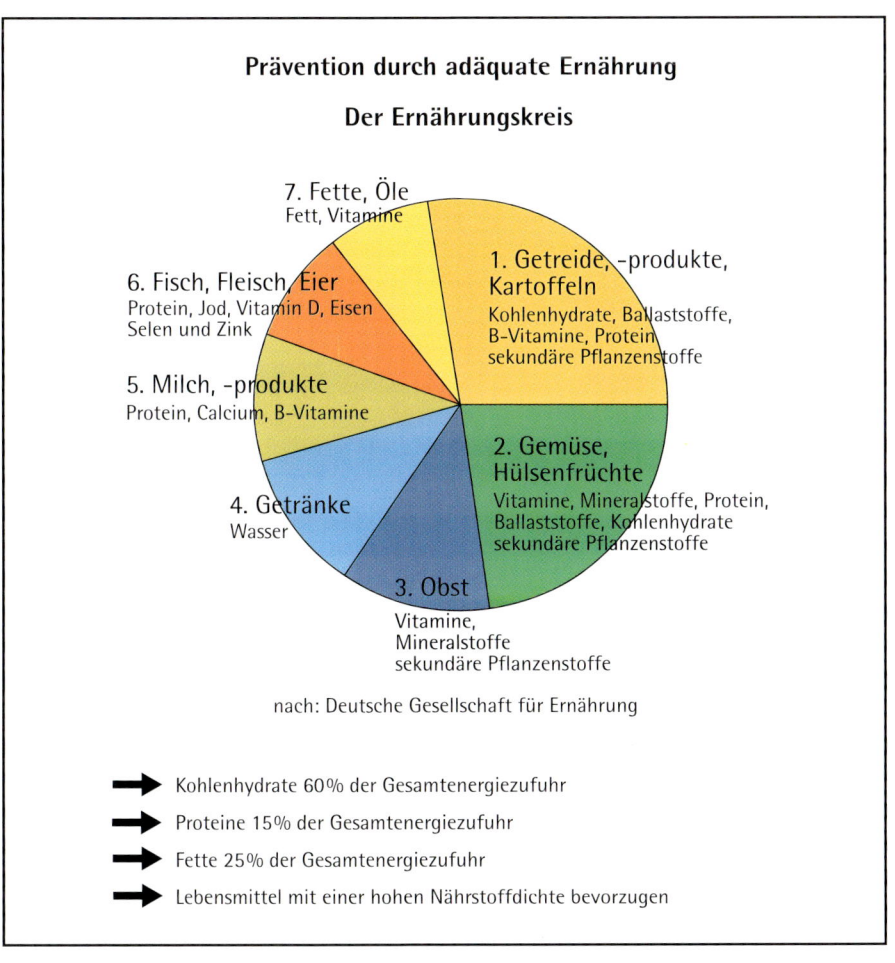

Prävention durch adäquate Ernährung

Der Ernährungskreis

7. Fette, Öle
Fett, Vitamine

1. Getreide, -produkte, Kartoffeln
Kohlenhydrate, Ballaststoffe, B-Vitamine, Protein sekundäre Pflanzenstoffe

6. Fisch, Fleisch, Eier
Protein, Jod, Vitamin D, Eisen Selen und Zink

5. Milch, -produkte
Protein, Calcium, B-Vitamine

2. Gemüse, Hülsenfrüchte
Vitamine, Mineralstoffe, Protein, Ballaststoffe, Kohlenhydrate sekundäre Pflanzenstoffe

4. Getränke
Wasser

3. Obst
Vitamine, Mineralstoffe sekundäre Pflanzenstoffe

nach: Deutsche Gesellschaft für Ernährung

➡ Kohlenhydrate 60% der Gesamtenergiezufuhr

➡ Proteine 15% der Gesamtenergiezufuhr

➡ Fette 25% der Gesamtenergiezufuhr

➡ Lebensmittel mit einer hohen Nährstoffdichte bevorzugen

Täglich empfohlene Lebensmittel-mengen:

Gruppe 1: 5–6 Scheiben Brot (250–300 g) 1 Scheibe Brot kann gegen 30 g Getreideflocken (2 Eßlöffel) ausgetauscht werden

zusätzlich:
1 Portion Reis oder Nudeln (ca. 70–90 g Trockengewicht) oder 1 Portion Kartoffeln (ca. 250–300 g = 4–5 mittelgroße Kartoffeln)

139

Gruppe 2: mindestens 2 Portionen Gemüse (250–300 g), davon 1 Portion als Rohkost und 1 Portion schonend gedünstet; evtl. zusätzlich Gemüsesaft zusätzlich: wöchentlich 1–2 Hülsenfruchtgerichte (z. B. Linsengemüse, Erbensuppe, Sojagericht)

Gruppe 3: mindestens 2 Portionen Obst (200–250 g), am besten frisch nach dem jahreszeitlichen Angebot; evtl. zusätzlich: hochwertige Fruchtsäfte

Gruppe 4: 1,5–2 l Getränke; am besten: Wasser, magnesiumreiches Mineralwasser, verdünnte Säfte, Grüner Tee, Früchtetee, Sportlergetränke: hypoton bis isoton

Gruppe 5: Milch und Milchprodukte: $^1/_4$ l Milch oder Sauermilchprodukte zusätzlich: 1–2 Scheiben Käse (< 40 % Fett i. Tr.) oder 100 gMagerquark

Gruppe 6: Fleisch, Wurst, Fisch und Ei wöchentlich 1–2 Portionen Seefisch (à 150 g) wöchentlich ca. 3 Portionen Fleisch (á 120 g) wöchentlich 2–3 Eier wöchentlich 3–4mal 1 Portion Wurst (à 30–40 g)

Gruppe 7: Fette täglich 1 Eßlöffel Öl und 2 Teelöffel Streichfett (Butter oder hochwertige Pflanzenmargarine)

Anmerkung: Diese Aufstellung ist keine Verbotsliste, sondern zeigt, was man gerne und mit Genuß in welchen Mengen essen darf. Selbstverständlich sind Zucker und Süßigkeiten, Kaffee oder Schwarzer Tee sowie Bier und Wein mit Augenmaß erlaubt, d. h. wenn man sie als (gelegentliche) Genußmittel ansieht und nicht zur Routinekost macht. In diesem Plan bleibt ein kleiner Spielraum für Zucker und Süßes, d. h. etwa 40–50 g Zucker, Honig, Konfitüre oder Süßigkeiten pro Tag zusätzlich.

Basiswissen Lebensmittel

Wer sich fitness- und gesundheitsbewußt ernähren möchte, braucht einige fundierte Informationen über die Lebensmittel, die er täglich ißt. Anstelle von exakten Nährwerttabellen – hier verweisen wir auf die Veröffentlichungen aus dem Umschau Verlag – soll nachfolgend in aller Kürze das Wichtigste zu den jeweiligen Lebensmitteln gesagt werden.

Getreide und Getreideprodukte

Für die meisten Völker der Erde sind Getreide und Getreideprodukte die wichtigsten Grundnahrungsmittel. Die sieben großen Kornarten Weizen, Reis, Mais, Roggen, Hafer, Gerste und Hirse stellen die Energie- und Nährstofflieferanten schlechthin dar. Getreide und seine Produkte liefern der Menschheit weltweit etwa 50 % der benötigten Nahrungsenergie. Auch in der kohlenhydratbetonten Sportlerernährung sind Brot, Müsli, Haferflocken, Nudeln und Reis unverzichtbar.

Neben dem Hauptinhaltsstoff und Energieträger Stärke umfaßt das Nährstoffspektrum lebensnotwendige Eiweißbausteine, Vitamine der B-Gruppe, das fettlösliche Vitamin E und mehrfach ungesättigte Fettsäuren im Keim sowie Mineralstoffe und Spurenelemente wie Kalium, Magnesium, Eisen und Zink. Getreidekörner und Vollkornprodukte sind gleichzeitig unsere wichtigsten Ballaststoffquellen. Hafer hat im Vergleich zu anderen Getreiden einen höheren Eiweiß- und Fettanteil sowie spezielle lösliche Ballaststoffe. Deshalb eignet er sich auch so gut in der Kinderernährung

und Sportlerernährung sowie im Rahmen von diätetischen Erfordernissen – insbesondere bei einer cholesterinbewußten Ernährung.

Grundsätzlich sind Vollkornprodukte Weißmehlerzeugnissen wegen ihrer höheren Nährstoffdichte und besseren Sättigungswirkung vorzuziehen. Besonders gut verträglich sind Vollkornhaferflocken, Haferbrot und feinkrumiges Vollkornbrot, aber auch Vollkornteigwaren und ungeschälter Naturreis. Um das Getreideeiweiß aufzuwerten, empfiehlt sich eine Ergänzung mit Milchprodukten oder Hülsenfrüchten.

Kartoffeln

Sie zählen ebenfalls zu den Grundnahrungsmitteln. Zu Unrecht werden sie häufig als Dickmacher bezeichnet, dafür sind eher eine fettreiche Zubereitung (Pommes frites, Chips) oder fettreiche Sahnesaucen der Grund. Mit wenig Wasser gegarte Kartoffeln, Pell- oder Folienkartoffeln sind praktisch fettfrei, enthalten ca. 18 % Stärke sowie einen biologisch hochwertigen Eiweißanteil. Schonend zubereitete Kartoffeln sind ebenfalls eine gute Vitamin-C-Quelle sowie reich an Kalium. Neben den genannten Zubereitungen empfehlen sich für die Sportlerküche auch Püree, Klöße und Gemüseeintöpfe mit Kartoffeln sowie Kartoffelsalate mit leichten Dressings.

141

Gemüse und Hülsenfrüchte

Eine vollständige Mahlzeit ist ohne herzhaftes Gemüse oder einen knackigen Salat kaum denkbar. Unsere südeuropäischen Nachbarn essen 2–3mal soviel Gemüse und damit deutlich gesünder als wir. Hülsenfrüchte wie Erbsen, Bohnen, Linsen, Sojabohnen u. a. sind ebenfalls dem Gemüse zuzordnen, haben aber einen wesentlich höheren Energie- und Eiweißgehalt als die anderen Gemüse- und Salatpflanzen. So wird insbesondere die Sojabohne in Asien als „Fleisch des Feldes" bezeichnet.

Unter den Hülsenfrüchten sind Sojabohnen mit 18% Fettanteil ebenfalls Lieferanten des hochwertigen Sojaöls, das sich durch eine günstige Kombination aus einfach und mehrfach ungesättigten Fettsäuren auszeichnet. Erwähnenswert ist auch der Anteil an B-Vitaminen, allen voran das für den Kohlenhydratstoffwechsel wichtige „Energie"-Vitamin B_1 sowie das Schutzvitamin Folsäure. Von gesundheitlichem Interesse sind ferner die sekundären Pflanzenstoffe in Hülsenfrüchten wie Phytosterine und Phytoöstrogene, die sich günstig auf den Cholesterinhaushalt auswirken und der Entstehung von Herz-Kreislauf- sowie Krebserkrankungen vorbeugen können. Hülsenfrüchte ergänzen in idealer Weise das Eiweiß von Getreiden. Besonders Sojabohnen können durch ihren günstigen Aminosäuren- (= Eiweißbaustein) Gehalt das Getreideprotein aufwerten, so daß sich ingesamt eine hohe biologische Wertigkeit ergibt. Mittlerweile gibt es auch für Menschen, die keine Milch vertragen, Sojadrinks, joghurt- und quarkähnliche Erzeugnisse sowie Desserts auf Sojabasis.

Keimlinge

Man nennt sie auch Sprossen, sie erlangen unter den Hülsenfruchterzeugnissen immer größere Bedeutung. Sie lassen sich leicht aus Sojabohnen, Mungobohnen, Linsen, Erbsen, Kichererbsen, aber auch auch Getreidekörnern und anderen Samen ziehen und sind als Gemüse oder Salatzutaten geschätzt. Durch den Keimprozeß werden einige Vitamine in ihrem Gehalt erhöht, allen voraus das Vitamin C, das in Getreiden und den getrockneten Samen der Hülsenfrüchte fast nicht vorkommt. Am geeignetsten für die „Vitaminzüchtung" sind spezielle Keimapparate, die in Reformhäusern und Naturkostläden angeboten werden.

Beim Einkauf von Gemüse und Salaten ist auf Frische zu achten, denn angewelkte und überlagerte Ware hat deutlich an Nährwert und Geschmack verloren. Ein wichtiges Qualitätskriterium für Obst und Gemüse ist die Herkunft. Vitamine reagieren auf Licht und Sauerstoff sehr empfindlich. Je länger die Waren transportiert oder gelagert werden, desto mehr Vitamine werden unweigerlich zerstört. Am besten kauft man Obst und Gemüse der jeweiligen Saison und möglichst von einem Erzeuger der Region. Denn Obst und Gemüse, an der Pflanze ausgereift, bieten volles Aroma und guten Geschmack. Bei mangelndem Angebot wirklich frischer Gemüse und Salate sind erntefrisch eingefrorene Tiefkühlgemüse zu bevorzugen, da das Einfrieren die vitaminschonendste Methode zur Haltbarmachung ist. Weniger empfehlenswert sind allerdings verzehrfertige Zubereitungen mit fettreichen Saucen und Pananden.

Gemüse sind allgemein mineralstoff-, vitamin- und ballaststoffhaltig. Die Spitzenreiter hinsichtlich der Nährstoffdichte (günstiges Vitamin-Mineralstoff-Kalorienverhältnis) sind Grünkohl, Brokkoli, grüne Bohnen, Feldsalat, Paprika, Tomaten und kräftige Blattsalate wie Frisée, Eichblatt, Lollorosso, Endivie und Radicchio. Aus Olivenöl, Zitronensaft und frischen oder tiefgefrorenen Kräutern kann man ein schmackhaftes Vitamindressing zubereiten.

Die Aromastoffe des Gemüses wirken erfrischend und geschmacksanregend. Die natürlichen Farbstoffe sind als sekundäre Pflanzenstoffe wichtige Gesundheitsschützer. Der hohe Wassergehalt von über 90 % trägt ebenso wie bei den Obstsorten zur Deckung des Flüssigkeitsbedarfs von Sportlern bei. Ebenfalls sind die beiden Hochleistungselemente Kalium und Magnesium reichlich enthalten. Gemüse sind auch eine Quelle für pflanzliches Eisen. Bei den Vitaminen stehen Vitamin C und Carotinoide (u. a. Beta-Carotin und Lykopin) im Vordergrund, zum Teil sind auch B-Vitamine enthalten.

Wichtig ist die Zubereitung, da viele wasserlösliche Gemüsenährstoffe ausgelaugt werden können. Kurze Garzeiten mit wenig Wasser (z. B. Dünsten oder Garen im Wok) sind am günstigsten, d. h. das Gemüse soll nicht weich gekocht werden, sondern darf noch etwas Biß haben. Ein Stich Butter oder 1 Teelöffel Olivenöl zum gedünsteten Gemüse verbessert die Verfügbarkeit fettlöslicher Vitamine und ist auch im Geschmack Mehlschwitzen vorzuziehen.

Pilze

Sie zählen ebenfalls zum Bereich Gemüse. Sie sind sehr wasserreich und weisen außer Ballaststoffen und Kalium keinen nennenswerten Nährstoffgehalt auf. Sie werden also überwiegend wegen ihres Genußwerts zubereitet und gegessen.

Obst

Obst bzw. Früchte werden überwiegend roh gegessen und sind für viele der Inbegriff von gesunder, vitaminreicher Ernährung schlechthin. Besonders Südfrüchte stehen hoch im Kurs, obwohl die einheimischen Erdbeeren zur Saison im Vitamin-C-Gehalt leicht mithalten können. Bei Obst handelt es sich meistens um Früchte von kultivierten Pflanzen und Bäumen, aber auch Wildfrüchte, wie Walderdbeeren, Heidelbeeren, Preiselbeeren, Himbeeren u. a. Die verschiedenen Obstsorten, außer den Schalenfrüchten, sind durch einen hohen Wassergehalt gekennzeichnet. An Energieträgern enthalten sie verschiedene Zuckerarten (Trauben- und Fruchtzucker), die von Frucht zu Frucht und in Abhängigkeit vom Reifegrad deutlich schwanken können. Der Anteil an Eiweiß bzw. Aminosäuren ist in der Regel unbedeutend. Dies trifft ebenfalls für die Fette im Obst zu, abgesehen von Schalenfrüchten, wie Walnüssen und Paranüssen oder Oliven und Avocados.

Die verschiedenen Fruchtsäuren, wie Zitronensäure, Apfelsäure, Chinasäure, Weinsäure u. a. geben dem Obst seinen erfrischenden Geschmack und seine appetitanregende Wirkung. Die verschiedenen Obstsorten haben einen mehr oder weniger hohen Anteil an Vitaminen und sekundären Pflanzenstoffen.

Der Anteil an Mineralstoffen im Obst ist sehr unterschiedlich. Im Vordergrund steht das Kalium, das u. a. reichlich in Bananen, Aprikosen und Trockenfrüchten vorkommt. Beerenfrüchte enthalten auch noch Eisen. Bananen gelten wegen ihres höheren Kohlenhydratgehalts und ihrer leichten Verdaulichkeit als idealer Fitness-Snack, zumal sie außerdem noch B-Vitamine und den Mineralstoff Magnesium enthalten und gut magenverträglich sind.

Äpfel enthalten bis zu 300 verschiedene Substanzen, u. a Vitamine, Mineralstoffe, sekundäre Pflanzenstoffe, Ballaststoffe, Kohlenhydrate und organische Säuren. Nicht ohne Grund haben englische Wissenschaftler den Satz geprägt „One apple a day keeps the doctor away" (Ein Apfel am Tag erspart den Arzt).

Äpfel enthalten vor allem Vitamin C, das zur Stärkung unseres Immunsystems und somit zur Abwehr gegen Krankheiten notwendig ist. Je nach Sorte deckt ein Apfel bis zu 60% des Tagesbedarfs an Vitamin C. Kalium ist ein lebenswichtiger Mineralstoff, der für die Aufrechterhaltung des Kreislaufs sowie für die Funktion von Muskeln und Nerven notwendig ist. Die im Apfel enthaltenen Ballaststoffe Zellulose und Pektin sorgen für eine gute Verdauung. Außerdem ist Pektin in der Lage, schädliche Substanzen zu binden und aus dem Körper zu transportieren.

Die deutsche Apfelernte dauert von Mitte August bis in den November hinein. Gekauft werden können Äpfel heute nach Bedarf. Das ist für den Verbraucher von Vorteil, zumal eine Lagerung in modernen Wohnungen meist nicht optimal ist. Äpfel sollten kühl und dunkel lagern. Die Lagerhäuser der Obstgroßhändler bieten dieses Klima. Dadurch bleibt der Apfel bis in den Frühsommer ein wertvoller Vitaminspender und ist so das ganze Jahr über erhältlich.

Da der Apfel mit 52 kcal pro 100 g nicht nur sättigt, sondern durch seinen Fruchtzuckeranteil auch die Leistungsfähigkeit ankurbelt, ist er die optimale Zwischenmahlzeit für Schule, Büro und Sport. Äpfel sollte man am besten mit der Schale essen, denn darunter stecken die meisten Vitamine und Mineralstoffe. Waschen Sie Äpfel vorher sorgfältig mit warmen Wasser und reiben sie mit einem Tuch ab.

Fruchtsäfte enthalten verschiedene Nähr- und Wirkstoffe der Obstart, aus der sie hergestellt worden sind, und leisten damit einen wichtigen Beitrag zu Deckung des Vitamin- und Mineralstoffbedarfs. In der Sport- und Fitness-Ernährung werden sie am besten gut verdünnt mit der doppelten Menge an magnesiumreichen Mineralwasser getrunken.

Milch und Milchprodukte

Milch und fettarme Milchprodukte (Joghurt, Quark, Käse) sollten ein regelmäßiger Bestandteil der täglichen Ernährung sein, vor allem bei der Versorgung mit biologisch hochwertigem Eiweiß, dem Knochen- und Zahnbaustein Kalzium sowie wichtigen Vitaminen wie dem Vitamin B_2, das wie Vitamin B_1 eine wichtige Aufgabe im Energiestoffwechsel hat. Für Kinder und Jugendliche und junge Frauen ist regelmäßiger Milchkonsum der beste Schutz vor Osteoporose, der gefürchteten Knochenentkalkung im Alter, da durch eine kalziumreiche Ernährung in jungen Jahren eine gute Kalziumdichte und Festigkeit der Knochen angelegt wird.

Das Kohlenhydrat der Milch heißt Milchzucker (Laktose). Wer Milchzucker nicht verträgt, kann anstelle von Trinkmilch milchsauer vergorene Milchprodukte (Joghurt, Kefir, Buttermilch, Käse) ausprobieren, die häufig besser verträglich und gut verdaulich sind. Sauermilcherzeugnisse – inbesondere solche mit probiotischen Milchsäurebakterien – sorgen zudem für gesunde Verhältnisse im Darm.

Das Milchfett gilt als leicht verdaulich, allerdings ist bei Verwendung von Butter, Sahne und fettreichen Käsesorten der Gesamtfettgehalt der Ernährung im Auge zu behalten.

145

Käse – Milch in geballter Form

Im Gegensatz zur Vollmilch, die etwa 3,5 % Fett sowie die fettlöslichen Vitamine A und D enthält und die mit Ausnahme von Schlankheitsdiäten in vernünftigen Mengen, d. h. $^1/_4$–$^1/_2$ l täglich getrunken werden darf, muß man beim Käse schon mehr auf den Fettgehalt achten. Käse wird allgemein als eiweißreich angesehen, aber bei einem Fettgehalt von über 45 % Fett in der Trockenmasse unterliegt der Proteingehalt dem Fettanteil.

Fett i. Tr. – Was bedeutet das?

Käse verändert während der Reifung seine Zusammensetzung. Um eine gleichbleibende Bezugsgröße zu haben, gibt man den Fettgehalt in Prozent der Trockenmasse (Fett i. Tr.) an. Der tatsächliche (absolute) Fettgehalt liegt bei allen Sorten niedriger. Ein Schnittkäse mit 50 % Fett i. Tr., der etwa zur Hälfte aus Wasser besteht, enthält dann nur etwa 25 g Fett absolut. Speisequark, der viel mehr Wasser (80 %) enthält, hat in der Magerstufe weniger als 10 % Fett i. Tr., was in diesem Fall sogar weniger als 1 g pro 100 g Magerquark ausmacht. Bei einem Hartkäse, z. B. Appenzeller, kann 50 % Fett i. Tr. dagegen schon gut 30 g Fett absolut ausmachen, weil der Wassergehalt niedriger ist. Übrigens: Ein Käse- oder Wurstbrot läßt sich gut

abmagern, wenn man das Streichfett unter dem Brotbelag wegläßt und zur geschmacklichen Abrundung Tomaten- oder Paprikamark verwendet.

Eier

Ein äußerst vielseitig einsetzbares Lebensmittel in der Küche sind Eier, z. B. gekocht, als Rühr- oder Spiegelei, Omelett, Pfannkuchen oder in Suppen, Saucen und Pudding. Ebenso kommen sie in Backwaren (u. a. Kuchen) und Eierteigwaren (Nudeln) vor. Eier enthalten ein biologisch hochwertiges Eiweiß mit allen essentiellen Aminosäuren sowie wichtige Vitamine und Mineralstoffe. Das Wertvollste am Ei ist der Dotter: Fett und Vitamin A kommen ausschließlich, Eiweiß, Kalzium, Vitamin B_1, B_2 und Eisen hauptsächlich dort vor. Allerdings ist der Eidotter auch sehr cholesterinreich, was Menschen mit deutlich erhöhtem Cholesterinspiegel beachten müssen.

Fleisch und Fleischwaren

Kaum ein anderes Lebensmittel hat eine so starke symbolhafte Bedeutung in der Ernährung erlangt wie das legendäre Sportlersteak. In der aktuellen Diskussion um die richtigen Fitmacher geht es allerdings nicht um Nudeln (Kohlenhydrate) contra Steak

(Protein), sondern um die angemessene Kombination von beiden in einer jeweils sinnvollen sportart- und sportabschnittspezifischen Akzentuierung.

Fleisch ist eine fettarme tierische Proteinquelle, wobei moderne Nährwertanalysen zeigen, daß sowohl das Schweinefleisch als auch die Wurst abgespeckt haben. 100 g Schweinefilet enthält nur ca. 2 g Fett, 100 g Kotelett bleibt unter 10 g Fett, und im Vergleich dazu weisen 100 g Roastbeef 4,5 g Fett und 100 g Putenbrust etwa 1 g Fett auf. 100 g Lammfleisch von der Keule können es dagegen schon auf 18 g Fett bringen. Kochschinken und Bierschinken sind ebenso wie Schinkensülze und Geflügelwurst verhältnismäßig fettarm, während eine Salami durchaus 35 % Fett enthalten kann.

Vor dem Hintergrund der allgemein guten Eiweißversorgung, wobei bei den üblichen Ernährungsgewohnheiten die Empfehlungen für die Proteinzufuhr bereits überschritten werden, gewinnt das Lebensmittel Fleisch auch in der Ernährung des Sportlers vermehrt als Vitamin- und Mineralstoffquelle an Bedeutung. Die Vitamine der B-Gruppe greifen als Coenzyme steuernd in die Vorgänge der Energiegewinnung und des Aufbaus von Körpersubstanz ein. Die im Fleisch enthaltenen Mengen- und Spurenelemente wie Magnesium, Kalium, Eisen, Zink und Selen aktivieren Enzyme, sind wichtig für die optimale neuromuskuläre Funktion, den Sauerstofftransport im Blut und den Gesundheitsschutz des Sportlers.

Schließlich muß noch die Bedeutung von Carnitin, das in enger Beziehung zum Fettstoffwechsel steht, diskutiert werden. Der „Fleischfaktor" L-Carnitin ist Carrier, schleust also die langkettigen Fettsäuren in die Mitochondrien ein, den Ort der Energiegewinnung aus Fetten. Carnitin ist allerdings kein essentieller Nährstoff. Die Ausgangsstoffe für die körpereigene Carnitinsynthese sind die Eiweißbausteine Lysin und Methionin. Aus diesen Aminosäuren wird in der Leber Carnitin gebildet. Die Synthese findet unter der Beteiligung von Vitamin B_6, Folsäure und Eisen statt, alles Faktoren, die neben den Eiweißbausteinen auch im Muskelfleisch vorhanden sind. Je dunkler das Fleisch (Rind, Schaf), desto höher ist auch sein Carnitingehalt.

Man kann sagen, daß aufgrund der hohen Nährstoffdichte bei gleichzeitig niedrigem Fettgehalt Fleisch als Teil einer sportlergerechten Kost zu empfehlen ist. Wer auf Fleisch verzichten will, muß die Versorgung mit essentiellen Nährstoffen, insbesondere an Eisen, Zink, Selen und B-Vitaminen, sicherstellen, was unter Umständen für viele mit einem erheblichen Mehraufwand an Wissen und Zeit verbunden ist.

Fleisch ist eben mehr als nur eine hochwertige und reichhaltige Eiweißquelle. Gerade die Mikronährstoffe im Fleisch sind für sportlich Aktive eine wichtige und sinnvolle Ergänzung des Nährstoffspektrums kohlenhydratreicher pflanzlicher Lebensmittel. Die Legende „Sportlersteak" kann also nur insofern in Frage gestellt werden, als große Fleischportionen oder gar ein ausschließlicher Fleischverzehr nicht das richtige Energiekonzept zur Vorbereitung eines Wettkampfs sind. In seiner Rolle als hochwertiger Eiweiß-, Vitamin-B-Komplex- und Mineralstofflieferant - insbesondere der Spurenelemente Eisen, Zink und Selen – bleibt Fleisch im Rahmen einer ausgewogenen Sportlerernährung und aufgrund der guten Bioverfügbarkeit seiner Nährstoffe aber unumstritten. Übrigens: Fleisch verbessert auch die Verfügbarkeit von Eisen aus pflanzlichen Quellen, wenn man es z. B. zusammen mit Gemüse ißt.

Nicht zu Unrecht ist häufig der Ausspruch zu hören „Fit und gesund durch regelmäßigen Fischverzehr"

So ist in der Küche des Gesundheits- und Fitnessbewußten sowie des Feinschmeckers unter den tierischen Lebensmitteln der Fisch eindeutiger Favorit und das aus gutem Grund. Fisch, insbesondere Seefisch, gehört neben Vollkornprodukten, Gemüse und Obst zu den „gesunden Lebensmitteln".

Was Fisch zu einem hochwertigen Lebensmittel macht, ist weitgehend bekannt: der Proteingehalt (ca. 20 %) mit seiner ausgewogenen Aminosäurenzusammensetzung, die leichte Verdaulichkeit bedingt durch die im Vergleich zum Fleisch von Säugetieren wesentlich geringeren Bindegewebeanteile und das günstige Fettsäuremuster im Fett der Fische, die in kalten Gewässern leben.

Das günstige Fettsäuremuster, die ausgewogene Aminosäurenzusammensetzung sowie der hohe Gehalt an Vitaminen und Spurenelementen machen Fisch zu einem so wertvollen und gesunden Lebensmittel. Der wissenschaftliche Beweis, daß regelmäßiger Fischverzehr tatsächlich die Gesundheit fördert, wurde erstmalig zu Beginn der 70er Jahre erbracht. Eine norwegische Forschergruppe wies nach, daß Eskimos mit einem traditionell hohem Anteil an Fischprodukten in der Nahrung deutlich seltener an einem Herzinfarkt versterben, als die Bevölkerung in westlichen Industrienationen. Diese Ergebnisse wurden durch viele Bevölkerungsstudien in Japan, Schweden und den Vereinigten Staaten bestätigt. Die daraufhin durchgeführten Untersuchungen zeigten, daß dies vor allem auf die Zusammensetzung der Fettsäuren in Seefisch zurückzuführen ist. Insbesondere Kaltwasserfisch wie Hering, Makrele, Lachs und Sardine weisen einen hohen Anteil an mehrfach ungesättigten Fettsäuren auf. Innerhalb dieser mehrfach ungesättigten Fettsäuren sind vor allem die Omega-3-Fettsäuren (Eicosapentaen- und Docosahexaensäure) von besonderer Bedeutung bei der Verminderung des Herzinfarktrisikos. Diese langkettigen Omega-3-Fettsäuren vermindern u. a. die Arteriosklerose fördernden Blutfette, Muskelstress und Entzündungsreaktionen sowie den Blutdruck und fördern die Fließeigenschaften des Blutes. Über diese Mechanismen schützt regelmäßiger Fischverzehr das Herz und vor allem Personen mit einem erhöhten Risikoprofil (Fettstoffwechselstörungen, hoher Blutdruck, Diabetes mellitus) vor koronaren Herzerkrankungen, die daher mindestens zweimal pro Woche Seefisch mit einem hohen Gehalt an mehrfach ungesättigten Fettsäuren essen sollten.

Aufgrund der breitgefächerten Inhaltsstoffe sind auch Süßwasserfisch und Fisch aus wärmeren Meeren ein ideales Lebensmittel, da sie wenig Bindegewebe enthalten, leicht verdaulich sind und einen biologisch hochwertigen Eiweißanteil aufweisen. Vor allem die lebensnotwendigen Eiweißbausteine, die sogenannten essentiellen Aminosäuren, sind in Fisch vollständig vorhanden und stellen eine hervorragende Ergänzung zu pflanzlichem Eiweiß dar, z. B. zu Vollkornprodukten, Gemüse und Obst.

Auch bei sportlich aktiven Menschen läßt sich über eine Fisch-mahlzeit von ca. 200 g bereits die Hälfte des täglichen Eiweißbedarfs decken. Darüber hinaus enthält Fisch einen hohen Anteil der Aminosäure Tryptophan, die im Körper in den Botenstoff Serotonin umgewandelt wird. Serotonin beeinflußt unsere Stimmungslage positiv und wird daher auch als „Glückshormon" bezeichnet. Ob Fischesser, die zudem ausreichend Kohlenhydrate zu sich nehmen, tatsächlich glücklichere, ausgeglichenere Menschen sind, ist noch nicht bewiesen – denkbar wäre es.

Nicht weniger wichtig ist der Beitrag von Seefisch zur Versorgung mit lebensnotwendigen Spurenelementen wie Jod, Zink und Selen, die aufgrund der Bodenverhältnisse in vielen pflanzlichen Lebensmitteln eher knapp sind. Deshalb kommt dem Fisch als Quelle dieser beiden für das Immunsystem wichtigen Spurenelemente neben dem Fleisch eine besondere Bedeutung zu, wobei Fisch allerdings gegenüber Fleisch beim Fettsäuremuster günstiger abschneidet.

Auch aufgrund dieses hohen Anteils an Spurenelementen sollte Fisch regelmäßig auf unserem Speisezettel stehen. Vor allem der Gehalt an Jod in Seefisch kann unsere Versorgung mit diesem wichtigen Spurenelement entscheidend verbessern. Deutschland ist bekanntermaßen ein Jodmangelgebiet; Folgen des Jodmangels können neben den sichtbaren Folgen (Kropf, Gewichtszunahme)

149

auch weniger eindeutige Symptome wie Abgeschlagenheit, Konzentrationsschwäche und Lustlosigkeit sein. Besonders reich an Jod sind beispielsweise Seelachs oder Schellfisch; hier reichen bereits 100 g um den täglichen Jodbedarf von 200 Mikrogramm zu decken. Bei anderen Seefischen sind im Durchschnitt Portionen von 150–200 g erforderlich. Auch unter dem Gesichtspunkt der Sicherstellung der Jodversorgung sollte daher regelmäßig Seefisch – am besten zweimal wöchentlich – gegessen werden.

Neben Jod ist jedoch auch Zink, ein weiteres wichtiges Spurenelement, in guter Nährstoffdichte in Fisch enthalten. Zink hat eine herausragende Funktion als Baustein von Enzymen und Strukturproteinen. Darüber hinaus ist eine ausgeglichene Zinkversorgung wichtig für ein funktionierendes Immunsystem. Zu niedrige Zinkspiegel sind häufig bei erhöhten körperlichen Belastungen nachweisbar und werden für eine erhöhte Infektanfälligkeit in Zeiten hoher Stressbelastung verantwortlich gemacht. Im Durchschnitt finden sich in 200 g Fisch ca. 4 Milligramm Zink etwa ein Drittel des Tagesbedarfs. Dies bedeutet, daß besonders bei Stressexposition durch regelmäßige Fischmahlzeiten eine notwendige Optimierung der Zinkzufuhr realisierbar ist.

Auch der hohe Gehalt an Vitaminen der B-Gruppe wie Vitamine B_1, B_6 und B_{12} sprechen für Fisch als gesundes, ausgewogenes Nahrungsmittel. Diese Vitamine unterstützen den Energiestoffwechsel, sind wichtig für die Blutbildung und beeinflussen positiv die Nerven- und Gehirnfunktion. Da Fisch keine Kohlenhydrate enthält, gehören zu einer ausgewogenen Fischmahlzeit Kartoffeln, Reis oder Nudeln. Hier verbessern die in Fisch enthaltenen B-Vitamine im Sinne einer Katalysatorwirkung die Verwertung der Kohlenhydrate bei der Energiegewinnung.

Aufgrund seiner Nährstoffzusammensetzung und Nährstoffdichte eignet sich Fisch auch als ideales Nahrungsmittel für jede Art von Schlankheitsdiät. Der hohe Gehalt an Aminosäuren, Vitaminen, Mengen- und Spurenelementen sowie die gute Verdaulichkeit verbessern die notwendige Versorgung an essentiellen Nährstoffen auch bei reduzierter Kalorienmenge. Bei bewußt fettarmer Ernährungsweise kann auf Magerfisch zurückgegriffen werden, der teilweise einen Fettgehalt von unter 1 % aufweist. Allerdings ist – wie erwähnt – zu bedenken, daß die Fettsäurezusammensetzung in fettreicherem Fisch ausgesprochen günstig ist. Daher sollte eher die Zufuhr von gesättigten Fettsäuren aus tierischem und pflanzlichem Fett reduziert werden. Fettreicher Fisch wie Hering, Makrele, Lachs und Sardine mit Gemüse und Salat als Beilage ist gesünder als fettarmer Fisch mit reichlich

Buttersauce, Remoulade, Mayonnaise oder gar Panade.

Gemüse, Obst, Hülsenfrüchte, Getreide, Oliven und Fisch – Fitmacher in der internationalen Küche

Viele Rezepte der internationalen Küche sind nicht nur kulinarisch eine willkommene Abwechslung, sondern ausgesprochen gesund und fitnessfördernd. Traumnoten auf der Bewertungsskala der ausländischen Küche erhalten die mediterrane Kost (Mittelmeerländerküche) und die asiatische – vorzugsweise die japanische und thailändische – Kochkunst. Ernährungsmediziner weisen darauf hin, daß die traditionelle Lebensmittelauswahl und Nahrungszubereitung im Mittelmeerraum und in Japan Eßvergnügen und Herzschutz zugleich sind.

Was macht die Küche am Mittelmeer so gesund?

Die mediterrane Kost ist für die Bevölkerung in Griechenland, Spanien, Süditalien und Südfrankreich eine über Generationen und jahrhundertelang erprobte Alltags-„Diät" mit ausgesprochen günstiger Wirkung. Überall am Mittelmeer wird viel Gemüse gegessen. Tomaten kommen in den meisten Gerichten vor. Duftende Kräuter und natürlich der Knoblauch sind

die typischen Gewürze der mediterranen und nordafrikanischen Küche, die abgerundet wird durch das intensive Aroma des Olivenöls. Es ist verständlich, daß der Fisch naturgemäß eine große Rolle spielt. Zum herz- und fitnessbewußten Genuß gehört auch, daß man sich Zeit zum Genießen nimmt.

Genießen wie Südländer

Die traditionelle Ernährungsweise ist durch eine Fülle an pflanzlichen Fitmachern wie Brot, Teigwaren, Gemüse, Salat, Hülsenfrüchte, Obst und Nüsse gekennzeichnet. Sie enthält Olivenöl als Hauptfettquelle, Fisch und mäßige Mengen an Fleisch und Milchprodukten. Diese Nahrung enthält wenig gesättigte Fettsäuren, viel Kohlenhydrate und Ballaststoffe und hat einen hohen Gehalt an einfach ungesättigten Fettsäuren, die sich günstig auf den Cholesterinspiegel auswirken. Ebenfalls sind viele antioxidative Nahrungsbestandteile enthalten, wie Vitamin E, Vitamin C, Carotinoide und weitere sekundäre Pflanzeninhaltsstoffe.

Das Erfolgsrezept der Asiaten

Die asiatische – speziell die japanische – Küche ist nicht nur ein Erlebnis für Augen und Gaumen, sondern

151

auch Fitness-Ernährung pur. Wer gesundheitsbewußt lebt, kommt an dieser Ernährung aus dem fernen Osten nicht mehr vorbei. Sie ist fett- und kalorienarm, dafür reich an Vitaminen und Mineralstoffen, sowie – im Gegensatz zur allgemeinen Auffassung von gesunder Ernährung – ein ästhetisches Vergnügen. Frische Lebensmittel – am besten der Jahreszeit entsprechend - sind das A und O. Die Garzeiten im Wok (Universalgerät zum Pfannenrühren) sind kurz, das erhält Vitamine, natürliche Farb- und Geschmacksstoffe. Auf große Fleischportionen, tierische Fette und mächtige Sahnesaucen wird zugunsten einer ausgewogenen Kombination aus pflanzlichen und tierischen Eiweißträgern verzichtet. Traditionell überwiegt der Fisch- den Fleischverzehr. Gemüse einschließlich Sojabohnen spielen neben Reis eine große Rolle und werden stets abwechslungsreich verwendet.

Oberstes Gebot der japanischen Küchenphilosophie sind Frische der Zutaten und Sorgfalt bei der Nahrungszubereitung, die dem Eigengeschmack der Lebensmittel gerecht wird. Im Vordergrund einer asiatisch inspirierten Fitnessküche steht das Leitmotiv: frisch, leicht und vielseitig.

Speziell in Kalifornien, dem Ursprungsland der Fitness- und Wellness-Bewegung hat man – offen für vielfältige Einflüsse – eine eigene Variante der asiatischen Küche entwickelt, ebenso wie in Australien und in Europa: die sogenannte Euro-Asiatische Küche.

Feinschmecker und Fitnessbewußte kommen überall auf ihre Kosten

Unsere kulinarische Fitness-Reise führt uns weiter nach Mexiko. Die mexikanische Küche ist nicht nur eine willkommene Bereicherung unter den vielen ausländischen Restaurants. Mit den richtigen Zutaten kann man auch zu Hause typisch mexikanische Gerichte zubereiten. Die farbenfrohen und ballaststoffreichen Gerichte auf der Basis von Hülsenfrüchten, Gemüse und Maismehlpfannkuchen (Tortillas) bieten auch viele interessante Anregungen für einen herzgesunden Speiseplan. Wir sollten ja neben Vollkornprodukten ohnehin mehr Hülsenfrüchte und Gemüse verzehren. Ohne Peperoni (Chillies) wäre die mexikanische Küche nicht das, was sie ist, obwohl das Essen keinesfalls immer feurig scharf gewürzt sein muß. Bohnen sind neben Mais das wichtigste Grundnahrungsmittel in Mexiko, insbesondere die roten Bohnen, die durch das typische mexikanische Gericht „Chili con carne" bekannt sind.

Fruchtig, würzig, scharf – kurz „spicy" – das ist die Küche Mittel- und Südamerikas. Frische Früchte wie Mangos, Papayas, Ananas, Kokosnüsse und Limetten wachsen überall. Jamaika produziert viele Gewürze, mit denen es die ganze Welt beliefert. Mit roten oder grünen Chilischoten wird aber am liebsten gewürzt.

Interessante und weniger bekannte Rezepte bietet auch die Südsee. Sie ist von der asiatischen Küche beeinflußt und setzt trotzdem neue kulinarische Akzente.

Die gesunde Vielfalt der kulinarischen Entdeckungsreise soll uns auch Appetit auf Gerichte aus den skandinavischen Ländern, aus der Türkei ebenso wie aus Rußland und dem Herzen Afrikas machen. Fündig nach den richtigen Fitness-Rezepten wird man in jedem Land dieser Erde, wie der ausführliche Rezeptteil der internationalen Fitness-Gerichte ab Seite 181 ff. beweist.

Der Mensch – ein vielseitiger Esser

Die Geschmäcker sind verschieden. Die Kontraste in der Zusammensetzung und Zubereitung der Mahlzeiten in der Welt sind unübersehbar. Von Kontinent zu Kontinent, aber auch von Land zu Land, zeigen sich große Unterschiede. Sogar innerhalb eines Landes gibt es regionale Besonderheiten.

Die Vielfalt der möglichen Ernährungsweisen ist nicht willkürlich, sondern hat System. Nur weil der Mensch ein Allesesser ist, konnte er die ganze Welt besiedeln und aus dem jeweils vorhandenen Nahrungsspektrum eine ihm bekömmliche Kost zusammenstellen. Die Anpassung der Ernährung an die jeweiligen Umwelt-, Lebens- und Arbeitsbedingungen stand dabei im Vordergrund. Schon hier wird deutlich, daß es für alle Menschen keine einheitliche, verbindliche Ernährungsweise geben kann. Menschen essen nahezu alles, was auf diesem Planeten gedeiht. Es gibt Völker, die überwiegend tierische Lebensmittel verzehren, und solche, die hauptsächlich von pflanzlicher Nahrung leben. Die gewählte Ernährung muß jeweils in der Lage sein, den Energie- und Nährstoffbedarf des Menschen zu decken.

Die Erklärung dafür, daß wir uns mit ganz unterschiedlichen Kostformen ernähren können, ist einfach. Es sind nicht einzelne Lebensmittel, die wir brauchen, sondern die in ihnen enthaltenen Nährstoffe wie Kohlenhydrate, Fette, Eiweiße, Wasser, Mineralstoffe und Vitamine. Im asiatischen Raum beispielsweise liefert Reis als Grundnahrungsmittel die energiespendenden Kohlenhydrate, die man in anderen Ländern aus Kartoffeln, Brot oder Teigwaren erhält. Ob Haferflocken mit Milch, Kartoffeln mit Ei oder Fleisch, Reis mit Fisch oder Bohnen mit Mais, die Eiweißversorgung stimmt in jedem Fall und ist auf die spezielle Lebens- und Umweltsituation der Menschen abgestimmt. Je vielseitiger die Mischung ist, desto sicherer ist auch die Nährstoffversorgung. Je begrenzter die Lebensmittelauswahl ist, desto schwieriger wird es, alle lebensnotwendigen Nährstoffe zu sich zu nehmen. Jede einseitige Kost birgt daher die Gefahr eines Mangels - übrigens nicht nur an Nährstoffen, sondern auch an Geschmackserlebnissen. Auch Lieblingsgerichte werden langweilig, wenn es sie täglich gibt.

Gesunde Vielfalt

Zu einer gesunden Vielfalt im Speiseplan tragen also Getreideprodukte, Kartoffeln, Gemüse und Obst ebenso bei wie Milch und Milchprodukte, Fleisch, Fisch und Eier. Wird dürfen alles essen, aber von allem das persönlich zuträgliche Maß. Eine ausgewogene Ernährung und ausgeglichene Energiebilanz durch bewußtes Essen und Trinken sowie genügend Bewegung sind der beste Gesundheitsschutz.

Und mit Freude das Richtige zu genießen, ist sicherlich besser und gesünder, als aus Angst auf manches Eßvergnügen zu verzichten. Persönlich richtige Ernährung muß immer auch Wohlfühl-Ernährung sein – und diese lebt wiederum von der Vielfalt der Küchen, der regionalen und internationalen Rezepte.

Gestaltung der Nahrungszufuhr – Der Ernährungsfahrplan

Die Ernährung muß den Bedürfnissen des einzelnen angepaßt werden, mit dem Ziel, gesundheitliche Schäden zu vermeiden und ihnen vorzubeugen sowie das Wohlbefinden und die Leistungsfähigkeit zu fördern. Dabei ist von Bedeutung, daß die Zufuhr der Nährstoffe in richtiger Weise in den Tagesablauf eingefügt wird, weil sowohl berufliche und familiäre Verpflichtungen als auch Trainings- und Wettkampfanforderungen miteinander in Einklang zu bringen sind. Die Nahrungsaufnahme wird häufig durch den Rhythmus des täglichen Lebens bestimmt, wobei Schule, Studium, berufliche Tätigkeit oder Freizeitaktivitäten, z. B. Sport, besonders darauf einwirken. Die Nahrungsaufnahme erfolgt daher oft unregelmäßig. Nicht selten fällt der Schwerpunkt dann auf den Abend, wenn zum Essen zwar Zeit vorhanden, der Bedarf jedoch geringer ist; zudem besteht die Gefahr, daß ein überfüllter Magen die Nachtruhe stört.

Die Verminderung der körperlichen Aktivität im täglichen Leben, insbesondere im Beruf, hat dazu geführt, daß bei geringerem Energiebedarf die Zahl der Mahlzeiten verringert wurde, so daß vielfach die Zwischenmahlzeiten mit einem zweiten Frühstück und einer weiteren Kleinigkeit am Nachmittag entfallen. Die früher üblichen kleinen Zwischenmahlzeiten sind aber auch heute nach den gültigen Erkenntnissen als sinnvoll und gesundheitsfördernd anzusehen.

Gerade für den Leistungssportler ist es wichtig, die Zahl der Mahlzeiten auf fünf oder gar sechs anzuheben und im zeitlichen Ablauf mit den Trainingsabläufen zu verknüpfen. Dabei ist es auch wichtig zu wissen, daß größere – vor allem fettreiche – Mahlzeiten eine längere Magenverweildauer haben als kleinere leichte Portionen und so entsprechend belasten. Zwischenmahlzeiten sind deshalb gerade im Sport eine gute Möglichkeit, die Energiezufuhr situations- und belastungsgerecht zu portionieren. Beispiele für fitnessfördernde Zwischenmahlzeiten finden Sie auf Seite 176.

Zahl und Aufteilung der Mahlzeiten

Jede Mahlzeit ist wichtig. Während das Frühstück mit Startenergie versorgt, sind Zwischenmahlzeiten „Fitnesstankstellen", die helfen, die zwei Hochphasen der physiologischen Leistungsbereitschaftskurve am Vor- und Nachmittag auszuschöpfen. Wer zum Mittag zu reichlich ißt, kann ein zu dieser Zeit mögliches Leistungstief noch verstärken, so daß man am Nachmittag nur schwer in Schwung kommt. Üppige Mahlzeiten machen bekanntlich müde.

Insgesamt erlaubt also eine regelmäßige Mahlzeiteneinnahme und Flüssigkeitszufuhr die Ausschöpfung des persönlichen Leistungsvermögens und sorgt dafür, daß „Leistungstiefs" zwischendurch soweit wie möglich abgefangen werden.

Das „Timing", also die Zeitanpassung von Essen und Trinken an die persönlichen Arbeits- und Trainingsbedingungen hat zentrale Bedeutung nicht nur in der praktischen Sporternährung. Im Bereich des Leistungssports ist oft eine individuelle Beratung notwendig.

In der Praxis wird jedoch häufig zu wenig bedacht, was zu welchem Zeitpunkt gegessen oder getrunken werden sollte. Oft sind die Zeitabstände zwischen den einzelnen Mahlzeiten zu groß oder mentale bzw. körperliche Belastungen liegen zeitlich ungünstig zur Nahrungsaufnahme. Dieser Tatbestand muß um so mehr beachtet werden, wenn die Mahlzeiten einseitig zusammengestellt sind.

Welche Bedeutung haben die einzelnen Mahlzeiten?

Das Frühstück, das normalerweise nach der längsten nahrungsfreien Phase eingenommen wird, sollte betont kohlenhydratreich sein, da während der Nacht die Kohlenhydrate aus dem Darm gänzlich resorbiert und als Stärke im Muskel und in der Leber (Glykogen) gespeichert werden. Während der Nacht kommt es zu einer erhöhten Fettspaltung und einem deutlichen Anstieg der freien Fettsäuren im Blut, wodurch vermehrt Fette zur Deckung des Energiebedarfs herangezogen werden. Die mit dem Frühstück zugeführten Kohlenhydrate sollten leicht verdaulich und für den Magen-Darmtrakt wenig belastend sein. Zum Frühstück eignen sich kohlenhydratreiche Produkte, wie Vollkornbrot oder Vollkornbrötchen mit Honig, Konfitüre, Marmelade und möglichst wenig Streichfett. Auch die vielfältigen Arten von Müsli, die mit Zucker oder Honig gesüßte Früchte enthalten, sind zu empfehlen. Wird auf einen erhöhten Eiweißanteil Wert gelegt, so sind Quark, fettarme Wurst oder Käse zu empfehlen. Es ist zu bedenken, daß im Vollkornbrot etwa 8–10 %, im Getreideanteil von Müsli bis zu 12 % pflanzliches Eiweiß enthalten ist. Auch wirkt sich der Ballaststoffanteil im Getreide günstig auf die Verdauungsvorgänge und die Blutzucker-Regulation aus. Die nötige Zufuhr von Kohlenhydraten fördert die mentalen Leistungen des Gehirns und kann durch die anregende Wirkung von Kaffee oder Tee noch gefördert werden. Zusätzlich sind zum Frühstück auch Fruchtsäfte oder Obst zu empfehlen.

Die Anforderungen an ein Frühstück sind unterschiedlich, je

nachdem, welche Belastungen der Tag für den einzelnen mit sich bringt. So sieht das Frühstück für jemanden, der auf sein Gewicht zu achten hat, anders aus als für jemanden, der einen hohen Kalorienumsatz benötigt. Eine Eiskunstläuferin oder ein Turner, die sich kalorienarm ernähren, benötigen, um schlank zu bleiben, ein anderes und „kleineres" Frühstück als Langstreckenläufer, die einen sehr hohen Kalorienanteil, vor allem in Form von Kohlenhydraten, brauchen, und als Schwerathleten, z. B. Hammerwerfer, Gewichtheber, Bodybuilder u. a., die für das Muskelwachstum einer eiweißbetonten Kost bedürfen. Beim Frühstück sollte neben dem Energie- und Flüssigkeitsbedarf bereits auf eine ausreichende Mineralstoff- und Vitaminzufuhr geachtet werden. Der Langstreckenläufer braucht aufgrund seines hohen Kalorienumsatzes, der

ansteigenden Körpertemperatur und der damit verbundenen erhöhten Transpiration vermehrt Flüssigkeit, die durch Mineralwässer, Molke, gesüßten Tee, Kaffee, Milch, Buttermilch und Säfte ersetzt werden kann. Ähnliche Ansprüche werden bei hartem Training auch vom Organismus der Kraftathleten an den Flüssigkeits- und Mineralhaushalt gestellt.

Wenn wir von einer gesunden, ausgewogenen Ernährung und einer Verteilung der Nahrungszufuhr auf fünf Mahlzeiten ausgehen, wodurch der Magen-Darmbereich weniger belastet wird und die Nährstoffzufuhr gleichmäßiger erfolgt, dann sollte der Kalorienanteil beim Frühstück ungefähr 20 % der Gesamtkalorien des Tages ausmachen (Abb. unten).

Es erweist sich als günstig, vor dem Mittagessen noch eine Zwischenmahlzeit einzulegen, die aus

1. Frühstück	20–25 %	ca. 500 kcal/Tag
2. Zwischenmahlzeit	10 %	250 kcal/Tag
3. Mittagessen	30 %	750 kcal/Tag
4. Zwischenmahlzeit	10 %	250 kcal/Tag
5. Abendessen	25–30 %	max. 750 kcal/Tag
	100 %	2500 kcal/Tag

Die relative Verteilung der täglichen Kalorienaufnahme, hier errechnet für 2500 kcal/Tag. Bei höherer Kalorienaufnahme ändert sich zwar der Kalorienanteil pro Mahlzeit, der prozentuale Anteil bleibt jedoch bestehen. Bei sehr hohem Energieumsatz kann es durchaus erforderlich sein, noch eine sechste Mahlzeit (Zwischenmahlzeit oder Spätimbiß) einzuplanen

157

Obstsäften, Mixgetränken, Joghurt mit Körnern und Früchten, Semmeln, Knäckebrot, Kuchen, Obst u. a. bestehen kann und insgesamt 10 % des Tageskalorienbedarfs befriedigen soll.

Das Mittagessen stellt neben dem Abendessen, mit einem Kalorienanteil von 30 %, eine Hauptmahlzeit dar. Appetitanregend wirken vor dem Mittagessen ein Glas Tomaten- oder Karottensaft, ferner auch Trauben- oder Apfelsaft. Vor der Hauptspeise sind Suppen, vornehmlich klare, mit leicht verdaulichen Einlagen (z. B. Reis oder Nudeln) empfehlenswert. Die Eiweißzufuhr kann durch Fleisch, Fisch, Milch- und Eierspeisen oder Sojaprodukte gedeckt werden. Dabei sollten Kartoffeln, Reis und Getreideprodukte, wie Nudeln, auch unter dem Blickwinkel des Eiweißgehalts berücksichtigt werden. Zu Unrecht werden häufig Nudeln oder Kartoffeln als Dickmacher bezeichnet. Der größte Anteil der Kartoffeln besteht aus Wasser, der Kalorienanteil an Kohlenhydraten und Eiweiß ist niedrig, und sie sind von Natur aus praktisch fettfrei. Bei Nudeln gibt es eine große Vielfalt – von eifreien bis Vollkornteigwaren ebenso solche mit Gemüseanteilen (Tomaten-, Spinatnudeln usw.).

Gemüse sowie Salate haben einen geringen Kalorienanteil. Sie sind reich an Mineralstoffen, Spurenelementen und Vitaminen sowie an Ballaststoffen. Einer ausreichenden Zufuhr von Ballaststoffen muß Beachtung geschenkt werden, damit die Darmtätigkeit angeregt und die Verweildauer der Speisen im Darm verkürzt wird. Ferner werden an die Zellulose und Rohfasern auszuscheidende Substanzen gebunden.

Als Nachtisch eignen sich Obst, Kompott, Obstsalat, eventuell mit Joghurt- oder Milchspeiseeis; ferner sind Pudding und leichte Mehlspeisen vorteilhaft und mit anderen Früchten wegen der leichtverdaulichen Kohlenhydrate und der hohen Nährstoffdichte an Vitaminen und Mineralstoffen sehr empfehlenswert. Besteht die Hauptspeise nur aus Gemüse, Salat, Kartoffeln, Nudeln oder Reis, ist es zweckmäßig, anschließend auch Käse zu reichen, damit der Energiebedarf bei entsprechend hohem Umsatz befriedigt werden kann.

Am Nachmittag sollte erneut eine Zwischenmahlzeit mit entsprechend 10 % des täglichen Kalorienbedarfs eingenommen werden. Dabei können wieder Brot, Kuchen, Obst, Milchmixgetränke oder Früchtejoghurt abwechseln.

Beim Abendessen sollte die Nahrungszufuhr nicht schwer und belastend sein, da eine schwere Mahlzeit am Abend nicht selten den Schlaf stört. Ein Glas Wein zum Abendessen kann entspannend wirken. Zudem fördert Alkohol die Sekretion der Magensäfte, und der Säureanteil im Wein wirkt ebenfalls günstig auf die

Verdauung. Es muß jedoch bedacht werden, daß mit dem Wein, wie auch mit anderen kohlenhydrat- und alkoholhaltigen Getränken, dem Organismus Kalorien zugeführt werden. Wenn Übergewicht besteht, sollten kalorienfreie Getränke, insbesondere Mineralwässer, bevorzugt werden. Vorteilhaft erweist es sich dann, den Wein oder Obstsaft mit einem magnesiumreichen Mineralwasser zu Schorle zu verdünnen. Zum Abendessen haben sich fettarme Wurst oder Käse, Quark und Salate, ferner Omelette mit Gemüse, Haferflocken-Porridge, magerer Schinken mit Vollkornbrot u. a. bewährt. Wenn die benötigte Energie richtig über den Tag verteilt wurde, besteht auch weniger Gefahr, daß beim Abendessen „alles nachgeholt" und so zuviel auf einmal und zu schwer gegessen wird.

Ernährungsplanung für die täglichen Leistungsanforderungen

Im Rahmen beruflicher Anforderungen sowie des Trainings und der Wettkampfplanung muß eine zeitliche Abstimmung der einzelnen Mahlzeiten bedacht werden. Zwei bis drei Stunden vor anstrengendem körperlichen Training sollten keine belastenden Speisen aufgenommen werden. Nahrungsaufnahme vor körperlichen Belastungen führt nicht selten zu Übelkeit und anderen Beschwerden. Eine der wesentlichen Ursachen liegt darin, daß bei körperlichen Belastungen der Magen-Darm-Bereich ruhiggestellt und nicht durchblutet wird, da von der arbeitenden Muskulatur, dem Herzen und der Haut zur Wärmeregulation der größte Teil des Blutes benötigt wird. Vor und während des Trainings können leicht resorbierbare Speisen aufgenommen werden, die im wesentlichen aus Kohlenhydraten bestehen sollen. Es bieten sich auch kohlenhydrathaltige Getränke an; diese Nährstoffe können unmittelbar im anschließenden Training verwertet werden und schonen zugleich die körpereigenen, begrenzten Zuckervorräte. Vor Trainingsbelastungen eingenommene kohlenhydratreiche Speisen verhindern auch einen vorzeitigen, unnötigen Abbau von Eiweiß zur Aufrechterhaltung des Energiehaushaltes.

Unmittelbar nach dem Training werden zuckerhaltige Gerichte und Getränke gut vertragen und beschleunigen die Regeneration, da eine schnelle Auffüllung der Zuckerspeicher erfolgt. Nach Trainingsbelastungen sollte auch die Zufuhr von Eiweiß eingeplant werden, damit der Bedarf der Zelle an Aminosäuren befriedigt werden kann. Während und nach körperlichen Belastungen kommt es zu einer verstärkten Freisetzung des Wachstumshormons, das für die

159

Regeneration große Bedeutung hat, da es den Eintritt und die Verwertung der Aminosäuren in der Zelle beschleunigt.

Um dem Organismus genügend Kohlenhydrate für Wettkampfanforderungen verfügbar zu machen, sind verschiedene Verfahren erprobt worden. Vorübergehend wurde nach einem harten Training vier Tage vor dem Wettkampf für zwei bis drei Tage eine sehr kohlenhydratarme Kost und anschließend eine sehr kohlenhydratreiche Kost verabreicht. Nach vorausgegangenem Training und Kohlenhydratentzug kommt es nach der Gabe von Kohlenhydraten zu einer übermäßigen Anreicherung von Kohlenhydraten im Muskel (Glykogen), so daß im Wettkampf der Organismus auf die schnell verfügbaren Kohlenhydrate zurückgreifen kann. Diese übermäßige Anreicherung von Kohlenhydraten in der Muskulatur (Superkompensation) ist jedoch nur sinnvoll für länger dauernde Belastungen, wie Läufe ab 10 000 m, Skilanglauf, Straßenradrennen, langwährende Ballspiele, wie Tennis oder Fußball. Dieses Verfahren hat sich jedoch nicht durchgesetzt, da in der sehr kohlenhydratarmen Phase die körperliche Belastbarkeit deutlich reduziert ist. Zwischenzeitlich hat man auf die Hungerphase verzichtet und beendet drei bis vier Tage vor einem Wettkampf das harte Training und führt dem Organismus bei einem re-duzierten Training in erhöhtem Maß Kohlenhydrate in Form von Speisen und Getränken zu. Der Kohlenhydratanteil muß nahezu 70 % der zugeführten Kalorien erreichen. Dadurch kann man eine hohe Anreicherung von Zucker in der Muskulatur erzielen, ohne daß der Trainingsablauf vor einem Wettkampf verändert werden muß.

Zur Ernährung gehört auch Kontrolle durch regelmäßiges Wiegen, da Gewichtsveränderungen leicht zu erkennen geben, ob die Nahrungszufuhr zu hoch oder zu gering ist. Eine Zunahme des Körpergewichts wird gelegentlich bei Sportlern im Rahmen eines Trainingslagers oder bei einem längeren Aufenthalt im Olympischen Dorf beobachtet, da die enorme und vielseitige Auswahl der einzelnen Speisen zu einer zu großen Nährstoffzufuhr verführt. Unter solchen Bedingungen wird es notwendig, die Athleten (und auch die Betreuer) ständig darauf hinzuweisen, sich durch das vielfältige Angebot nicht zu einer höheren Kalorienzufuhr verleiten zu lassen als für den Bedarf erforderlich ist. Hier stellt das Wiegen eine sinnvolle Kontrolle dar. Andererseits kann bei Zunahme des Trainingsumfangs das Körpergewicht abnehmen, wenn die Nahrungszufuhr nicht entsprechend erhöht wird. Auch kann eine Intensivierung und Verstärkung des Trainings mit einer Minderung des Appetits einhergehen, so daß dadurch eine eingeschränkte Nahrungszufuhr verursacht wird. *Mangelnder Appetit* und *Gewichtsabnahme* bei hohen Trainingsbelastungen sind nicht selten Ausdruck eines beginnenden Übertrainings. Daher ist die Gewichtskontrolle auch zur Beurteilung einer solchen möglichen Fehlentwicklung erforderlich.

Besondere Probleme bei der Ernährungsplanung können auftreten, wenn in andere Zeitzonen gewechselt wird. Durch den modernen Flugverkehr treten kurzfristig Zeitverschiebungen von vielen Stunden auf. Bei Flügen in die USA können Zeitverschiebungen von sechs bis neun Stunden auftreten. In ähnlicher Weise tritt dies auch bei Flügen nach Asien ein. Die mit diesen Zeitverschiebungen eintretenden Veränderungen des Biorhythmus, als »Jet-Lag« bezeichnet, erfordern pro Stunde Zeitverschiebung in der Regel einen Tag, damit sich wieder die Leistungsoptima und auch die vegetativen Funktionen einstellen. Dies hat natürlich nicht nur vorübergehende Wirkung auf einen veränderten Schlafrhythmus, der meist durch zu frühes Erwachen gekennzeichnet ist, sondern auch Auswirkungen auf die Nahrungszufuhr. Es hat sich am günstigsten erwiesen,

die Ernährung sofort nach Ankunft im Gastland den dortigen Verhältnissen anzupassen. Die Anpassung für den Organismus selbst kann durch Schlafmittel erleichtert werden. So ist nachgewiesen, daß Barbiturate und vor allem Diazepame den Schlafrhythmus schneller regulieren und somit auch die schnellere Umstellung mit Verbesserung der Leistungsfähigkeit ermöglichen. Es ist jedoch notwendig, daß Medikamente eingesetzt werden, die keine Nachwirkungen haben und nach der Schlafphase nicht Müdigkeit und Leistungseinbußen hervorrufen.

Aus diesem Grund wurde von uns das kurzwirkende Schlafmittel *Noctamid (Chlormetazepam),* das bereits nach fünf Stunden im wesentlichen abgebaut ist, überprüft. Es konnte, auch bei internationalen Wettkämpfen, gezeigt werden, daß nach Einnahme von *Noctamid* am nächsten Morgen subjektiv keine Müdigkeit auftritt und auch die Leistungsfähigkeit sowie die neuromuskulären Funktionen unbeeinträchtigt bleiben. Daher ist es sinnvoll, mit einem leichten Schlafmittel wie *Noctamid* den neuen Schlafrhythmus zu erzwingen und sich den örtlichen Gegebenheiten anzupassen, was auch für die Nährstoffzufuhr große Bedeutung hat.

Ernährung bei unterschiedlichen Sportarten

Mentale Belastungen (Schießen, Reiten, Skispringen, Motorsport, Segelfliegen)

Sportarten, die durch vorwiegend mentale Belastungen gekennzeichnet sind, haben einen geringen muskulären Energiebedarf. Es werden zwar muskuläre Fertigkeiten verlangt, aber an die Muskulatur werden keine hohen Anforderungen bezüglich Ausdauer oder Kraft gestellt. Bei Sportarten mit überwiegend mentalen Belastungsformen muß ernährungsmäßig vor allen Dingen der Energiebedarf des Gehirns und der Nervenzellen bedacht und beeinflußt werden. Bei Autorennfahrern insbesondere bei Langstreckenrennen konnten wir beobachten, daß die Fahrfähigkeit durch die Einnahme von Kohlenhydraten verbessert werden kann. Eine Überprüfung dieser Beobachtung im Kraftfahrzeugautosimulator, wobei eine schwierige, kurvenreiche Strecke über zwei Stunden zu durchfahren war, zeigte, daß die Fahrfehlerquote, insbesondere im letzten Drittel, bei der Gruppe, die Traubenzucker eingenommen hatte, meßbar niedriger lag. Auch ein durchgeführter Konzentrationstest zeigte nach der Einnahme von Traubenzucker vor und während der Autofahrt bessere Ergebnisse (Abb. S. 77). Aus diesen Versuchen ist ableitbar, daß durch geringe Mengen an Traubenzucker (10–20 g) vor und während mentaler Anstrengungen eine Verbesserung der Hirnleistungsfähigkeit erzielt wird. Diese Erkenntnisse lassen sich auf alle von vorwiegend mentalen Leistungen abhängigen Sportarten übertragen.

Kraft- und Schnellkraftsportarten

Zu den Kraftsportarten zählen Gewichtheben, Kugelstoßen, Hammerwerfen oder Diskuswerfen, zu den Schnellkraftsportarten Sprint, Hoch-, Weit-, Stabhochsprung, Speerwerfen und ähnliche Belastungsformen. Die Übergänge sind fließend. Bei diesen Sportarten dauert die Belastungsphase jeweils nur wenige Sekunden, wobei Kraft und Schnelligkeit als Komponenten maximal zum Einsatz kommen. Für eine erfolgreiche Entwicklung dieser Schnelligkeits- oder Kraftleistungen in verschiedenen Sportdisziplinen ist eine große Muskelmasse erforderlich. Für den Aufbau und den Erhalt des Muskeleiweißes ist eine hohe Zufuhr von hochwertigem Eiweiß notwendig. Obwohl experimentell nicht genügend abgesichert, wird aufgrund von Erfahrungen seit langem behauptet, daß eine hohe und vielfältige Zufuhr von Eiweißproduten für die Entwicklung der Muskelkraft erforderlich sei. Daher findet sich bei den Kraftsportlern der höchste Eiweißkonsum.

Bevorzugt wird tierisches Muskelfleisch. Der Anteil des Eiweißes an dem gesamten Energiebedarf sollte jedoch 20 % nicht überschreiten. (Abb. S. 82). Es ist notwendig, bei hohem Eiweißbedarf einen Teil des Eiweißes über Fisch oder auch pflanzliches Eiweiß zu decken. Der Fettanteil in der Ernährung des Kraftsportlers sollte gesenkt werden, da mit dem bevorzugten Verzehr tierischer Eiweißträger eine nicht geringe Aufnahme von Fett verbunden sein kann. Bei einem gezielten Krafttraining und entsprechender eiweißreicher Ernährung werden nicht unerhebliche Zunahmen des Körpergewichts beobachtet, woran vornehmlich die Muskelmasse beteiligt ist. In mehreren Wochen währenden trainingsfreien Perioden bildet sich die Muskulatur deutlich zurück, was auch an einem Rückgang des Körpergewichtes ablesbar ist.

Kraftausdauersportarten

Bei manchen Sportarten mit einer deutlichen Kraftkomponente, die jedoch nicht der Maximalkraft gleichzusetzen ist, wird zusätzlich ein hohes Maß an Ausdauer verlangt, wobei der Energieumsatz an die Maximalbereiche der Ausdauersportarten grenzt, wie z.B. beim Rudern. Diese Kraftausdauersportarten benötigen neben einer relativ eiweißreichen Kost einen enormen Anteil an Kohlenhydraten, um die hohen Belastungen bewältigen zu können. An die Kraftausdauersportler werden hohe Anforderungen im Training gestellt, da sowohl die Kraftkomponente ausgebaut als auch die Ausdauer besonders intensiv trainiert werden muß. So finden sich bei manchen Kraftausdauersportarten, wie z.B. Rudern, mit die höchsten Trainingsumfänge. An hochintensiven Trainingstagen erreichen Ruderer mit 6000 kcal und mehr die höchsten Kalorienumsätze. Es muß allerdings dabei berücksichtigt werden, daß die Ruderer in der Regel sehr groß und kräftig gewachsen sind, so daß, auf das Körpergewicht bezogen, sich die Kalorienmengen relativieren. Bei enormen Trainingsanforderungen, insbesondere beim Hallentraining, muß dem Flüssigkeits- und Mineralstoffersatz besondere Bedeutung beigemessen werden.

Ausdauersportarten

Alle Ausdauersportarten sind durch einen sehr hohen Kalorienumsatz gekennzeichnet. Bei den heutigen Trainingsumfängen, die mehrere Stunden täglich erreichen, sind Energieumsätze von über 5000 kcal pro Tag die Regel. Dabei unterscheiden sich im Energieumsatz Läufer, Radfahrer, Skilangläufer, Eisschnelläufer u. a. nicht

163

wesentlich. Bei den Ausdauersportarten haben die Kohlenhydrate Vorrang und sollten 60 % der Gesamtkalorien betragen (Abb. S. 82). Auch hier erfordern die hohen Energieumsätze eine ausreichende Substitution von Flüssigkeit sowie von Mineralien und Spurenelementen. Ferner ist bei Sportarten mit großem Energieumsatz der Vitaminbedarf erhöht.

Spielsportarten

Alle Spielsportarten, insbesondere Tennis, Hockey, Fuß-, Hand-, Basket-, Volleyball, sind durch einen Wechsel von unterschiedlichen motorischen Elementen, wie Kraft, Schnelligkeit, Ausdauer oder Koordination, gekennzeichnet. Die meisten Spielsportarten haben eine vorgeschriebene Wettkampfzeit, die gelegentlich durch eine Verlängerung überschritten werden kann, so daß auch eine gute Planung bezüglich der Verabreichung von Getränken und Nährstoffen vor dem Spiel möglich ist. Beim Tennis sind die Verhältnisse schwieriger, da eine Begegnung über sechs Stunden währen kann und damit über eine sehr lange Zeit hohe Anforderungen an den Energieumsatz, den Wärmehaushalt, den Flüssigkeits- und Mineralbedarf und an Koordinations- und Konzentrationsfähigkeit gestellt werden. Bei extremen mehrstündigen Tennisspielen besteht die Gefahr, daß die Kohlenhydratvorräte nicht ausrei-

chen, so daß sie während des Spiels ersetzt werden müssen. Ferner ist es notwendig, daß ein ausreichender Flüssigkeits- und Mineralstoffersatz erfolgt. Um den Flüssigkeitsbedarf zu decken, mußten wir bei einem sechseinhalb Stunden während Tennismatch im Davis-Cup Flüssigkeitsmengen über 5 l verabreichen, die zugleich verschiedene Kohlenhydrate, Mineralstoffe und Vitamine enthielten. Trotzdem war das Körpergewicht nach diesem Match noch um 2 kg verringert, was im wesentlichen Folge des Wasserverlustes durch Schweiß war (Abb. S. 73). Werden diese Maßnahmen nicht getroffen, kann es sehr leicht zu Verkrampfungen oder Muskelkrämpfen bis hin zu Muskelzerrungen und damit zum Spielabbruch kommen. Auch bei Fußballspielen über 90 Minuten Dauer wurden bei heißem Wetter Flüssigkeitsverluste von 3–4 l beschrieben.

Kompositorische Sportarten

Bei den kompositorischen Sportarten wie Turnen, Kunstspringen, Gymnastik, Tanz, Eis- und Rollkunstlauf werden auf der einen Seite hohe mentale Anforderungen an die Konzentration und Koordination gestellt und auf der anderen Seite kurzfristige, hochintensive muskuläre Belastungen gefordert. Für diese muskulären Belastungen spielen die Fette im Rahmen der Energiebereitstellung keine

Rolle, da ihr Abbau zu langsam erfolgt. Hier werden vornehmlich die Energiespeicher in der Muskelzelle selbst bzw. das abgelagerte Glykogen (Stärke) herangezogen und verwertet. Es ist somit erforderlich, daß durch eine gezielte Kost die Energiespeicher genügend gefüllt werden, die dann völlig ausreichen, um den Energiebedarf, z. B. beim Rollschuhkunst- oder beim Eistanz, zu befriedigen. In der Nachbelastungsphase ist darauf zu achten, daß die Speicher wieder ergänzt werden. Zwischen Wettkampf und Training muß jedoch unterschieden werden. Die im Training erforderlichen muskulären Beanspruchungen stellen ein Vielfaches der Belastung während des Wettkampfs dar, da viele Einzelkomponenten immer wieder durchtrainiert werden müssen. Daher erfordern solche Sportarten, trotz der Kürze des Wettkampfs, ein stundenlanges Training und einen entsprechenden Energiebedarf. Hier spielt eine kohlenhydratreiche Kost ebenfalls eine vorrangige Rolle.

Die verschiedenen vielseitigen Belastungsformen, die durch Training und wettkampfmäßige Beanspruchungen auftreten, sind bezüglich der mentalen und muskulären Belastungen und der Rückwirkungen auf die inneren Organe grundverschieden. Daher ist auch der Energiebedarf unterschiedlich. Die Grundlagen für die Beurteilung des Energiebedarfs und der Nährstoffaufnahme sind in den vorausgegangenen Kapiteln über die einzelnen Energieträger dargelegt worden, und es wurde auch auf die Austauschbarkeit der einzelnen Energieträger hingewiesen. Allgemein kann man festhalten, daß in der Ernährung der Anteil der Kohlenhydrate in ihren verschiedenen Formen als Mono-, Di- und Polysaccharide hoch angesetzt werden muß und daß eine ausreichende Versorgung mit qualitativ hochwertigen Eiweißprodukten erforderlich ist. Es ist nicht notwendig, auf sogenannte Eiweißkonzentrate zurückzugreifen; in der Regel können in geschmacklich abgerundeter Form die notwendigen Proteine mit Fleisch, Fisch, Milch und Eiprodukten sowie durch abwechslungsreiche pflanzliche Gerichte zugeführt werden, wobei den Getreidearten und den daraus hergestellten Speisen wie Brot, Nudeln u. a., ferner auch Kartoffeln vorrangige Bedeutung zukommt. Für alle Sportarten gilt, bei der Fettzufuhr, insbesondere von tierischem Fett, Zurückhaltung zu üben, da nicht selten auch bei Spitzensportlern pathologische Cholesterin- und Harnsäurewerte beobachtet werden können. Die beschriebene Zusammensetzung der Kost für Leistungssportler sollten auch alle beachten, die sich dem Breitensport widmen, oder auch die Untätigen, die den Zugang zu mehr körperlicher Betätigung und zum Sport noch nicht gefunden haben.

165

Einkauf, Zubereitung von Fitness-Gerichten und Essen im Restaurant

Die Weichen für eine vollwertige und ausgewogene Fitness-Ernährung werden keinesfalls allein in der Küche gestellt, sondern gesunde Ernährung beginnt bereits beim Einkauf oder mit der richtigen Bestellung im Restaurant. Die Auswahlmöglichkeiten im modernen Schlaraffenland sind vielfältig wie nie zuvor. Doch wer die Wahl hat, hat bekanntlich auch die Qual, und für so manchen Esser ist der Traum vom Schlaraffenland mangels ausreichender körperlicher Aktivität bereits zum Kalorienalptraum geworden.

Die Leitlinie für fitnessbewußtes und genußvolles Essen zugleich heißt: Qualität statt Quantität! Natürlich hat nicht jeder Zeit, gleich am Morgen das frisch angelieferte Gemüse und Obst zu kaufen, um es dann sachgemäß – dunkel und kühl – zu lagern, damit sich der Vitaminverlust in Grenzen hält. Und auch für ein Stück „Biofleisch" aus ökologischer Erzeugung oder frische Eier wird mancher nicht erst aufs Land fahren. Die Mehrzahl von uns ist auf die Geschäfte um die Ecke angewiesen. Qualität läßt sich überall finden, man muß nur die Sinne dafür schärfen. So kann angewelkter Salat oder überlagertes Gemüse aus so manchem Supermarkt nichts taugen. Dabei gehen nicht nur der gute Geschmack und das Aussehen sondern auch Vitamine wie Folsäure und Vitamin C, die besonders empfindlich sind, rasch verloren. In diesem Fall wäre die „Frische auf Vorrat" – also der Griff zum erntefrisch tiefgefrorenen Gemüse die bessere Wahl gewesen.

Worauf ist im einzelnen zu achten?

Bevorzugen Sie frische, möglichst wenig verarbeitete Lebensmittel.

Seien Sie sorgfältig bei der Lagerung und Zubereitung der Lebensmittel. Das schützt vor Lebensmittelvergiftungen, erhält die Vitamine und den Geschmack.

Genießen Sie Obst und Gemüse der Jahreszeit, möglichst frisch.

Achten Sie beim sinnvollen Einsatz von Fertigprodukten auf die Zutatenliste. Wählen Sie nur Produkte mit einer eindeutigen und offenen Deklaration.

Kaufen Sie frische Produkte, also Brot, Kartoffeln, Gemüse, Obst, Fisch, Eier, Milchprodukte und Fleisch möglichst nur im Fachgeschäft und auf dem Wochenmarkt oder beim Erzeuger ein. Lebensmittelkauf ist Vertrauenssache. Als Stammkunde sind Sie sicherlich gut beraten. Fragen Sie nach der Herkunft der Lebensmittel, und achten Sie auf Qualitätshinweise und Prüfsiegel.

Ein vielseitiger Speiseplan stellt die Nährstoffversorgung sicher, ermöglicht ein genußvolles Essen und schützt vor Schadstoffbelastungen, die bei einseitiger Ernährung leichter auftreten.

166

Zu einer verantwortlichen Ernährung gehört unbedingt ein umweltbewußter Lebensmitteleinkauf.

Vorrat nach Maß und richtiges Einkaufen

Wann einkaufen?
Tagesfrisch:
Brötchen, Salat, Fisch, Hackfleisch, Frischmilch, Frischfleisch

Wöchentlich:
Brot (2mal wöchentlich), Frischgemüse, Frischobst, Käse, Quark, Joghurt, Eier, Wurst, saure Sahne, Sahne, Kaffee, Butter, Margarine

Monatlich:
Reis, Nudeln, Haferflocken, H-Milch, Knäckebrot, Kartoffeltrockenprodukte, Konserven, Kakao, Senf, Gewürze, Tee, Öl, Säfte, Mineralwasser, Bier, Honig, Zucker, außerdem Vorräte für die Tiefkühltruhe

Jährlich:
Im Sommer: Obst und Gemüse zum Einmachen und Einfrieren
Im Herbst: Einkellerungs-Kartoffeln, Lagergemüse und -obst

Wie lange kann man Lebensmittel lagern? Wie lange bleiben sie frisch?

Zu diesen Fragen hat die Ernährungswissenschaftlerin Elisabeth Lange folgende Informationen zusammengestellt: Trockene Produkte wie Teigwaren, Reis, Hülsenfrüchte, Mehl und Getreidekörner in der verschlossenen Packung bis zu 1 Jahr, vorausgesetzt, sie werden trocken, kühl und dunkel aufbewahrt. Frische Lebensmittel gehören in den Kühlschrank. Innerhalb des Kühlschranks gibt es unterschiedlich kalte Zonen. Ihre Lebensmittel halten sich länger, wenn Sie sie nicht einfach dahin legen, wo gerade Platz ist. Leicht verderbliche Sachen gehören auf die kältesten Plätze an der Rückwand des Gerätes und auf die Glasplatte über den Gemüseschalen. Tierische Lebensmittel wie Geflügel, Fleisch, Frischfisch, Muscheln, Hackfleisch und Speisen, die mit rohem Eigelb zubereitet sind, müssen getrennt von anderen Lebensmitteln verpackt in Folie oder Plastikbehältern kalt gelagert werden, damit sich die Mikroben nicht vermehren können. Sie verhindern mit der Verpackung zwar nicht den Verderb, vermeiden aber die Übertragung von Schimmelpilzen und Bakterien auf andere Produkte. Gut verpackt können die Lebensmittel auch nicht austrocknen, es gehen weniger Vitamine durch Sauerstoff verloren, und Gerüche werden nicht von einem auf das andere Produkt übertragen.

Im Gemüsefach ist die Temperatur gerade richtig für Salat, Gemüse und einige Obstsorten. Ananas, Mangos, Zitrusfrüchte, Bananen und Tomaten gehören allerdings nicht in den

Kühlschrank. Sie verlieren bei Kälte ihr Aroma, und Bananen verfärben sich.

Wie lange bleibt Hackfleisch frisch?

Nicht länger als einen Tag. Beim Durchdrehen entsteht eine stark vergrößerte Oberfläche und damit ideale Lebensbedingungen für Bakterien, auch im Kühlschrank. Hackfleisch muß deshalb unbedingt am selben Tag verbraucht werden, an dem es durchgedreht wurde. Laut Gesetz darf der Metzger Hackfleisch nur innerhalb von acht Stunden verkaufen.

Tiefkühlkost

Tiefkühlkost hält am längsten frisch, wenn Sie folgende Spielregeln beachten. Wie alle Lebensmittel wird bekanntlich auch Tiefgekühltes durch Lagern nicht besser. Die Kälte hemmt zwar den Abbau von Inhaltsstoffen, unterbindet ihn aber nicht komplett. Kein Lebensmittel und kein fertiges Gericht sollte deshalb länger als ein Jahr im Gefriergerät lagern. Fetthaltige Lebensmittel behalten ihre Qualität nur drei bis vier Monate, weil sich mit der Zeit die chemische Struktur der Fette verändert. Sie können dies deutlich am Geschmack erkennen, denn das enthaltene Fett wird ranzig. Auch die Verpackung ist für die Lagerfähigkeit wichtig, denn Luftsauerstoff beschleunigt den Verderb. Falls Sie rohes Fleisch als Vorrat einfrieren

möchten, ist es am besten, wenn Sie von Ihrem Metzger die Stücke in einer Spezialfolie vakuumverschweißen lassen. Grüne Gemüse und Küchenkräuter behalten ihre Nährstoffe etwa sechs bis zwölf Monate lang. Allerdings muß das zerkleinerte Grün vor dem Einfrieren für kurze Zeit blanchiert, also in kochendes Wasser getaucht werden. Sonst zerstören die in den Pflanzen enthaltenen Enzyme empfindliche Nährstoffe und den typischen Geschmack.

Empfehlungen für die Fitnessküche

Nicht nur, was in der Einkaufstasche ist oder in der Tiefkühltruhe lagert, sondern erst das, was zubereitet auf dem Teller liegt, kann tatsächlich der Nährstoffversorgung dienen. Auf der „Gefahrenstrecke" zwischen Ernte und Verzehr wirken verschiedene Einflußfaktoren (Sauerstoff, Licht, Wärme und Wasser) auf die Lebensmittelqualität ein, die jeder für sich sowie zusammen und natürlich in Abhängigkeit von der Zeit zu entsprechenden Nährstoff- und Geschmacksverlusten führen können. Durch Wasser (Wasch- und Kochwasser) können insbesondere die wasserlöslichen „Hochleistungselemente" Kalium und Magnesium aus den Lebensmitteln herausgelöst werden. Man spricht dabei von „Auslaugen". Neben der richtigen Lebensmittelauswahl (auf die Frische achten!) ist die Minimierung von Zubereitungsverlusten der wichtigste Schritt zur Verbesserung der Nährstoffversorgung. Natürlich sollte man nicht ganz auf den Kochtopf verzichten, denn manche Lebensmittel müssen unbedingt gegart werden (z. B. Kartoffeln und Hülsenfrüchte).

Um die Verlustraten – übrigens nicht nur an Vitaminen und Mineralstoffen, sondern auch an empfindlichen Geschmacksstoffen – so gering wie möglich zu halten, empfiehlt sich die Anwendung folgender Grundregeln in der Fitnessküche:

- Lebensmittel erst unmittelbar vor dem Verzehr zubereiten.
- Nur das Nötige beim Putzen und Schälen entfernen.
- Kurz, aber gründlich waschen; möglichst vor dem Zerkleinern, z. B. Kartoffeln und Kohlrabi.
- Nährstoffschonend garen (dünsten, in Folie, Tontopf oder Wok garen). Beim Kochen und Schmoren die Kochflüssigkeit und den Bratensaft verwenden.
- Temperatur und Kochzeit dem Lebensmittel anpassen; Übergarung vermeiden.
- Langes Warmhalten von Speisen vermeiden; Abkühlen und Aufwärmen ist besser.
- Nicht verzehrte Lebensmittel sofort so kühl wie möglich aufbewahren (Kühlschrank).
- Eine zeitsparende Hilfe für die moderne Ernährung ist auch die Mikrowelle. Schnell läßt sich damit Frisches oder Tiefgekühltes schonend und schmackhaft zubereiten.

Alle Empfehlungen dienen der Nährwert- und Geschmackserhaltung. Sie können auch dazu beitragen, den Kochsalzeinsatz in der Küche gering zu halten, da der Eigengeschmack der Lebensmittel besser erhalten bleibt. Ausgelaugte und zu lange gekochte Lebensmittel schmecken fad, was zum Nachsalzen führt.

Vollwertig sollte die Ernährung sein: ungeschälter Naturreis, Vollkornnudeln, Vollkornmehle (als Faustregel gilt: je höher die Typenbezeichnung, um so höher der Anteil an Ballaststoffen, Vitaminen und Mineralstoffen), Vollkornflocken, Vollkornbackwaren, kernige Kraftbrote – da stecken die Nährwerte drin, die Sie in Ihrer täglichen Kost brauchen. Und haben Sie schon mal mit Graupen, Weizen, Roggen, Buchweizen, Gerste und Mais gekocht? Wenn nicht, sollten Sie bald einmal die Rezepte damit ausprobieren; Sie werden erstaunt sein, wie gut solche Körner schmecken können.

Bei Marmeladen bevorzugen Sie solche, die über 60% Fruchtanteile haben; ansonsten läßt sich ein Marmeladenaufstrich viel gesünder selbst herstellen. Zum sparsamen Süßen eignen sich auch sehr gut Honig, Ahornsirup und Trockenobst.

169

Bei Milchprodukten stehen die Fettprozente gut leserlich auf jeder Packung. Je höher der Fettanteil, desto mehr Cholesterin und Kalorien sind enthalten; daher sollten fettarme Käsesorten bevorzugt werden. Zum Abrunden von Suppen und Saucen eignen sich fettarme Produkte genausogut. Und will man auf Sahne, Crème fraîche oder Crème double nicht verzichten, reicht auch ein Eßlöffel.

Der Fett- und damit der Kaloriengehalt von Wurst ist abhängig von der Rezeptur. Bei den meisten Erzeugnissen schwankt der Fettgehalt zwischen 5 und 30%, einige enthalten bis zu 50 %. Fett läßt sich einsparen durch Verwendung fettarmer Erzeugnisse, wie Sülzwurstarten, Bierschinken und Geflügelwurst. Bei fettreicheren Wurstwaren empfiehlt es sich, das Streichfett wegzulassen.

Fisch ist wegen seines biologisch hochwertigen Eiweißes eines der begehrtesten Nahrungsmittel nicht nur in der Sportlerernährung geworden: leicht verdaulich und reichhaltig an jenen Fetten, den sogenannten mehrfach ungesättigten Fettsäuren, die für den Organismus sehr wichtig sind. Der Gehalt an Wasser im Fischfleisch ist mit ca. 65 % relativ gering, es gibt jedoch deutliche Schwankungen. Der Anteil des Eiweißes liegt bei 12–22 % und der Fette bei 8–28 %. Gerade der Fettgehalt kann erheblich schwanken; man unterscheidet zwischen fettreichem Fisch wie Hering oder magerem wie Forelle oder Kabeljau. Vor allem fetter Fisch ist reich an Omega-3-Fettsäuren, ferner an Vitamin A, E, D. Da auf den hohen Anteil an ungesättigten Fettsäuren im Fisch die niedrige Herzinfarktrate bei denjenigen Menschen zurückgeführt wird, die einen wesentlichen Anteil ihres Nahrungsbedarfs über Fisch decken, haben Sporttreibende einen doppelten Nutzen: Körperliches Training und fischreiche Kost addieren sich in ihren günstigen Wirkungen auf das Gefäßbett und schützen so vor Arteriosklerose. Fisch sollte möglichst frisch gekauft werden, obwohl Tiefkühlfisch ebenso zu empfehlen ist. Manche Geschäfte garantieren aufgrund eines gut durchdachten Transportsystems frischen Hochseefisch.

Fett einsparen, wo immer es geht

Nicht nur Figurbewußte sondern auch Aktive profitieren von einer kohlenhydratbetonten, eiweißhochwertigen und fettkontrollierten Fitness-Küche. Deshalb sind die folgenden Tricks auch der erste Schritt zur fettbewußten Ernährung (Quelle: Fit for Fun-Diät).

- Dünsten statt braten
  Fisch am besten gedünstet, pochiert oder gegrillt verzehren. So bleibt er fettarm und doch schmackhaft. Eine weitere fettspa-

170

rende Möglichkeit: in Pergament-papier gewickelt im Backofen garen. Vermeiden Sie möglichst auch Panaden, die besonders viel Fett aufnehmen können.

● Kaltes Fett schwimmt oben
Flüssige fetthaltige Speisen wie Brühe, Saucen und Eintöpfe über Nacht abkühlen lassen und das erstarrte Fett von der Oberfläche abnehmen. Küchenprofis entfetten Brühen und Saucenfonds auch mit dieser Schnellmethode: Eiswürfel werden in ein sauberes Küchentuch gepackt und die Enden fest zusammengedreht. Mit der eisigen Unterseite des Beutels fährt man zügig über die Oberfläche der Brühe, wobei das erstarrte Fett am Küchentuch hängen bleibt.

● Wok statt Pfanne
Kochen Sie chinesisch. Im Wok, dem Universalgerät der asiatischen Küche, gart alles knackig frisch und ohne viel Fett.

● Brühe als Basis
Statt Gemüse in Öl anzubraten, können Sie es auch in Brühe dünsten. Besonders intensiv schmeckt beispielsweise selbst gemachte Gemüsebrühe mit in einer Pfanne ohne Fett gerösteten Zwiebeln und Knoblauch.
● Dämpfen dämpft den Fettverbrauch

Bei dieser Kochtechnik werden die Zutaten völlig ohne Zuhilfenahme von Fett im Wasserdampf gegart. Besorgen Sie sich Dämpfeinsätze für Ihre Töpfe.

● Schmeckt gar nicht verwässert
Mit kohlensäurehaltigem Mineralwasser Magerquark cremig rühren.

● Salat nicht in Öl ertränken
Dennoch reichert ein Teelöffel (pro Portion!) Pflanzenöl, z. B. Oliven-, Raps- oder Sojaöl, jeden Salat mit Vitamin E sowie wertvollen einfach und mehrfach ungesättigten Fettsäuren an. Eine Salatvinaigrette läßt sich auch gut mit Tomatensaft oder Brühe verlängern.

● Pürieren statt mit Sahne binden
Zum Andicken von Saucen und Suppen eignen sich gekochte und pürierte Kartoffeln, Tomaten, Möhren oder andere Gemüse.

● Reichlich Kräuter und Gewürze verwenden, wenn sie am Geschmacksträger Fett sparen.

Auch außer Haus gut verpflegt

Besondere „Stolpersteine" bei häufigem Essen außer Haus sind Restaurantbesuche. Vergleichen Sie deshalb einmal die ernährungswissenschaftliche Bewertung typischer Fast-food-Gerichte und Restaurantangebote.

171

Schnellimbißangebote	Bewertung
Einfacher Hamburger	verhältnismäßig geringer Fettgehalt
Cheeseburger	höherer Fettgehalt
Bratwurst	hoher Fettgehalt
Schaschlik	mittlerer Fettgehalt
Gyros	mittlerer Fettgehalt
Pizza	mittlerer Fettgehalt, abhängig vom Belag
Pommes frites	mittlerer bis hoher Fettgehalt, abhängig von der Zubereitung
Ketchup	hoher Zuckergehalt
Mayonnaise	hoher Fettgehalt
Brathähnchen	geringer Fettgehalt (ohne Haut)
Frikadellen	mittlerer Fettgehalt
Paniertes Schnitzel oder Kotelett	mittlerer bis hoher Fettgehalt
Panierter und gebratener Fisch	mittlerer Fettgehalt
Gefüllte Croissants	mittlerer Fettgehalt, je nach Füllung
Limonadengetränke	hoher Zuckergehalt
Bier	kalorien- und alkoholhaltig
Weißbrot, -brötchen	vitamin-, mineralstoff- und ballaststoffarm

Gesamtbewertung:
Viel Fett und Zucker, wenig Vitamine, Mineralstoffe und Ballaststoffe.
Zuwenig Gemüse und frische Salate.

Restaurantangebote	Bewertung
Kurzgebratenes Fleisch	wenig Fett
Pasteten und Terrinen	mittlerer bis hoher Fettgehalt
Gratins	hoher Fettgehalt, je nach Zubereitung
Fisch, pochiert, gegrillt	geringer Fettgehalt
Gemüse, gedünstet	geringer Fettgehalt
Brot, Nudeln, Reis, Kartoffeln	geringer Fettgehalt
Kroketten, Bratkartoffeln	mittlerer Fettgehalt
Suppen und Saucen	geringer bis hoher Fettgehalt
Salate	Fettgehalt abhängig vom Dressing
Schalen- und Krustentiere, roh oder gekocht	hoher Cholesteringehalt, bei Muscheln auch hoher Schadstoffgehalt möglich
Sahneeis	hoher Fettgehalt
Sorbets	geringer Fettgehalt, alkohol- und zuckerhaltig
Desserts	zum Teil hohe Fett- und Zuckergehalte
Frisches Obst	fettarm, vitamin- und mineralstoffreich
Käse	mittlerer bis hoher Fettgehalt
Wein, Sekt, Champagner	mittlerer Alkoholgehalt
Aperitif und Digestif	hoher Alkoholgehalt

Gesamtbeurteilung:
Meist zu viele Kalorien, zuviel Fett, Eiweiß, Alkohol und Zucker.
Empfehlung: Den Schwerpunkt auf Gemüsegerichte, Salate und Früchte
sowie Mineralwasser legen, fettarm zubereiteten Fisch und mageres
Fleisch bevorzugen.

173

Für Restaurantbesuche lassen sich neben einer leichten deutschen Küche mit vorwiegend frischer Speisenzubereitung auch folgende Empfehlungen geben:

Gehen Sie italienisch (Antipasti, Salate, gegrillter Fisch, Gemüsebeilagen) oder japanisch (Sushi, Fisch, Gemüse in leichter Zubereitung mit Reis) essen. Beide Küchen gelten als herzgesunde und kulinarisch anspruchsvolle Fitnesskost.

Und was die Menüplanung, die Auswahl von Vorspeise, Hauptgang und Nachspeise betrifft, so sind folgende Vorschläge leicht und wohlschmeckend:

Salat der Jahreszeit mit Sprossen und einer Kräutervinaigrette oder Rindercarpaccio oder klare Bouillon mit Gemüseeinlage

Gedünsteter oder gegrillter Fisch

Gemüsebeilage der Saison, Nudeln oder Reis

Frisches Obst oder Sorbet.

Guten Appetit!

Übrigens: Eine schmackhafte, sinnvoll zusammengestellte Mahlzeit in ruhiger Atmosphäre ist auch für Sportler ein unverzichtbarer Beitrag zur Regeneration.

Der Ernährungsfahrplan und ausgewählte Rezepte der internationalen Fitness-Küche

Gut und richtig essen und zugleich fit und leistungsfähig sein, ist kein Widerspruch; es läßt sich leichter verwirklichen als manch einer glaubt. Natürlich muß der eine oder andere in seiner Ernährung ein wenig umdenken; denn heute heißt es: weniger Fett, ausreichend Eiweiß und reichlich Kohlenhydrate essen. Riesensteaks und viele Eier – als Super-Fitmacher – sind längst passé.

In den vorangegangenen Kapiteln wurden die Aufgaben der Nährstoffe, die richtige Lebensmittelauswahl und die Bedeutung der einzelnen Tagesmahlzeiten ausführlich erläutert. Nun geht es darum, die Theorie in die Praxis umzusetzen. Exakt kalkulierte Tagespläne bieten zwar genaue Anhaltspunkte – zumindest für diejenigen, die bereit sind, sich daran zu halten – sind aber selten flexibel genug, um auf die individuellen Be-

dürfnisse, die unterschiedlichen Anforderungen des Alltags sowie die jeweiligen Trainings- und Wettkampfbedingungen einzugehen. Dennoch sind beispielhafte Rezepte eine gute Anregung und Lernmöglichkeit für die Umsetzung der Grundprinzipien einer fitnessbewußten, gesunden und schmackhaften Küche. Ziel dieses Kapitels ist aber nicht nur die Vorstellung interessanter und abwechslungsreicher Rezepte, sondern zu zeigen, wie man verhältnismäßig einfach verschiedene Tagesmahlzeiten und auch Fertiggerichte zu Fitmachern abwandeln und aufwerten kann. So lassen sich Hauptgerichte durch Auswahl und Menge der sogenannten Beilagen (dieser Begriff ist unter Sportgesichtspunkten eigentlich falsch!) deutlich im Kohlenhydratanteil verbessern. Die Tabelle nennt einige dieser Beilagen, mit denen man Mahlzeiten zusätzlich aufwerten kann.

Durchschnittlicher Nährwert und Energiegehalt

Lebensmittel	Eiweiß	Kohlenhydrate	Fett	Kilokalorien
1 Scheibe Brot oder 1 Brötchen (ca. 50 g)	3 g	23 g	0,5 g	110
1 Portion Reis (ca. 70 g), Trockengewicht	5 g	53 g	0,4 g	244
1 Portion Nudeln (ca. 70 g), Trockengewicht	10 g	49 g	2,0 g	254
250 g Kartoffeln (ca. 5 Stück), gekocht	4,5 g	42 g	1,0 g	190

Nachtische ebenso wie kleine Zwischenimbisse können je nach Zusammensetzung ebenfalls den Tagesplan mit Kohlenhydraten aufwerten. Günstige Beispiele dafür sind: frische Erdbeeren, Banane, Fruchtkaltschale, Obstgrütze, Grießflammeri mit Fruchtsauce, Obstsalat usw. Getränke lassen sich mit Maltodextrin und löslicher Stärke mit Kohlenhydraten anreichern.

So enthalten etwa:
ein Grießpudding mit Fruchtsauce (125 g): 26 g Kohlenhydrate und 145 kcal;
eine Portion rote Grütze (125 g): 25 g Kohlenhydrate und 110 kcal;
ein Stück Obstkuchen, Hefeteig (100 g): 28 g Kohlenhydrate und 170 kcal;
ein Obstsalat (125 g): 28 g Kohlenhydrate und 115 kcal;
eine Portion Milchreis mit Zucker und Zimt (250 g): 55 g Kohlenhydrate und 290 kcal;
eine Banane (ca. 150 g): 28 g Kohlenhydrate und 120 kcal.

Wenn dagegen eine Anhebung des Eiweißanteils das Ziel ist, eignen sich folgende Desserts und Zwischenmahlzeiten:
eine Portion Magerquark mit Früchten (200 g): 20 g Protein und 130 kcal;
eine Buttermilchkaltschale (250 g): 11 g Protein und 240 kcal.
Aber auch eine Portion Joghurteis

(75 g) bringt etwa 3,5 g Eiweiß, 2 g Fett und 18 g Kohlenhydrate bei nur 110 kcal.

Vorschläge zur Gestaltung einzelner Tagesmahlzeiten

Das Frühstück ist für alle, auch für den Sportler, die unter Umständen wichtigste Tagesmahlzeit und versorgt sowohl mit Start- als auch Langzeitenergie, wenn es richtig zusammengestellt wird. Auf Reisen oder im Trainingslager oder Sporthotel bietet ein reichhaltiges Frühstücksbuffet die besten Auswahlmöglichkeiten je nach persönlichem Appetit und Geschmack.

Sportler sollten sich an folgenden Komponenten orientieren: Frühstücksflocken, Müslimischung, Brot- und Brötchenauswahl, frische Früchte aus dem Obstkorb, Obstsalat, Fruchtsäfte. Dazu passen als eiweißreiche Ergänzungen fettarmer Käse und Aufschnitt sowie gekochte Eier oder fettarm zubereitete Eierspeisen (etwa 3–4mal pro Woche). Als Heißgetränke bieten sich Tee, Kaffee oder Kakao an. Zu Hause sind ebenfalls Müslis und fettarm belegte Brote oder Brötchen die beste Wahl für ein kohlenhydratbetontes Sprungbrett in den Tag.

Auch Frühstücksmuffel werden zugeben müssen, daß folgendes Schnellmüsli kaum Mühe macht, schmackhaft ist und lange vorhält.

Zutaten:
50 g (ca. 3–4 Eßlöffel) Fertigmüsli-Mischung
1 Banane oder 1 Apfel
1 Glas (200 ml) fettarme Milch
1 Teelöffel (5 g) Honig

Abwandlung für kraftbetonte Sportarten
zusätzlich:
2 Eßlöffel (30 g) Magerquark

Wer kein Müsli mag, sollte einmal folgendes fruchtige Sportlerbrot statt der üblichen Marmeladenbrote ausprobieren:
1 Scheibe Hafervollkornbrot (50 g)
1 Eßlöffel (15 g) Magerquark oder körniger Frischkäse
Birnen-, Apfel- oder Bananenscheiben (30 g)

Zwischendurch und als Proviant für Reisen sind folgende Lebensmittel (zum Mitnehmen in der Kühltasche) geeignet:

Getreideprodukte: Brot, Brötchen, Knäckebrot, Haferkekse, Reiswaffeln, Haferflocken, Fertigmüsli

Milchprodukte: Joghurt, Buttermilch, Dickmilch, Quarkspeise mit Früchten, Milchreisdessert

Obst: Obst der Jahreszeit – am besten zum Mitnehmen geeignet sind Apfel, Birne, Kirschen, Aprikosen, Melone, Banane, Trockenfrüchte, Fruchtschnitten

Gemüse: Tomate, Gurke, Radieschen, Möhre
Brotbelag: Käsewürfel, Schinken, hartgekochtes Ei

Getränke: Magnesiumreiches Mineralwasser, Säfte, Tee, Sportlergetränke

Tiefkühlprodukte, Konserven und Fertiggerichte

Man nimmt oft an, daß Industrieprodukte nährstoffärmer sind als die übliche Haushaltskost. Dies mag vielleicht früher einmal gestimmt haben, heute trifft diese Feststellung aber nicht mehr generell zu. Qualitativ hochwertige Dosenkonserven und Fertiggerichte werden heute aufgrund der modernen Lebensmitteltechnologie möglichst nährstoffschonend hergestellt. Tiefkühlkost ist bekanntlich oft vitaminreicher als sogenanntes Frischgemüse, das lange in der Supermarktauslage liegt. Wichtig aber ist: Wer Konserven benutzt, darf diese nicht wieder aufkochen. Dem manchmal beanstandeten Einheitsgeschmack von vielen Fertiggerichten kann man am besten begegnen, indem man frische oder tiefgefrorene Küchenkräuter oder frisches Gemüse zugibt. Dadurch erhöht sich auch der Vitamin- und Mineralstoffgehalt der Gerichts.

177

Tiefkühltruhe und Mikrowelle lassen sich durchaus vorteilhaft nutzen, wenn man die gewonnene Zeit für das eigentliche Eßerlebnis nutzt und den persönlich richtigen Ausgleich zwischen Bequemlichkeit und Selberkochen beim Essen findet. Und warum sollte man eigentlich die Frühlingsrolle und den Pizzaboden selbst herstellen? Die Aufwertung nach eigenem Geschmack besteht in der phantasievollen Zugabe von frischem Gemüse und anderen Zutaten für den Belag. Mahlzeiten aus der Tiefkühltruhe oder Dose können sinnvoll eingesetzt von der Last des täglichen Einkaufens und Kochens befreien. Sie sollten aber stets durch frische Zutaten wie Gemüse, Salat, Kräuter, Sprossen oder Früchte ergänzt werden. So vermeiden Sie den Einheitsgeschmack aus der Großküche des Herstellers und werten das Gericht mit Vitaminen und Mineralstoffen auf. Tagtägliche Dauerlösung sollten diese Produkte allerdings nicht sein.

Tips für den Einkauf

Zur sinnvollen Vorratshaltung und Arbeitserleichterung in der Küche tragen vor allem bei:
- tiefgefrorene Gemüse und Küchenkräuter
- tiefgefrorener Seefisch
- tiefgefrorene Früchte
- Gemüsekonserven (z.B. Erbsen, Linsen, Sauerkraut usw.).

Komplett tiefgefrorene oder sterilisierte Fertiggerichte und tiefgekühlte Gemüse mit Saucenzubereitung enthalten dagegen mehr oder weniger viel Fett (Sahne, Crème fraîche) und Kochsalz. Außerdem schränken sie die Möglichkeiten zur eigenen Abwandlung, d.h. den Spielraum für eigenes Abschmecken und Würzen beim Kochen sehr ein.

Nährwertinformationen zu den Rezepten

Alle Rezeptangaben sind – soweit nicht anders angegeben – für vier Personen zusammengestellt. Die Nährwertinformation erfolgt pro Portion (ohne Beilagen).

Es werden berechnet: Kilokalorien (kcal), Kilojoule (kJ), dann Eiweiß (E), Fett (F), Kohlenhydrate (KH), Ballaststoffe (BS), jeweils in Gramm, Cholesterin (Chol) sowie die Vitamine B_1, B_6, E und C sowie Calcium (Ca), Magnesium (Mg), Eisen (Fe), Kalium (K) und Zink (Zn) jeweils in Milligramm.

Vergleichen Sie selbst! Je höher der jeweilige Vitamin- und Mineralstoffgehalt eines Gerichts, um so besser ist es zur Nährstoffversorgung geeignet. So wird Ihr Kochbuch der internationalen Fitnessküche zum Lehrbuch für fitnessbewußtes Genießen.

Nährstoffzufuhrempfehlungen der Deutschen Gesellschaft für Ernährung (1998)
Werte für Erwachsene

Calcium	: 800–1000 mg
Magnesium	: 300–350 mg
Kalium	: min. 2000 mg
Eisen	: 10–15 mg
Zink	: 12–15 mg
Vitamin B_1	: 1,1–1,4 mg
Vitamin B_6	: 1,6–1,8 mg
Vitamin C	: 75 mg
Vitamin E	: 12 mg
Ballaststoffe	: mindestens 30 g
Cholesterin	: weniger als 300 mg
Fett	: maximal 80 g bei 2400 kcal/10000 kJ

Abkürzungen:	TL = Teelöffel
	EL = Eßlöffel
Backofen:	E = Elektroherd/
	G = Gasherd

Kohlenhydrate, z. B. Obst, Gemüse, Getreide und Vollkornprodukte, geben uns nicht nur reichlich Energie und Ballaststoffe, sie liefern auch wertvolle Vitamine und Mineralstoffe – kurzum, sie sind das Super-Benzin für unseren Körper.

Ob Hochleistungssportler oder Freizeitsportler – Essen und Trimmen müssen stets in einem ausgewogenen Verhältnis zueinander stehen; dabei braucht niemand auf den *Genuß* des Essens zu verzichten.

Es muß ganz deutlich hervorgehoben werden, daß es keine besondere Kostform für *eine* Sportart, z. B. Tennis, Fußball, Gewichtheben, Ringen, Skilanglauf, Eiskunstlauf usw. gibt. Jeder muß für sich prüfen, in welchem Ausmaß er trainiert und

179

welche Beanspruchungsformen wie Kraft, Ausdauer u. a. vorrangig sind. Aus dem Umfang der Belastungen und dem Verhältnis der einzelnen Trainingsformen zueinander ist der Energie- und Nährstoffbedarf ablesbar. Wird wenig trainiert, müssen die Portionen normal, wie angegeben, oder kleiner gehalten werden. Da der Mikronährstoffbedarf vom Kalorienverbrauch mit abhängig ist, wird dieser mit der Nahrungsmenge gleichzeitig reguliert. Wird viel trainiert, steigt der Energiebedarf: Die Portionen müssen vergrößert, verdoppelt oder mit anderen Speisen ergänzt werden. Die Zusammensetzung der Nährstoffe ist in der Regel so ausreichend, daß eine zusätzliche Zufuhr von einzelnen Substanzen meist nicht notwendig ist, wenn man von extremen Trainings- und Wettkampfbedingungen absieht. Eine ausgezeichnete Kontrollmöglichkeit ist die Waage. Das Körpergewicht, das wöchent-

lich überprüft werden sollte, gibt Auskunft, ob die Nahrungszufuhr zu hoch oder zu niedrig ist. Bestehen Zweifel über das richtige Körpergewicht, kann dies ein Arzt durch eine Bestimmung des Body-Mass-Index abklären. Da im Sport wie im täglichen Leben das Ausmaß und die Art der Beanspruchung wechseln können, sind die Rezepte so ausgelegt, daß sowohl bei hohem als auch bei niedrigem Kalorienbedarf, d. h. beim Leistungs- wie beim Breitensportler und auch für den Sportmuffel, eine ausgewogene, vollwertige gesundheitsfördernde Ernährung gegeben ist. Achten Sie auch auf die Beilagenhinweise bei den Rezepten. So lassen sich viele eiweißbetonte Gerichte im Kohlenhydratgehalt aufstocken.

Wir wünschen Ihnen nun viel Erfolg bei der Zubereitung, und lassen Sie sich stets Zeit zum bewußten Eßgenuß.

Internationale
Fitness-Gerichte

Europa

**Köttbullar
Hackbällchen**

kcal 263	kJ 1103	E/g 33,0	F/g 11,0	KH/g 6,0	BS/g 0,8	Chol/mg 151,0	Vit B1/mg 0,18	Vit B6/mg 0,4
Vit C/mg 2,4		Vit E/mg 1,0	Ca/mg 55		Mg/mg 37	Fe/mg 3,8	K/mg 412	Zn/mg 7,0

Fitness-Tip:
*Viel Eiweiß
und Zink*

Je 250 g Gehacktes vom Rind
und Kalb
2 Scheiben altbackenes Vollkorn-
Toastbrot
1 Zwiebel
2 EL frischer oder TK-Dill,
feingeschnitten
1 Ei
Vollmeersalz, Pfeffer
Muskat, Paprika edelsüß
1 EL Butter oder Margarine
$^1/_2$ l Fleischbrühe
2–3 EL saure Sahne

Gehacktes mischen, Toastbrot in
Wasser einweichen, gut ausdrücken,
fein zerpflückt zum Fleisch geben.
Sehr fein gehackte Zwiebel, Dill und
Ei unter das Fleisch mengen, mit
Gewürzen pikant würzen.
Vom Fleischteig mit nassen Tee-
löffeln 2–3 cm große Bällchen
abstechen, in heißer Butter ringsum
braun anbraten. Die Bällchen
danach in heiße Fleischbrühe geben
und 8–10 Minuten bei milder Hitze
garziehen lassen.
Die Brühe mit Sahne verfeinern, und
die Hackbällchen mit der Sauce
servieren.

Beilagen: Salzkartoffeln, grüne
Bohnen und – ganz typisch –
Preiselbeerkompott.

Tip: Serviert man die Bällchen kalt,
folgenden Dip dazu reichen:
1 Becher (175 g) Naturjoghurt,
1 Becher (200 g) saure Sahne oder
Crème fraîche mit 1 Bund fein
geschnittenem Dill verrühren, mit
1 TL mildem Senf, 1 Prise Zucker,
Salz und Pfeffer abschmecken.

Glasmästersill
Glasermeisterheringe

kcal	kJ	E/g	F/g	KH/g	BS/g	Chol/mg	Vit B1/mg	Vit B6/mg
578	2420	39,0	33,0	29,0	2,0	209,0	0,13	0,77

Vit C/mg	Vit E/mg	Ca/mg	Mg/mg	Fe/mg	K/mg	Zn/mg
10,3	3,7	247	136	4,0	1056	2,7

4–6 Salzheringe
Mineralwasser
2 rote Zwiebeln
2 Möhren
1 EL frischer Meerrettich,
feingeschnitten
1 TL Senfkörner
5 Pfefferkörner
2 Lorbeerblätter
1 Stückchen Ingwer
$^1/_4$ l heller Weinessig
100 g Zucker

Salzheringe vom Fischhändler ausnehmen lassen, über Nacht in eine Mischung aus halb Mineral-wasser und halb Wasser legen. Anderntags Haut, Schwanz und Flossen entfernen, die Filets in 3 cm breite Stücke schneiden. Fischstücke mit Zwiebelringen, Möhrenscheiben und Gewürzen in einen Stein- oder Glastopf schichten. Essig mit Zucker aufkochen, nach dem Erkalten über die Heringe gießen. Den Topf gut verschließen und die Heringe 3–4 Tage im Kühlschrank durchziehen lassen.

Beilagen: frisch gekochte Pell-kartoffeln oder herzhaftes Vollkorn-brot mit Butter.

Fitness-Tip:
Reichlich Kalzium und Omega-3-Fettsäuren

Skandinavien

Chicorée Brüsseler Art

kcal 245	kJ 1028	E/g 19,0	F/g 13,0	KH/g 7,0	BS/g 3,0	Chol/mg 73,0	Vit B1/mg 0,41	Vit B6/mg 0,32
Vit C/mg 21,2		Vit E/mg 0,7	Ca/mg 85		Mg/mg 45	Fe/mg 2,6	K/mg 561	Zn/mg 2,0

Fitness-Tip:
Günstiger Gehalt von B-Vitaminen

6 Stauden Chicorée
2 Zwiebeln
1 TL Butter oder Margarine
je $\frac{1}{8}$ l trockener Weißwein und Wasser
6 Scheiben gekochter Schinken
1 EL heller Saucenbinder
2 TL französischer Senf
100 g Crème fraîche
1 TL Zucker
Salz, Pfeffer, Muskat
2 EL Petersilie, feingehackt

Chicoréestauden waschen, längs halbieren, das untere Ende keilförmig entfernen. Zwiebeln schälen, halbieren, in Streifen schneiden. Eine Kasserolle mit etwas Butter einfetten, Zwiebeln einstreuen, Chicorée nebeneinander hineinlegen. Mit Wein und Wasser aufgießen, ein Stück gefettetes Pergamentpapier darüber legen und das Gemüse ca. 20 Minuten bißfest garen. Danach die Stauden herausnehmen, mit je einer halben Scheibe Schinken umwickeln, warmstellen. Gemüsesud mit Saucenbinder, Senf und Crème fraîche verrühren, aufkochen, mit Salz, Pfeffer, Muskat und Zucker pikant abschmecken. Die Sauce über die angerichteten Chicoréestauden gießen, mit Petersilie bestreut servieren.

Beilagen: Salzkartoffeln und – wenn man nicht auf Cholesterin achten muß – pochierte Eier.

Tip: Auch lecker: den Senf weglassen. 75–100 g geriebenen Käse über die Chicoréestauden streuen und unter dem Grill goldgelb überbacken.

Irish Stew
Kartoffel-Lamm-Eintopf

kcal	kJ	E/g	F/g	KH/g	BS/g	Chol/mg	Vit B1/mg	Vit B6/mg
326	1367	32,2	5,3	35,9	8,2	78,8	0,47	0,9

Vit C/mg	Vit E/mg	Ca/mg	Mg/mg	Fe/mg	K/mg	Zn/mg
49,0	2,1	88	90	4,6	1473	5,0

500 g mageres Lamm- oder sehr
mageres Hammelfleisch
750 g Kartoffeln
400 g Zwiebeln
2 große Karotten
Vollmeersalz, Pfeffer
1 TL gerebelter Thymian
1 Lorbeerblatt
$^1/_2$ l Fleischbrühe
2 EL Petersilie, gehackt

Das Fleisch kalt abspülen, trockentupfen und in 3 cm große Würfel
schneiden, dabei anhaftende Fett-
und Sehnenstränge wegschneiden.
Kartoffeln, Zwiebeln und Karotten
schälen, in Scheiben schneiden.
In eine feuerfeste Form lagenweise
Kartoffeln, Fleisch, Zwiebeln und
Möhren einschichten, jede Lage
würzen. Die unterste und oberste
Schicht soll aus Kartoffeln bestehen.
Lorbeerblatt zugeben und Fleischbrühe darübergießen. Deckel
auflegen und den Eintopf im Backofen (E.: 175° C, G.: 2) 1 $^1/_2$ Stunden
garen.
Vor dem Servieren mit gehackter
Petersilie bestreuen.

Fitness-Tip:
*Günstiges Eiweiß-
Fett-Verhältnis,
viel Eisen und Zink*

Irland

Roastbeef garniert

kcal	kJ	E/g	F/g	KH/g	BS/g	Chol/mg	Vit B1/mg	Vit B6/mg
436	1834	61,0	17,4	8,6	6,0	184	0,41	1,0

Vit C/mg	Vit E/mg	Ca/mg	Mg/mg	Fe/mg	K/mg	Zn/mg
56,3	2,4	119	111	6,9	1549	11,0

Fitness-Tip:
Reich an Eiweiß,
Eisen und Zink

6 Portionen

1 kg Roastbeef
Vollmeersalz
schwarzer Pfeffer
2 Zwiebeln
1 EL Kokosfett
1 knappe Tasse Wasser
$^1/_8$ l Fleischbrühe
4 große feste Tomaten
2 TL Butter
600 g zarte grüne Bohnen
1 TL Butter oder Margarine
1 Zweig frisches oder
1 Msp. getrocknetes Bohnenkraut

Roastbeef kalt abspülen, trockentupfen, die Fettschicht in Abständen von 4 cm diagonal einritzen. Das Fleisch ringsum mit Salz und Pfeffer würzen.
Backofen (E.-Herd 220° C, G.-Herd Stufe 4) vorheizen. Kokosfett in der Bratpfanne erhitzen, das Roastbeef mit der Fettschicht nach unten hineinlegen und 35 Minuten braten. Nach 10 Minuten Bratzeit den Braten wenden, Zwiebelwürfel und Wasser zufügen. Fertigen Braten aus dem Ofen nehmen, in Alufolie einschlagen, 10 Minuten ruhen lassen, damit sich der Fleischsaft gleichmäßig verteilt.
Inzwischen den Bratfond mit Fleischbrühe ablöschen, durchpassieren. Tomaten kreuzweise einschneiden, mit Salz und Butterflöckchen belegen, 5 Minuten unter dem heißen Grill garen. Bohnen putzen, in wenig Wasser, dem Butter und Bohnenkraut zugefügt wird, knackig garen.
Das Roastbeef in dünne Scheiben schneiden und mit Fleischsaft beträufeln. Grilltomaten und Bohnen dazu reichen.

Tip: Ein perfekt gebratenes Roastbeef soll innen rosarot sein und einen fingerbreiten braunen Rand haben. Dies ist bei einem 1000 g schweren Stück nach 35 Minuten der Fall. Für jede weiteren 100 g rechnet man 1 bis 1 $^1/_2$ Minuten mehr Bratzeit.

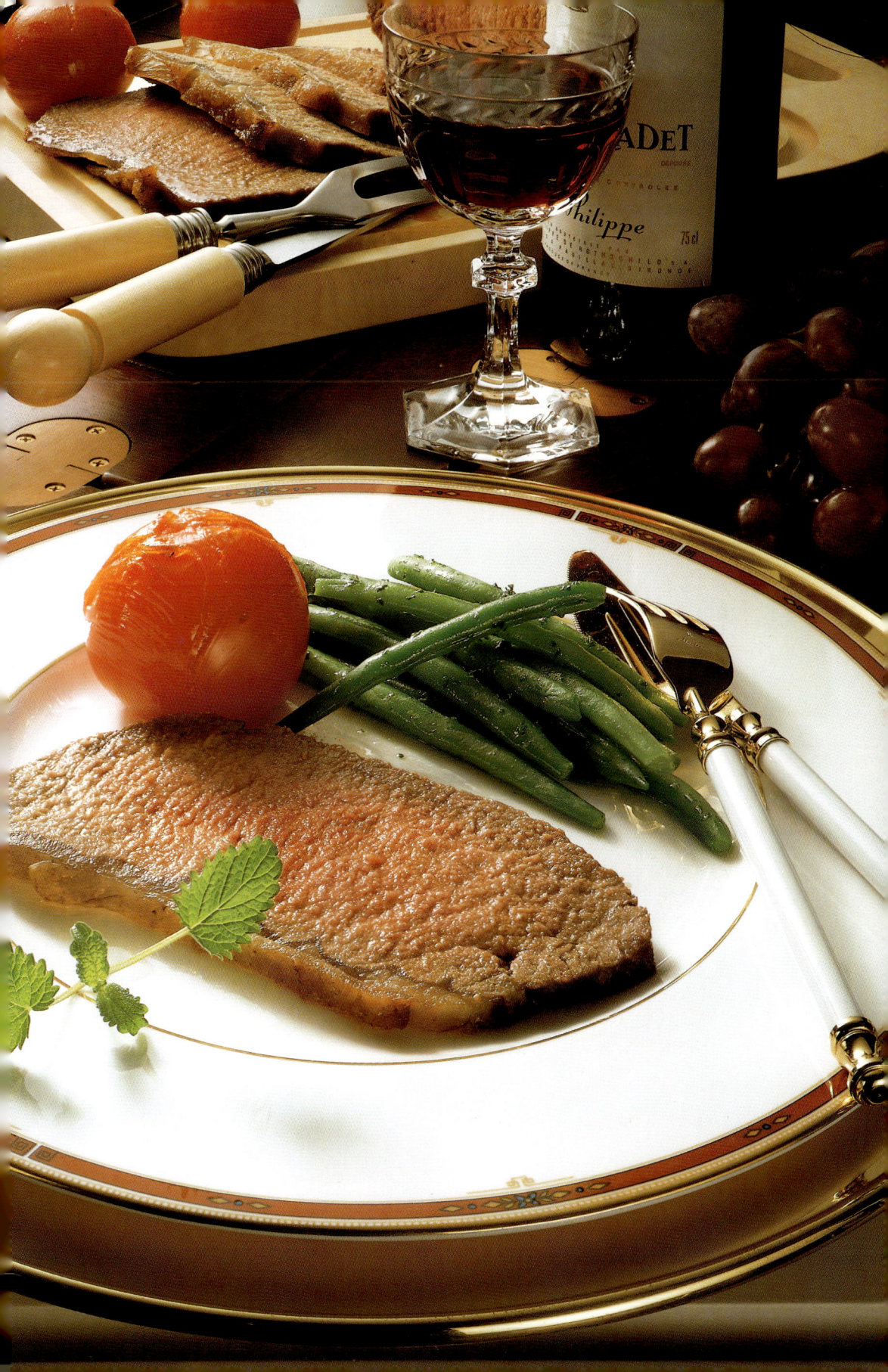

Ratatouille
Provenzalisches Gemüse

kcal	kJ	E/g	F/g	KH/g	BS/g	Chol/mg	Vit B1/mg	Vit B6/mg
148	619	5,9	6,4	15,6	10,0	–	0,24	0,77

Vit C/mg	Vit E/mg	Ca/mg	Mg/mg	Fe/mg	K/mg	Zn/mg
214,0	5,3	85	67	3,4	1051	1,1

Fitness-Tip:
Viel Vitamin E und C

500 g Fleischtomaten
1 Aubergine
je 1 rote, grüne und gelbe
Paprikaschote
4 kleine Zucchini
1 große Gemüsezwiebel
2 Knoblauchzehen
2 EL kaltgepreßtes Olivenöl
je $1/_2$ TL frischer oder getrockneter
Thymian, Rosmarin und Basilikum
Vollmeersalz, Pfeffer

Tomaten kurz in heißes Wasser legen
und häuten. Stengelansätze heraus-
schneiden, Tomaten halbieren, durch
leichtes Ausdrücken entkernen.
Aubergine und entkernte Paprika-
schoten grob würfeln, Zucchini in
Scheiben schneiden. Zwiebel und
Knoblauch hacken.
Olivenöl erhitzen, Zwiebel und
Knoblauch darin glasig dünsten.

Auberginen- und Paprikawürfel
zufügen, leicht anbraten. Dann
Zucchini, Tomaten und Gewürze
hineingeben und das Gemüse
bei mäßiger Hitze 15 Min. garen.
Anschließend nochmals abschmecken
und – wenn vorhanden – mit
frischen Thymiansträußchen belegt
servieren.

Ratatouille schmeckt warm oder kalt.

Beilage: knuspriges Baguette oder
körniger Reis.

Variante: Die fertige Ratatouille in
eine feuerfeste Form füllen, mit
geriebenem Käse bestreuen und
unter dem Grill goldbraun überbacken. Eventuell mit einer klein-
geschnittenen Chilischote feurig
würzen.

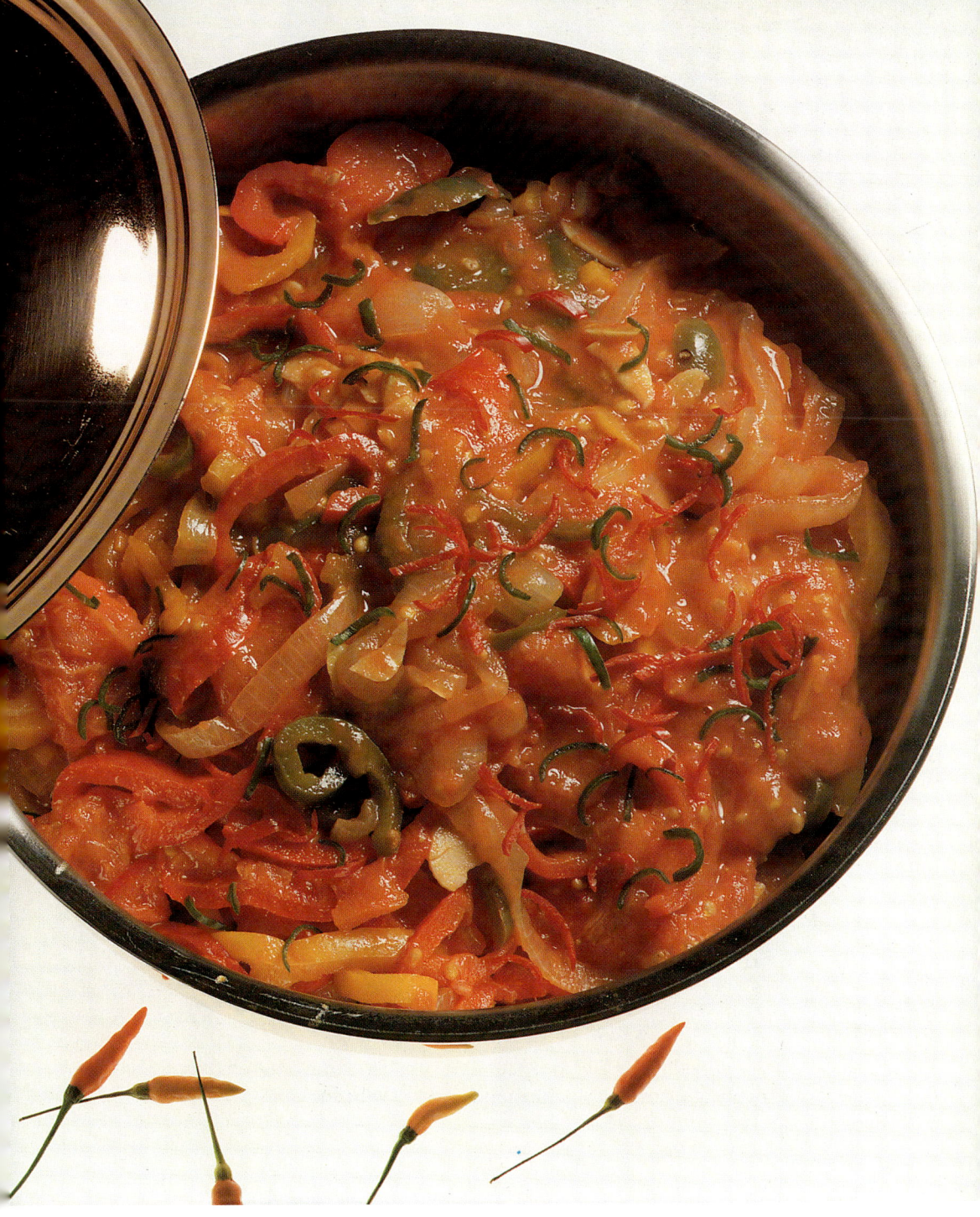

Soupe au pistou
Gemüsesuppe mit
Basilikumsauce

kcal	kJ	E/g	F/g	KH/g	BS/g	Chol/mg	Vit B1/mg	Vit B6/mg
182	764	6,9	10,9	13,9	6,0	–	0,24	0,34

Vit C/mg	Vit E/mg	Ca/mg	Mg/mg	Fe/mg	K/mg	Zn/mg
56,0	2,6	144	59	3,7	776	1,24

Fitness-Tip:
*Vitamin- und
mineralstoffreich*

Suppe:
150 g getrocknete Cannellini-
Bohnen (kleine weiße Bohnen)
4 Salbeiblätter
1 Lorbeerblatt
2 Möhren
1 Zucchini
100 g grüne Bohnen
1 Stange Bleichsellerie
2 Tomaten
1 Zwiebel
2 EL kaltgepreßtes Olivenöl
1 Zweig frischer oder $^1/_3$ TL getrockneter Thymian
1 $^1/_2$ l Fleisch- oder Gemüsebrühe
Vollmeersalz, Pfeffer

Basilikumsauce:
4 Knoblauchzehen
1 großes Bund frisches Basilikum
4 EL kaltgepreßtes Olivenöl

Suppe: Cannellini-Bohnen über
Nacht in Wasser einweichen. Anderntags im Einweichwasser mit
Salbei- und Lorbeerblättern bei
mittlerer Hitze ca. 45 Minuten
weichkochen. Bohnen abgießen,
Gewürzblätter entfernen.

Möhren schaben, mit der
gewaschenen Zucchini fein würfeln.
Bohnen in kleine Stücke brechen,
Bleichsellerie in dünne Scheiben
schneiden. Tomaten häuten, grob
hacken.
Gewürfelte Zwiebel in Öl glasig
schwitzen, Möhren, Zucchini,
Bohnen, Bleichsellerie und Thymian
hinzufügen. Mit Fleischbrühe
auffüllen und alles bei mittlerer
Hitze 20 Minuten köcheln lassen.
Danach Bohnenkerne und Tomaten
zufügen, mit Salz und Pfeffer
abschmecken und die Suppe noch
10 Minuten garen.

Basilikumsauce: Knoblauch schälen,
Basilikum waschen, trockenschüt-
teln, Blätter von den Stielen zupfen.
Knoblauch und Basilikumblätter
mit Öl im Mixer oder Mörser zu einer
cremigen Sauce pürieren.
Gemüsesuppe in vorgewärmten
Tellern anrichten mit je einem Klecks
Basilikumsauce garnieren.

Beigabe: herzhaftes Landbrot oder
Baguette.

Boeuf bourguignon
Rindfleisch auf Burgunder Art

kcal	kJ	E/g	F/g	KH/g	BS/g	Chol/mg	Vit B1/mg	Vit B6/mg
279	1171	34,0	11,4	5,4	3,9	105	0,25	0,42

Vit C/mg	Vit E/mg	Ca/mg	Mg/mg	Fe/mg	K/mg	Zn/mg
17,7	4,4	81	58	5,5	1027	7,3

600 g mageres Rindfleisch
2 Zwiebeln
2 Karotten
3 Stangen Staudensellerie
2 EL Sonnenblumenöl
Vollmeersalz, Pfeffer
1 Knoblauchzehe
1 TL Mehl
1 Kräutersträußchen (2 Zweiglein
Thymian, 3 Petersilienstengel,
1 Lorbeerblatt)
je 1 Tasse Fleischbrühe und Rotwein
150 g frische Champignons
2 EL Petersilie, gehackt

Das Rindfleisch in große Würfel schneiden. Gemüse schälen, Zwiebeln in Achtel, Karotten und Sellerie in Scheiben schneiden. Das Fleisch in Öl ringsum braun anbraten, Gemüsewürfel zugeben, 5 Minuten mitbraten. Mit Salz, Pfeffer und zerdrückter Knoblauchzehe würzen, mit wenig Mehl bestauben. Das Ganze noch kurz durchbraten, mit Fleischbrühe und Rotwein ablöschen. Kräutersträußchen auflegen und das Ragout im geschlossenen Topf bei milder Hitze 1 $1/_2$–2 Stunden schmoren lassen. Bei Bedarf zwischendurch etwas Wasser oder Brühe nachgießen.
Inzwischen Champignons putzen, in grobe Scheiben schneiden. Pilze 20 Minuten vor Ende der Garzeit zugeben. Zuletzt die Sauce nochmals abschmecken, Kräuterbündel herausnehmen und das Rindergulasch mit Petersilie bestreut zu Tisch bringen.

Beilage: Pellkartoffeln.

Fitness-Tip:
Hoher Eiweiß-, Eisen- und Zinkgehalt; reich an Vitamin B

Frankreich

Frischer Stangenspargel mit Beilagen

kcal	kJ	E/g	F/g	KH/g	BS/g	Chol/mg	Vit B1/mg	Vit B6/mg
528	2208	32,4	26,7	38,2	9,8	123,5	1,28	1,23

Vit C/mg	Vit E/mg	Ca/mg	Mg/mg	Fe/mg	K/mg	Zn/mg
108,6	8,5	114	128	4,4	1811	4,2

Fitness-Tip:
Vitamin- und mineralstoffreich

Spargel:
1 kg weißer Stangenspargel
500 g grüner Stangenspargel
Vollmeersalz
je 1 Prise Zucker und Salz

Kartoffeln:
800 g kleine Kartoffeln
1 TL Kümmel

Außerdem:
je 4 Scheiben gekochter und roher Schinken
80–100 g Butter

Spargel: Weißen Spargel ab 4 cm unterhalb der Köpfe, von den grünen Stangen nur das untere Drittel schälen. Enden abschneiden. Spargelstangen portionsweise mit Küchengarn zusammenbinden. Wasser mit Zucker und Salz aufkochen, weißen Spargel 15–20 Minuten, grünen Spargel 12–15 Minuten garen. Butter zerlassen.

Kartoffeln: Neue Kartoffeln gründlich mit Wasser bürsten, in Wasser mit Kümmel und Salz 12–15 Minuten kochen. Danach pellen.
Abgetropfte Spargelstangen mit Kartoffeln auf vorgewärmten Tellern anrichten. Zerlassene Butter und Schinken separat dazu reichen.

Anmerkung: Die Beilagen sind bei den Nährwerten mitberechnet.

Tip: Weniger fett, aber genau so lecker schmeckt anstelle von Schinken und Butter dazu die folgende Sherry-Vinaigrette.

Sherry-Vinaigrette: 2 Schalotten sehr fein würfeln. 1 kleines Bund frische Kräuter (nur eine Sorte oder gemischt, z.B. Schnittlauch, Kerbel, Estragon) fein hacken.
2 EL Rotweinessig, 2 cl trockenen Sherry, $1/2$ TL Zucker, Salz und weißen Pfeffer kräftig verrühren, 6 EL kaltgepreßtes Sonnenblumenöl unterschlagen. Schalotten und Kräuter unterziehen.

Frankfurter Grüne Sauce

kcal 197	kJ 828	E/g 7,6	F/g 17,8	KH/g 2,1	BS/g 1,7	Chol/mg 188	Vit B1/mg 0,09	Vit B6/mg 0,18
Vit C/mg 12,6	**Vit E/mg** 7,6	**Ca/mg** 92	**Mg/mg** 22		**Fe/mg** 1,5		**K/mg** 223	**Zn/mg** 0,83

100 g frische Kräuter (z.B. Kerbel, Dill, Estragon, Zitronenmelisse, Liebstöckel, Borretsch, Pimpernelle, Sauerampfer, Petersilie, Schnittlauch)
3 hartgekochte Eier
100 g Vollmilch-Joghurt
1 kleine Zwiebel
1 TL milder Senf
Kräutersalz, Pfeffer
1 EL heller Weinessig
4 EL kaltgepreßtes Sonnenblumenöl

Kräuter waschen, trockenschleudern und Blättchen von den Stielen zupfen. Kräuter, gepellte Eier, Joghurt und geschälte Zwiebel im Mixer pürieren, Gewürze und Essig unterrühren. Zuletzt eßlöffelweise bei Stufe 1 das Öl einfließen lassen, bis die Sauce cremig ist.

Beigabe: zu frischen Pellkartoffeln, gedünstetem Gemüse oder gekochtem Rindfleisch.

Tip: Im Originalrezept darf die klassische Grüne Sauce nur sieben Kräuter enthalten. Wir finden jedoch, je mehr, desto besser!

Fitness-Tip:
Hoher Gehalt an mehrfach ungesättigten Fettsäuren und Vitamin E

Deutschland

193

Wiener Tafelspitz mit Apfelkren
Tafelspitz mit Apfel-Meerrettich

kcal	kJ	E/g	F/g	KH/g	BS/g	Chol/mg	Vit B1/mg	Vit B6/mg
282	1182	44,5	8,2	7,0	6,5	131,2	0,33	0,79

Vit C/mg	Vit E/mg	Ca/mg	Mg/mg	Fe/mg	K/mg	Zn/mg
59,4	3,5	138	72,7	6,7	1217	9,1

Fitness-Tip:
Viel Eiweiß,
B-Vitamine, Eisen
und Zink

Tafelspitz:

750 g Rindfleisch aus der
Unterschale oder von der Hüfte
Vollmeersalz
1 Zwiebel, mit 1 Lorbeerblatt und
Nelken besteckt
2 Stangen Lauch
2 Möhren
1 kleine Sellerieknolle
1 kleiner Wirsingkohl

Tafelspitz: 2 l Wasser zum Kochen
bringen, gewaschenes Fleisch,
Salz und gespickte Zwiebel hineinlegen und bei milder Hitze gut
1 1/2 Stunden lang köcheln lassen,
zwischendurch mehrmals abschäumen.
Inzwischen Lauch putzen, längs und
quer halbieren. Möhren und Sellerie
schälen, halbieren bzw. vierteln. Den
Wirsing ebenfalls putzen, waschen,
achteln. Vorbereitetes Gemüse zum
Fleisch geben, alles zusammen noch
20–30 Minuten garen.

kcal	kJ	E/g	F/g	KH/g	BS/g	Chol/mg	Vit B1/mg	Vit B6/mg
46	192	0,4	0,3	10,0	1,8	–	0,03	0,05

Vit C/mg	Vit E/mg	Ca/mg	Mg/mg	Fe/mg	K/mg	Zn/mg
17,0	0,32	13	7	0,4	133,5	0,18

Apfelkren:

2 Äpfel
Saft von 1/2 Zitrone
2-3 EL Meerrettich, frisch gerieben
etwas Zucker

Apfelkren: Äpfel schälen, entkernen
und fein reiben. Die übrigen Zutaten

sofort zufügen und mit Zucker
abschmecken.
Das Fleisch aus der Brühe nehmen,
in Scheiben schneiden, mit dem
Gemüse zusammen auf einer
vorgewärmten Platte anrichten und
mit etwas Brühe übergossen
servieren.
Apfelkren gesondert dazu reichen.

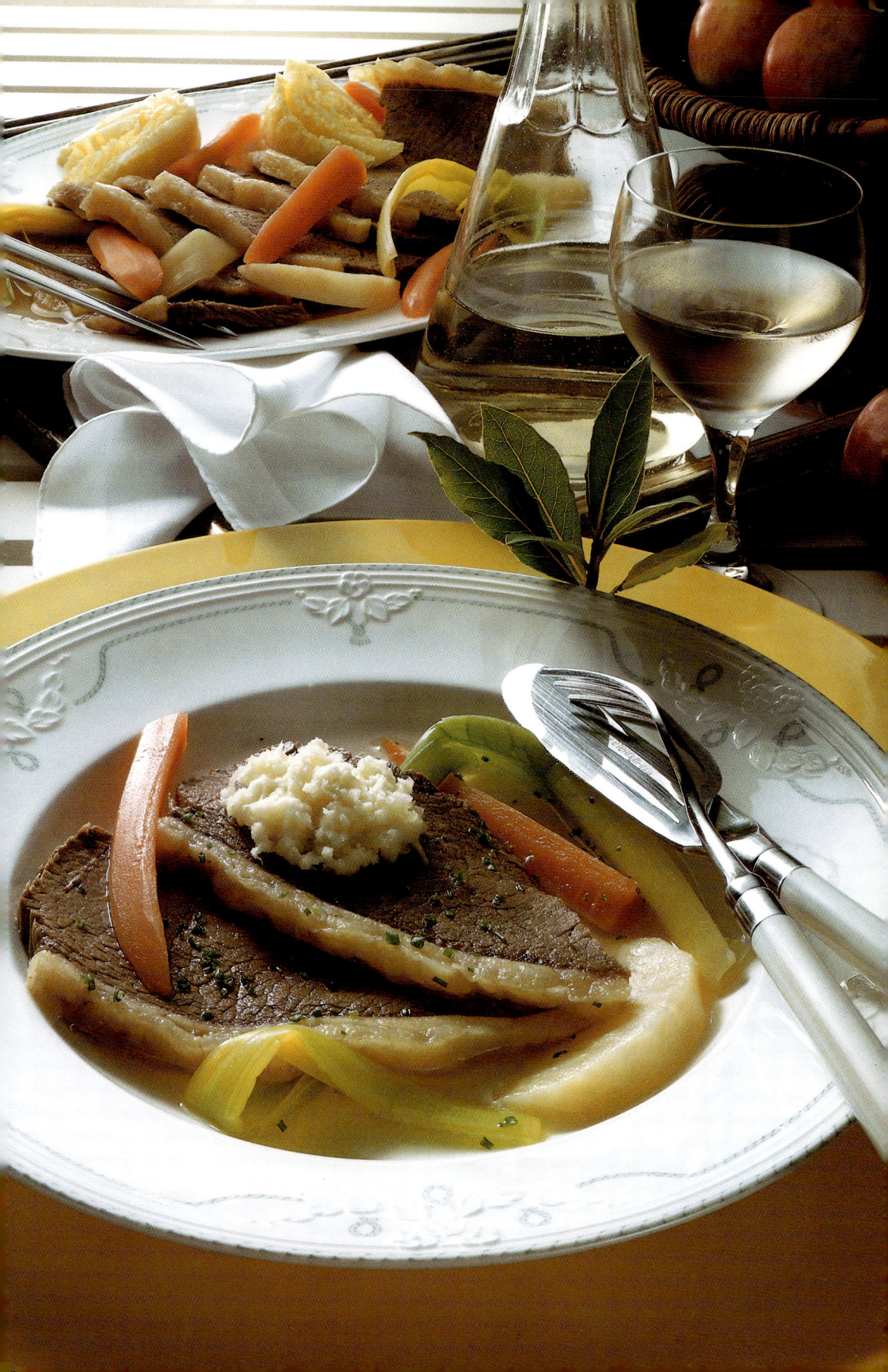

Sarma
Krautwickel

kcal	kJ	E/g	F/g	KH/g	BS/g	Chol/mg	Vit B1/mg	Vit B6/mg
417	1742	24,4	24,0	18,7	9,3	84,4	0,35	0,70

Vit C/mg	Vit E/mg	Ca/mg	Mg/mg	Fe/mg	K/mg	Zn/mg
94	4,3	150	83	4,0	1281	4,5

Fitness-Tip:
*Hoher
Vitamin-C-Gehalt,
viel Vitamin B$_6$*

1 großer Weißkohl
Vollmeersalz
3 Zwiebeln
375 g Rinderhack
150 g Langkornreis, gegart
Pfeffer, Muskat
2 Zweiglein frischer oder
$^1/_2$ TL getrockneter Majoran
50 g Butter oder Margarine
100 g Tomatenmark
$^1/_8$ l trockener Weißwein
500 g Sauerkraut
1 kräftige Prise Cayennepfeffer

Weißkohl in reichlich Wasser mit Salz 10 Minuten kochen lassen, herausnehmen, die äußeren 8–10 großen Blätter ablösen. Zwiebeln schälen und hacken. Rinderhack mit einem Drittel der Zwiebeln und Reis verkneten, mit Salz, Pfeffer, Muskat und kleingeschnittenem Majoran würzen. Kohlblätter ausbreiten und mit der Hackfleischmasse bestreichen. Die Ränder einschlagen, zusammenrollen.

Übrige Zwiebeln in Butter in einer breiten, feuerfesten Form gelb schwitzen, Tomatenmark, Weißwein und 1 Tasse Wasser zugießen. Grobzerpflücktes Sauerkraut unterrühren, mit Cayennepfeffer feurig abschmecken. Krautwickel darauflegen, mit Speckscheiben belegen und im Backofen (E.: 180° C, G.: 2) etwa 1 $^1/_2$ Stunden schmoren lassen.

Beilage: herzhaftes Bauernbrot

Tip: Aus dem übrigen Weißkohl einen knackigen Salat bereiten: Kraut fein raspeln, mit Apfel- oder Ananasstückchen mischen, mit Zitronensaft, Honig, Öl, Joghurt und Kräutersalz anrichten.

Anmerkung: Wer auf Fett und Cholesterin besonders achten muß, verzichtet besser auf die in Butter angebratenen Zwiebeln.

Lecsó
Paprika-Tomaten-Gemüse

kcal	kJ	E/g	F/g	KH/g	BS/g	Chol/mg	Vit B1/mg	Vit B6/mg
108	435	3,6	5,9	9,4	8,2	–	0,17	0,65

Vit C/mg	Vit E/mg	Ca/mg	Mg/mg	Fe/mg	K/mg	Zn/mg
295	8,9	46	41	2,2	666	0,59

750 g grüne Paprikaschoten
500 g reife Tomaten
1 große Zwiebel
2 EL kaltgepreßtes Sonnenblumenöl
2 TL Edelsüß-Paprika
Kräutersalz, schwarzer Pfeffer
1 EL Selleriekraut oder Petersilie,
feingehackt

Paprikaschoten waschen, halbieren, von Kernen und weißen Bindehäuten befreien. Paprika grob würfeln. Tomaten häuten und vierteln. Geschälte, grobgehackte Zwiebel in Öl glasig dünsten, Paprikastücke zugeben, unter Rühren 5 Minuten dünsten. Tomatenviertel, Paprika-pulver, Salz und Pfeffer zufügen und das Gemüse zugedeckt bei milder Hitze 20 Minuten garen. Zwischen-durch mehrmals vorsichtig umrühren. Mit Selleriekraut oder Petersilie bestreut servieren.

Beilage: körnig gekochter Reis.

Fitness-Tip:
Reich an Vitamin C, Vitamin E und sekundären Pflanzenstoffen

Ungarn

Kascha
Buchweizen mit Gemüse

kcal	kJ	E/g	F/g	KH/g	BS/g	Chol/mg	Vit B1/mg	Vit B6/mg
166	695	4,4	8,0	19,2	2,8	18	0,13	0,22

Vit C/mg		Vit E/mg		Ca/mg		Mg/mg		Fe/mg		K/mg		Zn/mg
7,6		1,2		28		34		1,8		399		1,11

Fitness-Tip:
*Kohlenhydrat-
betont*

100 g Buchweizen
knapp $^1/_4$ l Gemüsebrühe
250 g frische Champignons
2 Karotten
1 Bund Frühlingszwiebeln
30 g Butter oder Margarine
Kräutersalz, schwarzer Pfeffer
Dill, gehackt

Buchweizen in trockener Pfanne
unter Rühren so lange erhitzen,
bis er leicht gebräunt ist. Danach
abkühlen lassen. Gemüsebrühe
aufkochen, Buchweizen einstreuen,
bei milder Hitze zugedeckt
30–40 Minuten quellen lassen.
Inzwischen Gemüse putzen,
Champignons in Scheiben, Karotten
in dünne Stifte, Zwiebeln in Ringe
schneiden. Gemüse unter Rühren
in Butter 10–12 Minuten bißfest
garen, unter den fertigen Buchweizen mischen. Mit Salz und Pfeffer
würzen und mit reichlich Dill
bestreut servieren.

Beilage: grüner Salat mit Joghurt-
dressing.

Sis Cevap
Hammel-Gemüse-Spieße
mit Joghurtsauce

kcal	kJ	E/g	F/g	KH/g	BS/g	Chol/mg	Vit B1/mg	Vit B6/mg
394	1652	31	25,4	9,5	6,0	106	0,36	0,35

Vit C/mg	Vit E/mg	Ca/mg	Mg/mg	Fe/mg	K/mg	Zn/mg
113	5,4	50	33	4,4	1000	0,57

Spieße:
600 g mageres Hammelfleisch
2 grüne Paprikaschoten
2 Zwiebeln
1 Aubergine
2 EL kaltgepreßtes Öl
Saft von 1 Zitrone
1 EL Edelsüß-Paprika
je 1 TL Vollmeersalz und Pfeffer
4 kleine Tomaten (am besten
ovale Eiertomaten)

Spieße: Hammelfleisch in 5 cm große Würfel schneiden. Paprika entkernen, Zwiebeln schälen. Paprika in große Stücke, Zwiebeln in Viertel, Aubergine in halbe Scheiben schneiden. Öl, Zitronensaft, Paprika, Salz und Pfeffer verrühren, Fleisch und Gemüsewürfel 3–4 Stunden darin marinieren. Tomaten halbieren. Abgetropfte Fleisch- und Gemüsewürfel mit den Tomaten abwechselnd auf vier lange Metall- oder Holzspieße stecken. Spieße unter dem vorgeheizten Grill in 20 Minuten rösten, dabei mehrmals wenden und erneut mit der Marinade bepinseln.

Fitness-Tip:
Reich an Eiweiß,
Kalium
und Vitamin C

kcal	kJ	E/g	F/g	KH/g	BS/g	Chol/mg	Vit B1/mg	Vit B6/mg
54	226	3,0	2,9	3,5	0,3	9,2	0,03	0,06

Vit C/mg	Vit E/mg	Ca/mg	Mg/mg	Fe/mg	K/mg	Zn/mg
11,2	0,3	91	10	0,1	131	0,35

Joghurtsauce:
300 g Vollmilch-Joghurt
1 TL Edelsüß-Paprika
Vollmeersalz, weißer Pfeffer
1 rote Peperonischote

Joghurtsauce: Joghurt mit Paprika, Salz und Pfeffer verrühren, mit entkernter, in Ringe geschnittener Peperonischote bestreuen und zum Fleisch servieren.

Beilage: feingehackte rohe Zwiebeln sowie Brot oder Reis.

Jugoslawien

Borschtsch
Rote-Bete-Eintopf

kcal	kJ	E/g	F/g	KH/g	BS/g	Chol/mg	Vit B1/mg	Vit B6/mg
249	1043	23,9	6,8	21,9	6,2	73,5	0,26	0,56

Vit C/mg	Vit E/mg	Ca/mg	Mg/mg	Fe/mg	K/mg	Zn/mg
61,8	2,2	81	74	4,1	1108	5,0

Fitness-Tip:
Viel Kalium, Zink und Vitamin B$_6$

375 g Rindfleisch (z. B. Wade)
etwas Suppengrün
Vollmeersalz
2 große rote Bete
1–2 große Kartoffeln
1 große Möhre
1 große Zwiebel
1 Stück (ca. 250 g) Weißkohl
1 EL Butter oder Margarine
je 1 EL Essig und Zucker
1 Lorbeerblatt
1–2 große Tomaten
schwarzer Pfeffer
4 TL saure Sahne
Petersilie, gehackt

Rindfleisch in 1 $^1/_2$ l Wasser mit zerkleinertem Suppengrün und Salz ca. 1 $^1/_2$ Stunden köcheln lassen, zwischendurch mehrmals abschäumen.
Rote Bete, Kartoffeln, Möhre und Zwiebel schälen, in 2 cm große Würfel schneiden. Weißkohl putzen, fein raspeln. Zerkleinertes Gemüse in Fett kurz andünsten, $^1/_4$ l Brühe (vom Fleisch) zugießen, 10 Minuten bei schwacher Hitze kochen lassen. Danach Essig, Zucker, Lorbeerblatt zufügen, mit übriger Brühe auffüllen, insgesamt noch 20 Minuten garen.
Tomaten häuten und ebenso wie das Fleisch in kleine Würfel schneiden. 5 Minuten vor Ende der Garzeit zum Eintopf geben, diesen mit Salz und Pfeffer würzen.
Den Borschtsch in vorgewärmte Teller füllen, mit je einem Klecks saurer Sahne und Petersilie bestreut servieren.

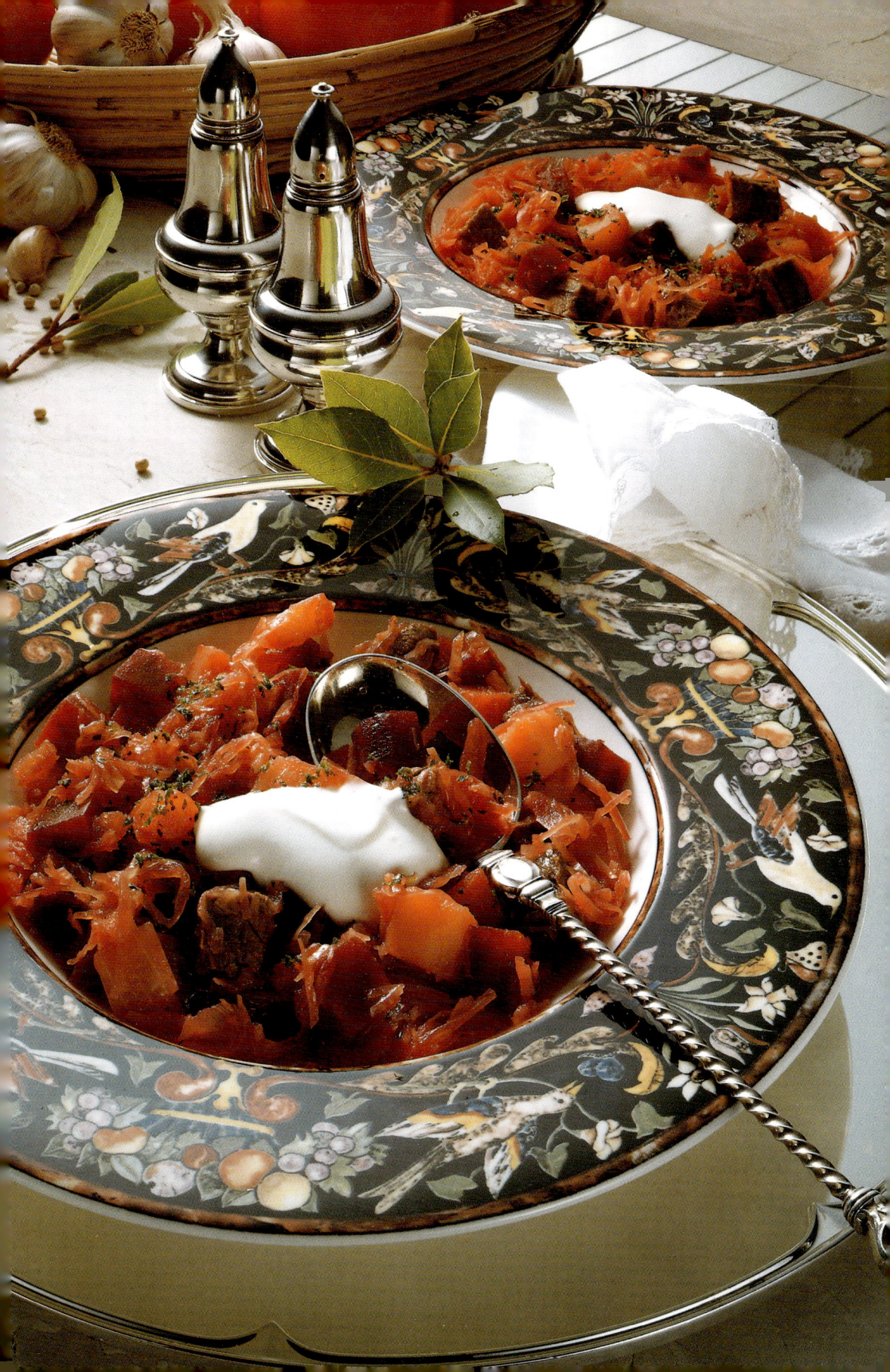

Minestrone
Gemüse-Nudel-Suppe

kcal	kJ	E/g	F/g	KH/g	BS/g	Chol/mg	Vit B1/mg	Vit B6/mg
329	1378	11,3	24,1	17	6,5	21,7	0,19	0,21

Vit C/mg	Vit E/mg	Ca/mg	Mg/mg	Fe/mg	K/mg	Zn/mg
70,0	2,6	302	55	3,8	661	2,1

Fitness-Tip:
Mineralstoff- und vitaminreich

1 Zwiebel
1 Knoblauchzehe
800 g frisches Gemüse je nach
Saison und Marktangebot (z.B.
Möhren, Kohlrabi, Sellerie, Fenchel,
Blumenkohl, grüne Bohnen,
grüne Erbsen)
2 EL kaltgepreßtes Olivenöl
50 g durchwachsener Speck
1 $\frac{1}{2}$ l Fleischbrühe
2 EL Tomatenmark
1 kleines Lorbeerblatt
1 TL frischer oder getrockneter
Thymian
1 Tasse kleine Nudeln, gegart
50 g Parmesankäse, gerieben

Zwiebel und Knoblauch schälen,
fein hacken. Saisongemüse putzen,
waschen und in 1 cm große Würfel
bzw. Streifen oder Stücke schneiden.
Öl erhitzen, streifig geschnittenen
Speck, Zwiebel und Knoblauch
darin gelb anschwitzen. Gemüse
zufügen, unter Rühren 5 Minuten
braten. Dann mit Fleischbrühe, mit
Tomatenmark verrührt, Lorbeerblatt
und Thymian auffüllen. Alles
zugedeckt bei mittlerer Hitze
10 Minuten kochen lassen. Zuletzt
die Nudeln darin erwärmen. Die
Suppe mit Salz und Pfeffer
abschmecken und mit Parmesankäse
bestreut zu Tisch bringen.

Saltimbocca
Kalbsschnitzel mit Salbei

kcal	kJ	E/g	F/g	KH/g	BS/g	Chol/mg	Vit B1/mg	Vit B6/mg
263	1099	28,7	12,3	3,4	0,1	104,1	0,27	0,79

Vit C/mg	Vit E/mg	Ca/mg	Mg/mg	Fe/mg	K/mg	Zn/mg
3,5	3,6	25,7	41,1	2,2	491	3,4

8 dünne Kalbsschnitzel zu je ca. 60 g
Vollmeersalz, weißer Pfeffer
Saft von 1 Zitrone
8 frische Salbeiblätter
8 dünne Scheiben Parmaschinken
2 EL kaltgepreßtes Sonnenblumenöl
1 EL Butter
1 TL Mehl
$^1/_8$ l trockener Weißwein oder
Marsala

Kalbsschnitzel mit dem Handrücken
flachdrücken, mit wenig Salz, Pfeffer
und Zitronensaft einreiben. Salbeiblätter waschen, trockentupfen, auf
die Schnitzel legen. Je eine Scheibe
Schinken darauf legen, mit Zahnstochern feststecken.
Öl erhitzen, Butter darin schmelzen.
Schnitzel darin von jeder Seite
2 Minuten braten. Herausnehmen
und warm stellen.
Mehl in den Bratfond streuen,
1 Minute durchschwitzen lassen, mit
Weißwein ablöschen. Die Sauce über
die angerichteten Schnitzel träufeln.

Beilage: gedünsteter Blattspinat,
mit Käse bestreut.

Fitness-Tip:
*Reichlich Eiweiß
und Vitamin B$_6$*

Paella
Bunte Reispfanne

kcal	kJ	E/g	F/g	KH/g	BS/g	Chol/mg	Vit B1/mg	Vit B6/mg
647	2709	63,3	29,6	25,8	6,1	202	0,4	1,6

Vit C/mg	Vit E/mg	Ca/mg	Mg/mg	Fe/mg	K/mg	Zn/mg
96,4	4,0	119	119	4,5	1213	3,0

Fitness-Tip:
Eiweiß-, mineral-stoff- und vitaminreich

6 Portionen

1 frisches Brathähnchen
Salz, Edelsüß-Paprika
1 große Zwiebel
2 Knoblauchzehen
2 Zucchini
1 Paprikaschote
4 EL kaltgepreßtes Olivenöl
200 g Rotbarschfilet
2 Tassen Langkornreis
4 Tassen Hühnerbrühe
2 Kapseln Safran
200 g grüne Bohnen
2 Fleischtomaten
100 g grüne Erbsen
1 Tasse Weißwein
Vollmeersalz, Pfeffer

Das Hähnchen in 8 Stücke zerteilen, mit Salz und Paprika würzen. Zwiebel und Knoblauch schälen und hacken. Zucchini in Scheiben, entkernte Paprika in Streifen schneiden.
Öl in einer tiefen, feuerfesten Form erhitzen. Hähnchenteile darin ringsum braun anbraten, herausnehmen. Fischfilet in 4 cm große Würfel schneiden, 2–3 Minuten anbraten und herausnehmen. Zwiebeln, Knoblauch, Zucchini und Paprika ins Bratfett geben, glasig dünsten. Reis unterrühren. Heiße Hühnerbrühe, mit Safran verrührt, zugießen. Hähnchenteile, geputzte grüne Bohnen, gehäutete, in Stücke geschnittene Tomaten und Erbsen dekorativ darauf verteilen. Das Reisgericht im Backofen (E.: 180° C, G.: 2) gut 1 Stunde garen, dabei nicht umrühren, sondern die Pfanne nur ab und zu leicht rütteln.
Das Reisgericht, falls nötig, mit Salz und Pfeffer nachwürzen. In der Pfanne servieren.

Variante: Wer nicht auf Cholesterin achten muß, gönnt sich eine **Paella Valenciana**. 200 g Miesmuscheln in Weißwein garen, bis sich alle Muscheln geöffnet haben. 4 große Garnelen 5 Minuten in Wasser kochen, längs halbieren und die Paella damit garnieren.

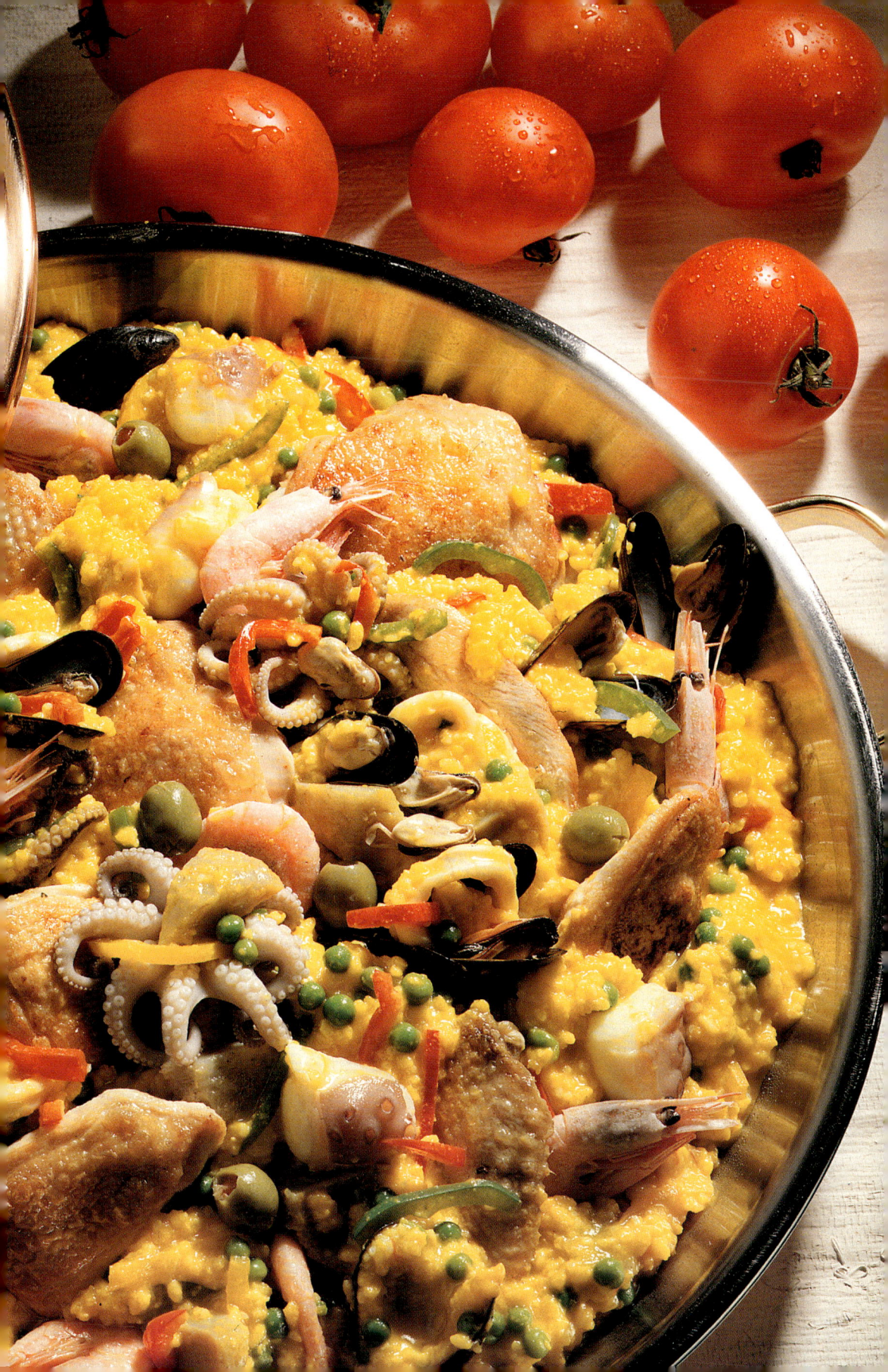

Gazpacho
Kalte Gemüsesuppe

kcal	kJ	E/g	F/g	KH/g	BS/g	Chol/mg	Vit B1/mg	Vit B6/mg
186	781	6,2	10,3	16,2	4,3	59,5	0,17	0,36

Vit C/mg	Vit E/mg	Ca/mg	Mg/mg	Fe/mg	K/mg	Zn/mg
103,9	3,7	69	43	2,5	699	1,0

Fitness-Tip:
Reich an ungesättigten Fettsäuren und antioxidativen Schutzstoffen

500 g Fleischtomaten
1 Salatgurke
1 Paprikaschote
2 Zwiebeln
2 Knoblauchzehen
3 Scheiben Toastbrot
8 Blätter glatte Petersilie
3 Zweiglein frisches Basilikum
3 EL Weinessig
1 EL Tomatenmark
3 EL kaltgepreßtes Olivenöl
Vollmeersalz, Pfeffer
1 Ei, hartgekocht

Tomaten häuten, grob zerkleinern. Salatgurke schälen, $^2/_3$ grob, $^1/_3$ davon sehr fein würfeln. Paprika entkernen, die Hälfte ebenfalls grob, die andere Hälfte fein würfeln. Zwiebeln und Knoblauch schälen, 1 Zwiebel sehr fein hacken. 2 Scheiben Toastbrot entrinden. Tomaten, grobe Gurken- und Paprikawürfel, Zwiebel, Knoblauch und Toastbrot in den Mixer geben. Kräuterblättchen, Essig, Tomatenmark und Öl zufügen, alles glatt pürieren. Die Suppe salzen und pfeffern. Kleine Gurken-, Paprika-, Zwiebel-, getoastete Brotwürfelchen und gehacktes Ei (Weiß und Gelb getrennt) in Schälchen füllen. Die Suppe in eine Terrine füllen, einige Eiswürfel hineingeben. Bei Tisch bedient sich jeder von der Suppe und streut von den bereitgestellten Beilagen nach Belieben darüber.

Dolmades
Gefüllte Weinblätter

kcal 223	kJ 935	E/g 13,2	F/g 7,1	KH/g 25,6	BS/g 2,2	Chol/mg 41	Vit B1/mg 0,18	Vit B6/mg 0,19
Vit C/mg 10,5	Vit E/mg 1,1	Ca/mg 32		Mg/mg 39	Fe/mg 1,8		K/mg 376	Zn/mg 2,6

200 g Weinblätter (frisch oder
in Lake)
2 Zwiebeln
1 EL kaltgepreßtes Olivenöl
1 Tasse Langkornreis, gegart
200 g mageres Lamm- oder
Rinderhack
je 2 EL Dill und Pfefferminzblätter,
gehackt
$^1/_2$ TL abgeriebene, unbehandelte
Zitronenschale
1 TL Zucker
Vollmeersalz, Pfeffer
je $^1/_8$ l Fleischbrühe und Wasser
Saft von 2 Zitronen
1 EL Butter

Frische Weinblätter von den groben
Stielen befreien, waschen,
10 Minuten in Salzwasser kochen
lassen. Eingelegte Weinblätter kurz
unter heißem Wasser abspülen.
Zwiebeln hacken, in Öl glasig
dünsten. Mit Reis, Hack, Kräutern
und Gewürzen mischen.
Abgetropfte Weinblätter nebeneinander ausbreiten, mit je 1 Eßlöffel
der Masse füllen, fest zusammenrollen.
In einem breiten Topf Brühe, Wasser,
Zitronensaft und Butter aufkochen.
Röllchen nebeneinander hineinlegen,
mit einem passenden Teller be-
schweren, zugedeckt bei schwacher
Hitze 30–40 Minuten garen.
Warm oder kalt servieren.

Beilage: Fladenbrot oder Tzatziki
(Rezept siehe Seite 208 oder – sehr
fein – mit folgender **Zitronensauce**
übergießen: 2 Eiweiß steifschlagen,
2 Eigelb, Saft von 1 Zitrone
und 1 EL geschmolzene Butter
unterziehen.

Fitness-Tip:
*Kohlenhydrat-
betont*

Griechenland

Tzatziki
Gurken-Joghurt-Dip

kcal	kJ	E/g	F/g	KH/g
187	783	8,5	13,6	7,1

BS/g	Chol/mg	Vit B1/mg	Vit B6/mg
0,7	25,5	0,07	0,12

Vit C/mg	Vit E/mg	Ca/mg	Mg/mg
10,9	0,9	149	23

Fe/mg	K/mg	Zn/mg
0,8	343	0,77

Fitness-Tip:
Kalziumreich

1 Salatgurke
1 TL Vollmeersalz
250 g Sahnequark
1 Becher (200 g) Vollmilchjoghurt
2 EL kaltgepreßtes Olivenöl
2–3 Knoblauchzehen
5–6 frische Minzeblätter
Vollmeersalz, weißer Pfeffer

Salatgurke schälen, eventuell
entkernen, fein raspeln. Mit Salz
vermischen, 10 Min. durchziehen
lassen. Quark, Joghurt und Öl cremig
rühren. Geschälte Knoblauchzehen
durch die Presse in die Quarkmasse
drücken. Gurkenraspel gut ausdrücken und unterrühren. Den Dip
mit feingehackter Minze, Salz und
Pfeffer würzig abschmecken.
Vor dem Servieren einige Stunden
im Kühlschrank durchziehen lassen.

Beigabe: zu Reis, Gegrilltem,
Gemüse, aber auch pur mit Weißbrot.
Ideal als Dip für vorbereitete rohe
Gemüsestücke (siehe Farbbild mit
Tzatziki, unten rechts).

208 **Griechenland**

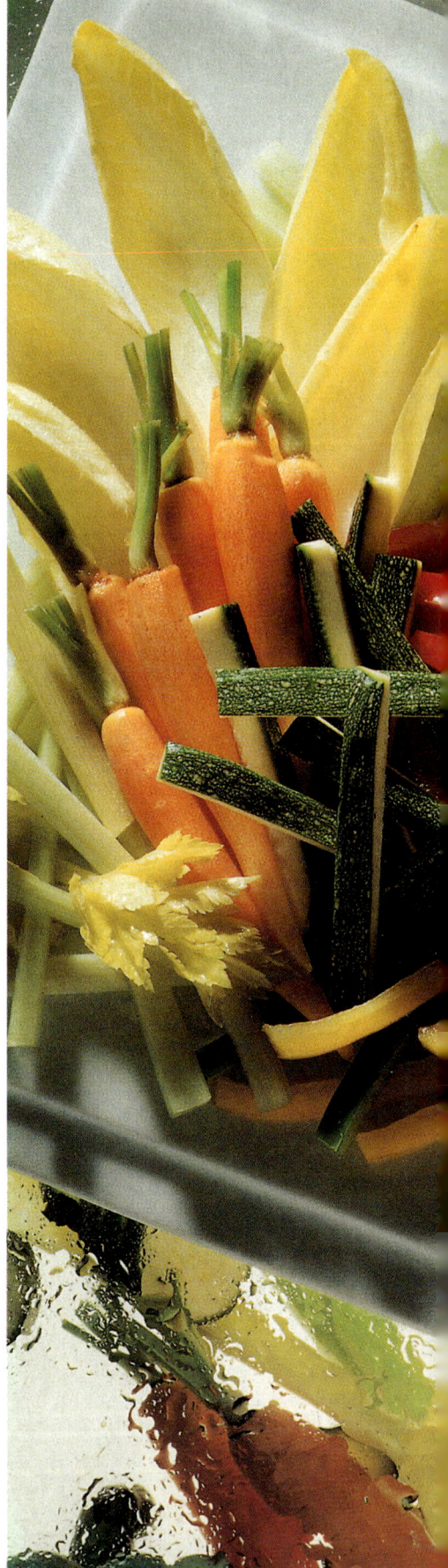

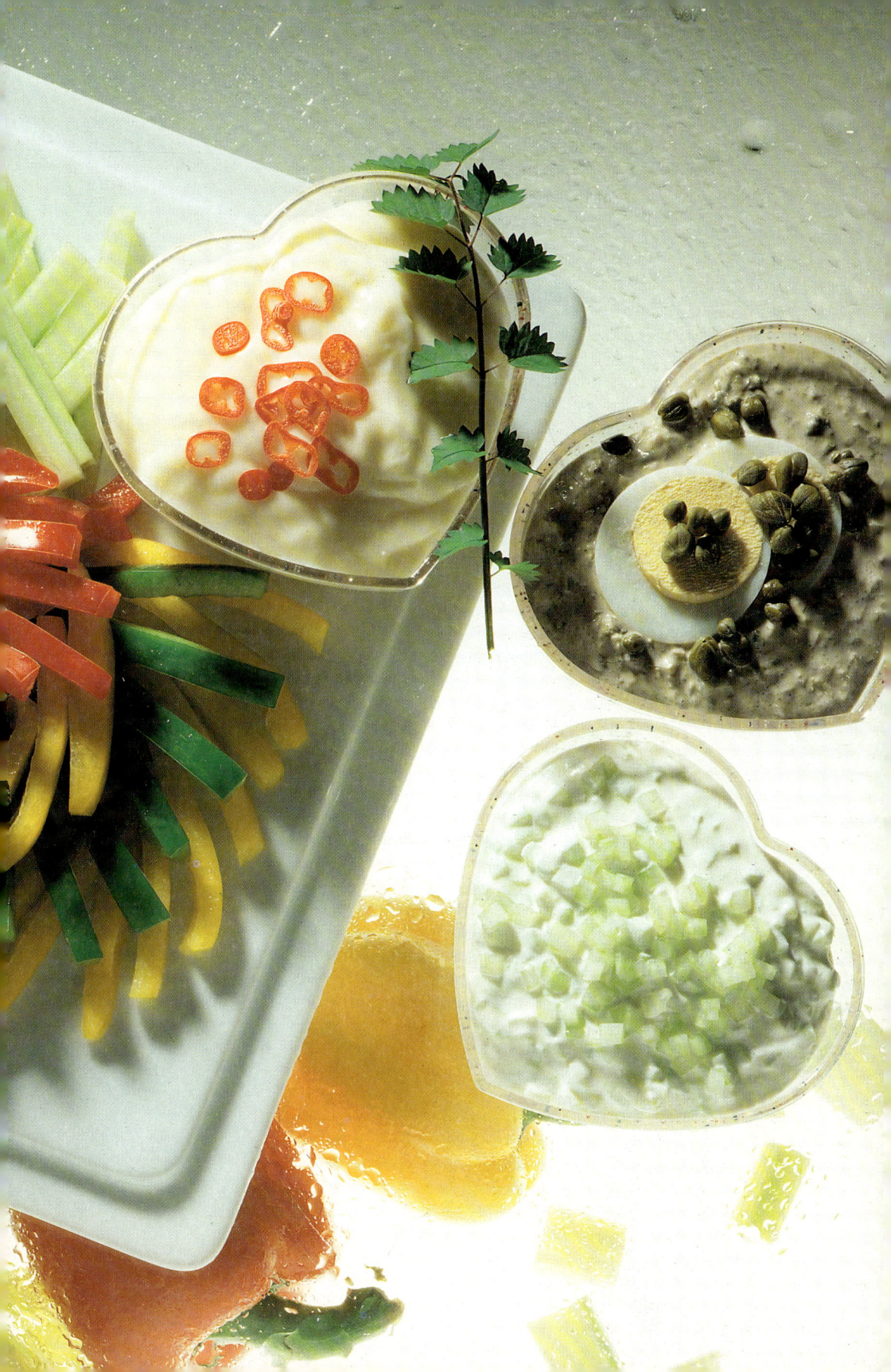

Choriatiki
Bauernsalat

kcal	kJ	E/g	F/g	KH/g	BS/g	Chol/mg	Vit B1/mg	Vit B6/mg
284	1192	11,0	23,5	6,8	3,6	22,6	0,13	0,31

Vit C/mg	Vit E/mg	Ca/mg	Mg/mg	Fe/mg	K/mg	Zn/mg
90,0	3,4	274	44	1,9	568	1,47

Fitness-Tip:
Reich an ungesättigten Fettsäuren, Vitamin C und sekundären Pflanzenstoffen

4 reife Tomaten
1 grüne Paprikaschote
1 Salatgurke
4 EL kaltgepreßtes Olivenöl
2 EL Weinessig
1 kleine Prise Vollmeersalz
Pfeffer
1 rote Zwiebel
200 g Feta (griechischer Schafskäse)
einige schwarze Oliven

Tomaten waschen, achteln. Paprikaschote entkernen, in Streifen schneiden. Salatgurke, falls notwendig, schälen, längs halbieren, in 2 cm breite Scheiben schneiden. Öl, Essig, Salz und Pfeffer verrühren, über den angerichteten Salat träufeln. Zuletzt dünne Zwiebelringe, grob zerbröckelten Fetakäse und Oliven darüberstreuen.

Beigabe: knuspriges Brot oder – üppiger – gegrillter Fisch oder Fleisch.

Imam bayildi
Gebackene Auberginen

kcal	kJ	E/g	F/g	KH/g	BS/g	Chol/mg	Vit B1/mg	Vit B6/mg
202	851	7,2	12,1	15,6	13,5	8,3	0,22	0,46

Vit C/mg	Vit E/mg	Ca/mg	Mg/mg	Fe/mg	K/mg	Zn/mg
47	1,8	95	63	2,7	1199	1,45

4 mittelgroße Auberginen
1 TL Vollmeersalz
3 Zwiebeln
3 Fleischtomaten
2–3 Knoblauchzehen
3 EL kaltgepreßtes Olivenöl
1 Lorbeerblatt
2 Nelken
je 1 TL frischer oder getrockneter
Thymian und Majoran, gerebelt
1 Prise Zucker, Pfeffer
2 Sardellenfilets, gehackt
2 EL Petersilie, gehackt
6–8 schwarze Oliven, gehackt

Die Enden von den Auberginen abschneiden, die Früchte längs halbieren und bis auf einen 2 cm dicken Rand aushöhlen. Innen salzen, 15 Minuten stehen lassen. Inzwischen Zwiebeln in feine Streifen schneiden. Tomaten häuten, fein würfeln. Knoblauch zerquetschen. Das Fruchtfleisch von den Auberginen in 1 cm große Würfel schneiden.

Zwiebelstreifen in Öl glasig dünsten, Tomaten, Knoblauch und Auberginenfleisch zufügen, 5 Minuten mitbraten. Dann Kräuter und Gewürze zugeben und alles noch 10 Minuten zugedeckt bei milder Hitze garen.
Auberginenhälften mit Küchenkrepp trockentupfen und mit der Höhlung nach oben in eine feuerfeste Form geben.
Die Zwiebel-Tomaten-Masse in die Auberginen füllen, $1/2$ Tasse Wasser zugießen und alles im Backofen (E.: 180° C, G.: 2) in 30 Minuten garen. Auberginen mit Sardellenfilets, Petersilie und Oliven bestreut servieren.

Beilagen: Weißbrot oder Kartoffeln sowie cremiger Joghurt, mit Salz und Pfeffer gewürzt.

Fitness-Tip:
Ballaststoffreich, viel sekundäre Pflanzenstoffe

Türkei

Rotbarben in Folie

kcal	kJ	E/g	F/g	KH/g	BS/g	Chol/mg	Vit B1/mg	Vit B6/mg
494	2069	69	25	2,5	–	100,0	0,16	0,21

Vit C/mg	Vit E/mg	Ca/mg	Mg/mg	Fe/mg	K/mg	Zn/mg
5,6	2,3	43	52	1,6	131	0,9

Fitness-Tip:
Eiweißreich

4 frische Rotbarben
4 EL kaltgepreßtes Olivenöl
Saft von 1 Zitrone
Vollmeersalz, Pfeffer
2 Bund blühendes Fenchel-
oder Dillkraut

Rotbarben vom Fischhändler
ausnehmen lassen, unter fließendem
Wasser innen und außen gründlich
abspülen.
2 Eßlöffel Öl mit Zitronensaft, Salz
und Pfeffer verrühren, Fische innen
und außen damit bestreichen. In
jeden Fischbauch 1–2 Zweiglein
Fenchel- oder Dillkraut legen.
Je ein großes Stück Alufolie einölen,
Fenchelkraut darauflegen. Einen
Fisch daraufgeben, mit etwas
Öl beträufeln und die Folie gut
verschließen.
Fertige Alupäckchen auf
ein Backblech legen und die Fische
im Backofen (E.: 200° C, G.: 3)
15–20 Minuten garen.
Danach auf Teller legen, Alufolie
öffnen, sofort servieren.

Beilagen: Weißbrot und/oder
Gurken-Tomaten-Salat.

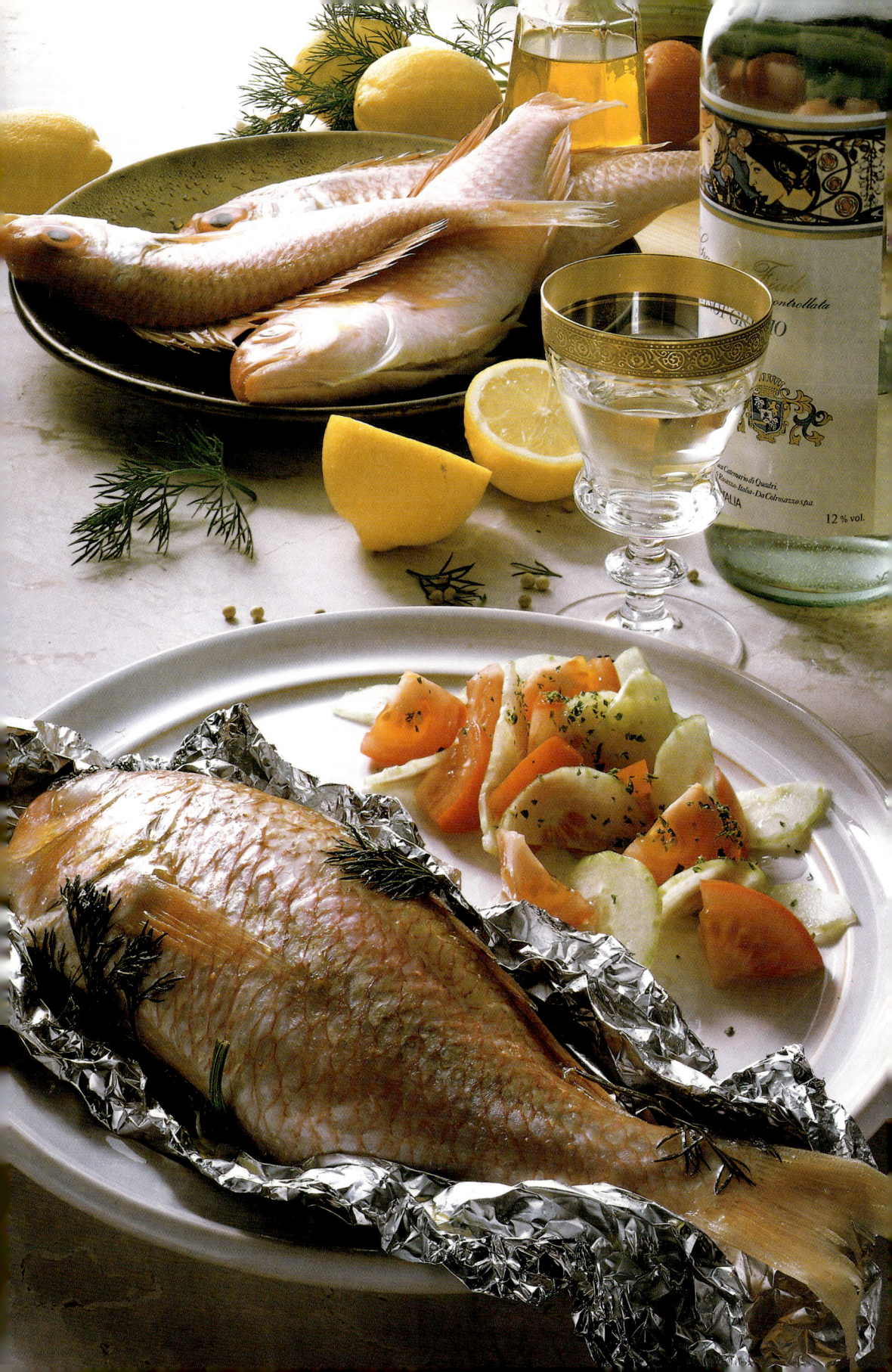

Afrika

Couscous
Weizengrieß mit Lamm
und Gemüse

kcal	kJ	E/g	F/g	KH/g	BS/g	Chol/mg	Vit B1/mg	Vit B6/mg
826	3459	51,3	17,6	114	22,1	79	0,73	0,85

Vit C/mg	Vit E/mg	Ca/mg	Mg/mg	Fe/mg	K/mg	Zn/mg
66,2	11,9	191	154	9,4	1467	6,51

Fitness-Tip:
*Kohlenhydrat-
und eiweißreich,
hoher Gehalt
an B-Vitaminen,
Mineralstoffen
und Spuren-
elementen*

400 g Weizengrieß für Couscous
$^1/_4$ l Wasser, mit 1 TL Vollmeersalz
2 Gemüsezwiebeln
2 Möhren
2 Zucchini
1 Aubergine oder 250 g Kürbis
250 g Kartoffeln
3 Fleischtomaten
1 kleine Dose (580 g) Kichererbsen
500 g mageres Lammfleisch
3 EL gutes Pflanzenöl
4 TL Harissa (Cayennepfeffer)
1 Löffelspitze Piment
Vollmeersalz, schwarzer Pfeffer

Weizengrieß in eine große Schüssel füllen, Salzwasser zugießen, den Grieß zwischen den Handflächen reiben, bis das Wasser völlig aufgesogen ist. 15 Minuten zugedeckt quellen lassen.
Währenddessen Zwiebeln in Achtel, Möhren in 5 cm lange Streifen, Zucchini in Scheiben, Aubergine oder Kürbis und Kartoffeln in große Würfel, gehäutete Tomaten in Viertel schneiden. Kichererbsen abtropfen lassen. Das Lammfleisch in 5 cm große Stücke teilen. Lammfleisch und Zwiebeln mischen, mit 1 Teelöffel Harissa, Piment, Salz und Pfeffer würzen.

Fleisch mit Zwiebeln in heißem Öl ringsum scharf anbraten, Gemüse zufügen, mit soviel Wasser aufgießen, daß alle Zutaten gerade bedeckt sind. Das Ragout zum Kochen bringen, dann auf kleinste Stufe zurückschalten.
Ein feuerfestes Sieb mit einem Mulltuch auslegen, so in die Kasserolle hängen, daß die unteren Zutaten nicht berührt werden. Offene Ränder mit feuchten Küchentüchern schließen. Couscousgrieß zwischen den Handflächen reibend in den Durchschlag geben. Beginnt Dampf aufzusteigen, 20 Minuten garen lassen. Dann den Grieß auf ein Backblech schütten, 15 Min. trocknen lassen. Gegartes Fleisch und Gemüse aus dem Schmortopf nehmen, warm stellen. Flüssigkeit eventuell mit etwas Wasser verlängern. Den Grieß nochmals in den Durchschlag geben, gut zudecken, in 10 Minuten über Dampf erwärmen.
Couscousgrieß auf eine Servierplatte häufen, in die Mitte eine Vertiefung drücken, Gemüse und Fleisch hineinfüllen. Die verbleibende Schmorflüssigkeit mit Harissa verrühren, separat dazu reichen.

Fattush
Brotsalat

kcal	kJ	E/g	F/g	KH/g	BS/g	Chol/mg	Vit B1/mg	Vit B6/mg
272	1141	6,6	11,2	35,5	3,8	–	0,14	0,2

Vit C/mg	Vit E/mg	Ca/mg	Mg/mg	Fe/mg	K/mg	Zn/mg
27,9	2,2	57	38	2,2	463	1,04

2 dünne salzlose Fladenbrote oder
250 g Landbrot
1 kleiner Blattsalat
1 kleine Salatgurke
2 Tomaten
1 rote Zwiebel
2 Knoblauchzehen
Vollmeersalz
4 EL kaltgepreßtes Olivenöl
4 EL entfettete, kalte Fleischbrühe
2 EL heller Weinessig
$1/_2$ TL Edelsüßpaprika
8–10 Blätter frisches Basilikum oder
glatte Petersilie

Fladenbrote oder sehr dünne
Scheiben Landbrot kurz in Wasser
tauchen, in kleine Stücke reißen.
Blattsalat putzen, waschen,
zerpflücken. Salatgurke schälen, in
Scheiben schneiden. Tomaten häuten
und würfeln. Zwiebel schälen, in
sehr feine Ringe schneiden.
Knoblauchzehen mit 1 Teelöffel
Salz bestreuen und mit einem
Messerrücken zerdrücken. Mit Öl,
Fleischbrühe, Essig und Paprika-
pulver verrühren.
Salatzutaten außer den Zwiebel-
ringen mischen und mit der
Marinade anrichten. Brotsalat mit
Zwiebelringen und Kräuterblättchen
garnieren und sofort servieren.

Tip: Die italienische Variante dieses
aparten Salates ist die **Panzanella**,
eine Mischung aus Brot, Tomaten
und Zwiebeln, gelegentlich auch
Paprikaschoten und Fenchel.

Fitness-Tip:
Kohlenhydratreich

Ägypten

Grüne Bohnen mit Artischocken

kcal	kJ	E/g	F/g	KH/g	BS/g	Chol/mg	Vit B1/mg	Vit B6/mg
124	522	4,8	8	7,9	8,3	–	0,19	0,47

Vit C/mg	Vit E/mg	Ca/mg	Mg/mg	Fe/mg	K/mg	Zn/mg
62	2,0	106	55	2	659	0,64

Fitness-Tip:
Reich an Ballaststoffen, Kalzium und sekundären Pflanzenstoffen

4 Fleischtomaten
4 Knoblauchzehen
2 EL Olivenöl
1 TL Harissa
8–10 frische oder 1 EL getrocknete Korianderblättchen
500 g grüne Bohnen
Vollmeersalz
8–10 Artischockenböden (Dose)
1–2 Zweiglein frische Minzeblätter

Fleischtomaten 1 Minute in kochendes Wasser legen, häuten, grobzerkleinert durch ein Sieb pressen. Knoblauch schälen, sehr fein hacken, in Öl glasig dünsten. Tomatenpüree, Harissa und geschnittene Korianderblättchen zufügen.
Bohnen putzen, in 6 cm lange Stücke brechen, in schwach gesalzenem Wasser knackig garen. Artischockenböden abtropfen lassen, vierteln.
Bohnen und Artischocken zum Tomatenpüree geben, bei schwacher Hitze so lange dünsten, bis die Flüssigkeit weitgehend verdampft ist. Das Gemüse mit frischen Minzeblättern bestreut servieren.

Beilage: Polenta oder Reis.

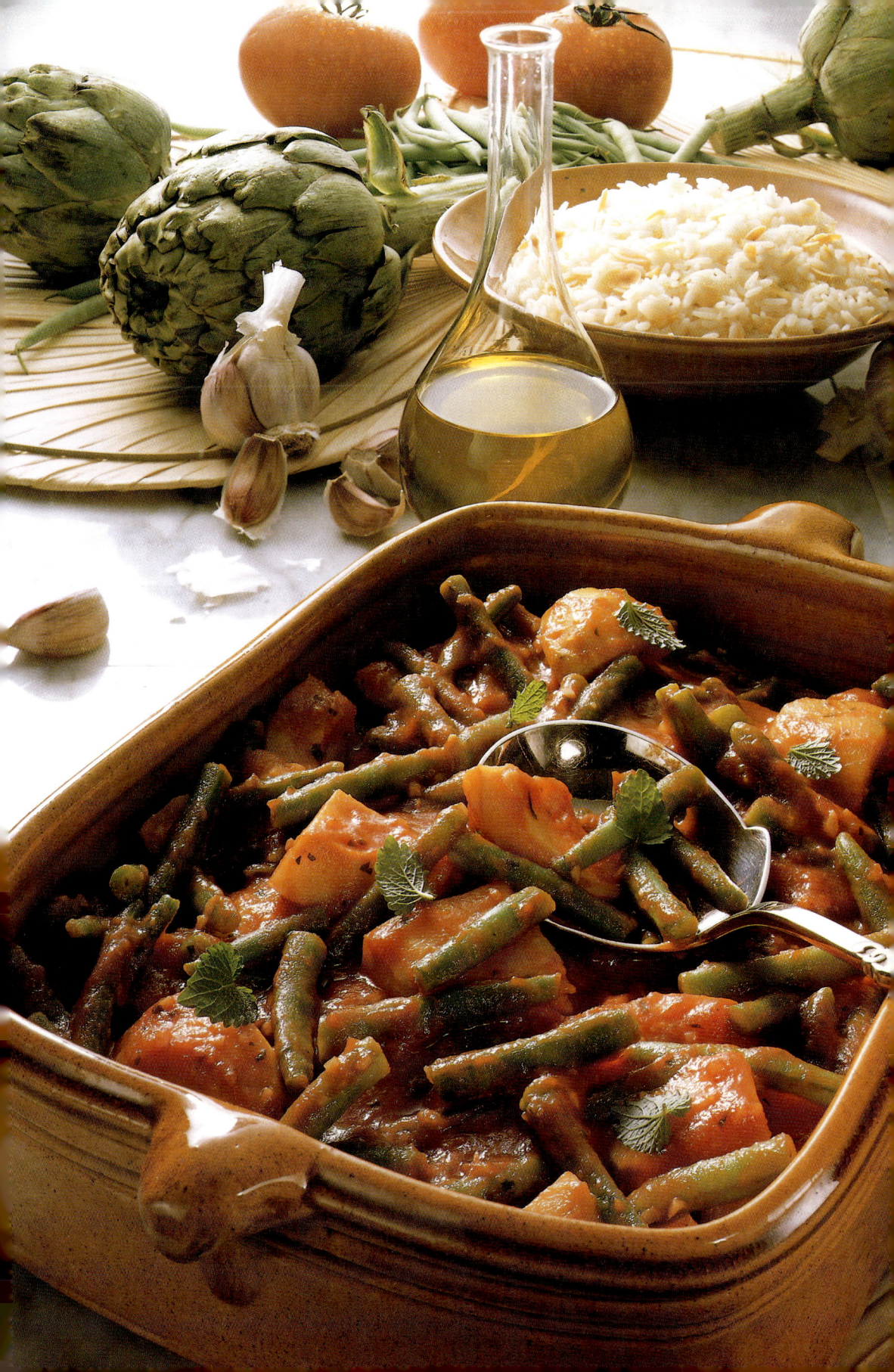

Tabbuleh
Bunter Getreidesalat

kcal	kJ	E/g	F/g	KH/g	BS/g	Chol/mg	Vit B1/mg	Vit B6/mg
238	999	5,5	10,9	29	5,5	–	0,15	0,29

Vit C/mg	Vit E/mg	Ca/mg	Mg/mg	Fe/mg	K/mg	Zn/mg
47,6	2,3	85	37	2,1	569	0,63

Fitness-Tip:
Kohlenhydrat-
betont

100 g Bulgur (grobgeschroteter Weizen) oder grobgeschroteter Roggen
3 Tomaten
$^1/_2$ Salatgurke
3 Frühlingszwiebeln
1 kleiner Bund Petersilie, gehackt
2 EL frische Minzeblätter, gehackt
4 EL kaltgepreßtes Olivenöl
Saft von 1 Zitrone
1 TL Kräutersalz
schwarzer Pfeffer
4–6 Kopfsalatblätter

Bulgur mit kaltem Wasser bedeckt
einige Stunden quellen lassen.
Tomaten häuten, entkernen, fein
würfeln. Gurke schälen, ebenfalls
fein würfeln. Frühlingszwiebeln
in ganz feine Ringe schneiden.
Bulgur in einem Sieb sehr gut
abtropfen lassen, Gemüsewürfelchen
und Kräuterblättchen untermischen.
Öl mit Zitronensaft, Kräutersalz und
Pfeffer verrühren, den Salat damit
zubereiten. Im Kühlschrank
1–2 Stunden durchziehen lassen.
Eine flache Schüssel mit Salatblättern auskleiden, den Salat darauf
anrichten.

Laban
Minzquark

kcal	kJ	E/g	F/g	KH/g	BS/g	Chol/mg	Vit B1/mg	Vit B6/mg
135	564	10,9	7,5	5,2	0,1	8,3	0,05	0,07

Vit C/mg	Vit E/mg	Ca/mg	Mg/mg	Fe/mg	K/mg	Zn/mg
1,1	0,7	152	15,3	0,29	185	0,66

Je 250 g Vollmilchjoghurt und
Magerquark
2 EL kaltgepreßtes Olivenöl
1 Prise Kräutersalz
2 EL frische Minze, feingeschnitten

Alle Zutaten cremig verrühren und
den Quark kalt servieren.
Dazu reicht man eine Platte mit
rohem Gemüse und frischem Obst,
alles mundgerecht zerkleinert.
Als Gemüse z. B. Fenchel, Paprikaschote, Tomate, Möhre, Salatgurke,
als Obst Orangen- oder Grapefruit-
filets, Avocadoschnitze und Datteln.

Fitness-Tip:
Kalziumreich

Syrien

Kodban
Lammspießchen

kcal	kJ	E/g	F/g	KH/g	BS/g	Chol/mg	Vit B1/mg	Vit B6/mg
296	1238	42,0	12,5	3,6	0,3	126,0	0,32	0,28

Vit C/mg	Vit E/mg	Ca/mg	Mg/mg	Fe/mg	K/mg	Zn/mg
12,2	3,2	23	51	3,6	655	5,88

Fitness-Tip:
Viel Eiweiß
und Zink

800 g mageres Lammfleisch
2 EL Erdnußöl
Saft von 1 Zitrone
1 Bund glatte Petersilie, feingehackt
2–3 Knoblauchzehen, zerdrückt
je 1 TL geriebener Ingwer, Kurkuma
(Gelbwurz) und Vollmeersalz
¹/₂ TL gemahlener Kreuzkümmel

Lammfleisch in 3 cm große Würfel
schneiden. Die übrigen Zutaten
cremig verrühren. Fleischwürfel
damit über Nacht im Kühlschrank
marinieren.
Mehrmals wenden, damit die
Fleischstücke ringsum mit Marinade
überzogen sind.
Abgetropfte Fleischwürfel dicht an
dicht auf Holz- oder Metallspieße
stecken und unter dem Grill
10–15 Minuten braun rösten.

Beilage: Brot- oder Getreidesalat
(siehe Rezept Seite 215/218).

Kokos-Gemüse-Gratin

kcal	kJ	E/g	F/g	KH/g	BS/g	Chol/mg	Vit B1/mg	Vit B6/mg
293	1225	9,5	20,3	18,1	11,0	14,7	0,21	0,28

Vit C/mg	Vit E/mg	Ca/mg	Mg/mg	Fe/mg	K/mg	Zn/mg
62,2	2,5	132	51	3,2	529	1,4

750 g Gemüse nach Jahreszeit
1 frische Kokosnuß
2 EL Butter oder Pflanzenmargarine
2 EL Mehl
ca. $1/_8$ l Gemüse- oder Fleischbrühe
Cayennepfeffer
je 2 EL geriebener Käse und
Semmelbrösel

Geputztes, vorbereitetes Gemüse in mundgerechte Stücke (z. B. Blumen-kohl in Röschen, Karotten in Scheiben, Lauchzwiebeln in 5-cm-Stücke etc.) schneiden, in wenig Salzwasser bißfest garen. Gut ab-tropfen lassen.
Die Augen der Kokosnuß mit dem Korkenzieher durchstechen, Kokosmilch auffangen. Dann die Nuß mit einem Hammer aufschlagen, das Fruchtfleisch herauslösen, braune Haut entfernen. Soviel Kokosfleisch fein raspeln, daß es eine Tasse voll ergibt. Aus Butter und Mehl eine helle Schwitze bereiten, mit Kokosmilch ablöschen. Die Sauce mit Brühe auf gut $1/_4$ l ergänzen, durchkochen lassen. Kokosraspel unterziehen, mit Cayennepfeffer abschmecken.
In eine gefettete feuerfeste Form das Gemüse einschichten, mit Kokos-sauce überziehen. Käse-Brösel-mischung darüberstreuen und das Gratin im Backofen (E.: 200˚ C, G.: 3) ca. 20 Minuten überbacken.

Beilage: Weißbrot.

Fitness-Tip:
Ballaststoff- und kalziumreich

Kontomire
Fleisch-Spinat-Topf

kcal	kJ	E/g	F/g	KH/g	BS/g	Chol/mg	Vit B1/mg	Vit B6/mg
249	1043	26,5	13,9	3,8	4,6	70,1	0,75	0,7

Vit C/mg	Vit E/mg	Ca/mg	Mg/mg	Fe/mg	K/mg	Zn/mg
79,0	6,0	186	137	8,0	1323	4,64

Fitness-Tip:
Viel Vitamin E, Kalzium, Kalium, Eisen und Zink

400 g mageres Rind- und
Schweinefleisch
$^1/_2$ l Wasser
1 TL Vollmeersalz
1 Bund Suppengrün
1 Lorbeerblatt
500 g junger Blattspinat
2 Fleischtomaten
2 EL Pflanzenöl
1 große Zwiebel
Pfeffer
1 Löffelspitze gemahlener Koriander
2 EL Kürbiskerne, grobgehackt

Das Fleisch in 5 cm große Würfel
schneiden. Salz mit Wasser und
geputztem, grob zerkleinertem
Suppengrün und Lorbeerblatt zum
Kochen bringen, das Fleisch zugeben
und bei mittlerer Hitze zugedeckt
45 Minuten kochen lassen.
Spinat waschen, Blätter von den
Stielen zupfen. Fleischtomaten
häuten, entkernen, sehr fein hacken.
Zwiebel in dünne Streifen schneiden,
in Öl glasig schwitzen. Spinat zugeben, unter Rühren zusammenfallen lassen. Tomatenwürfel zufügen, $^1/_4$ l Fleischbrühe zugießen und
das Gemüse 15 Minuten bei milder
Hitze garen.
Abgetropfte Fleischwürfel und
Spinat mischen, nur soviel Brühe
zugießen, daß alles gerade bedeckt
ist. Mit Salz, Pfeffer und Koriander
würzig abschmecken, mit Kürbis-
kernen bestreut servieren.

Amerika

T-Bone-Steak

kcal	kJ	E/g	F/g	KH/g	BS/g	Chol/mg	Vit B1/mg	Vit B6/mg
474	1988	49,7	29,1	3,5	0,3	150,1	0,26	0,52

Vit C/mg	Vit E/mg	Ca/mg	Mg/mg	Fe/mg	K/mg	Zn/mg
8,4	5,9	23	55	6,3	891	12,82

2 T-Bone-Steaks, je ca. 500 g,
gut abgehangen

Marinade:
3 EL Pflanzenöl
1 EL Rotweinessig
200 ml Tomatensaft
1–2 Knoblauchzehen, zerdrückt
je 1 EL Worcester- und Tabascosauce
je 1 Zweiglein Rosmarin und
Thymian
Pfeffer

Marinade: Die angegebenen Zutaten
gut verrühren, T-Bone-Steaks ca.
6 Stunden darin marinieren.
Während dieser Zeit mehrmals
wenden.
Die Steaks unter dem Elektrogrill auf
jeder Seite ca. 12 Minuten knusprig
braun grillen. Vor dem Anschneiden
10 Minuten zugedeckt ruhen lassen,
damit sich der Fleischsaft innen
gleichmäßig verteilt.
T-Bone-Steaks salzen, in dünnen
Schrägscheiben aufschneiden und
anrichten.

Beilagen: gegrillte Tomaten, Salate,
Stangenweißbrot oder Folienkartoffeln (siehe folgendes Rezept).

Fitness-Tip:
Protein-Klassiker,
viel Vitamin B_6,
Eisen und Zink

USA

223

Baked Potatoes
Folienkartoffeln

kcal	kJ	E/g	F/g	KH/g	BS/g	Chol/mg	Vit B1/mg	Vit B6/mg
234	983	7,3	5,6	37,3	5,7	8,4	0,27	0,70

Vit C/mg	Vit E/mg	Ca/mg	Mg/mg	Fe/mg	K/mg	Zn/mg
50,3	2,1	101	49,6	2,1	1012	1,26

Fitness-Tip:
Kohlenhydratbetont, viel Kalzium

8 gleichmäßig große, mehlig kochende Kartoffeln
1 EL Pflanzenöl
8 EL Kräuterquark

Kartoffeln unter fließendem Wasser sauber bürsten, abtrocknen. Entsprechend große Quadrate aus Alufolie schneiden, mit Öl bepinseln, je 1 Kartoffel locker darin einwickeln. Die Kartoffeln auf einem Backblech im Backofen (E.: 220˚ C, G.: 4) ca. 40 Minuten backen. Alufolie aufklappen, Kartoffeln durch leichtes Drücken von außen aufspringen lassen. Je einen Eßlöffel Kräuterquark daraufgeben.

Maissalat mit Paprika

kcal	kJ	E/g	F/g	KH/g	BS/g	Chol/mg	Vit B1/mg	Vit B6/mg
221	925	4,3	15,1	16	6,4	–	0,19	0,42

Vit C/mg	Vit E/mg	Ca/mg	Mg/mg	Fe/mg	K/mg	Zn/mg
143,0	3,6	64	53	1,8	569	0,88

Fitness-Tip:
Reich an Vitamin C und sekundären Pflanzenstoffen

1 Dose Maiskörner
2 grüne Paprikaschoten
2 Tomaten
2 Stangen Bleichsellerie
3 EL Oliven- oder Maiskeimöl
2 EL heller Weinessig
Saft von $1/_2$ Orange
$1/_2$ TL Edelsüß-Paprika
Vollmeersalz, weißer Pfeffer
grüne Salatblätter
einige schwarze Oliven

Maiskörner abtropfen lassen. Paprikaschoten entkernen, in Streifen schneiden. Tomaten häuten, achteln. Bleichsellerie falls nötig schälen, in Stücke schneiden. Alles mischen und mit den angegebenen Zutaten zubereiten. Maissalat auf Salatblättern anrichten und mit Oliven bestreuen.

Coleslaw
Weißkraut–Ananas–Salat

kcal	kJ	E/g	F/g	KH/g	BS/g	Chol/mg	Vit B1/mg	Vit B6/mg
263	1101	4,7	20,8	14,4	3,8	14,6	0,13	0,27

Vit C/mg	Vit E/mg	Ca/mg	Mg/mg	Fe/mg	K/mg	Zn/mg
49,1	3,7	108	41	0,9	347	0,64

1 Kopf Weißkraut (ca. 400 g)
2 Scheiben Frühstücksspeck
1 EL Pflanzenöl
1 Zwiebel
2 EL heller Weinessig
1 TL Vollmeersalz
weißer Pfeffer
1 Becher (150 g) Naturjoghurt
2–3 Scheiben Ananas (Dose)
3 EL Ananassaft
2 EL Walnüsse, grobgehackt

Vom Weißkraut die äußeren Blätter ablösen, den Kohlkopf waschen, halbieren und den Strunk herausschneiden. Das Kraut sehr fein raffeln.
Speck in dünne Streifen schneiden, in Öl knusprig ausbraten. Gehackte Zwiebeln zufügen, glasig dünsten. Speckzwiebeln, Essig, Salz, Pfeffer und Joghurt unter den Krautsalat mischen, 30 Minuten durchziehen lassen.
Kurz vor dem Servieren in Stücke geschnittene Ananas mit Saft unterheben und den Salat mit Nüssen bestreuen.

Fitness-Tip:
Vitamin- und mineralstoffhaltig

USA

Baked Alaska Salmon
Gefüllter Lachs

kcal	kJ	E/g	F/g	KH/g	BS/g	Chol/mg	Vit B1/mg	Vit B6/mg
641	2681	72,0	29,1	21,9	1,9	143,0	0,70	3,13

Vit C/mg	Vit E/mg	Ca/mg	Mg/mg	Fe/mg	K/mg	Zn/mg
13,1	9,2	84	123	4,5	1512	3,36

Fitness-Tip:
*Reich an Eiweiß,
Omega-3-
Fettsäuren,
Kalium und Zink*

1 ganzer Lachs, ohne Kopf, küchen-
fertig vorbereitet, ca. 1,5 kg schwer
Vollmeersalz, Pfeffer
Saft von 1 Zitrone
2 Tassen Semmelbrösel
1 Zwiebel
1 Bund Petersilie
1 TL Salbei
2 EL Butter
1 Tasse Fischfond (evtl. als
Fertigprodukt)
1 Zitrone zum Garnieren

Lachs unter fließendem Wasser
innen und außen abspülen, trockentupfen. Innen und außen mit Salz,
Pfeffer und Zitronensaft würzen.
Semmelbrösel mit feingehackter
Zwiebel, Petersilie und Salbeiblätt-
chen mischen, 1 EL flüssige Butter
und die Hälfte vom Fischfond
zugeben. Die Masse mit Salz und
Pfeffer würzig abschmecken, in
den Bauchraum des Fisches füllen,
mit Zahnstochern zustecken.
Den Fisch in eine gefettete feuerfeste
Form legen, übrigen Fischfond
zufügen. Im Backofen (E.: 200° C,
G.: 3) ca. 1 Stunde braten.
Zwischendurch mehrmals mit Fischfond übergießen, falls nötig, mit
einem Stück Alufolie bedecken.
Den fertigen Fisch in der Form, mit
Zitronenscheiben und Petersilien-
sträußchen garniert, servieren.

Beilagen: Petersilienkartoffeln
und/oder grüner Salat.

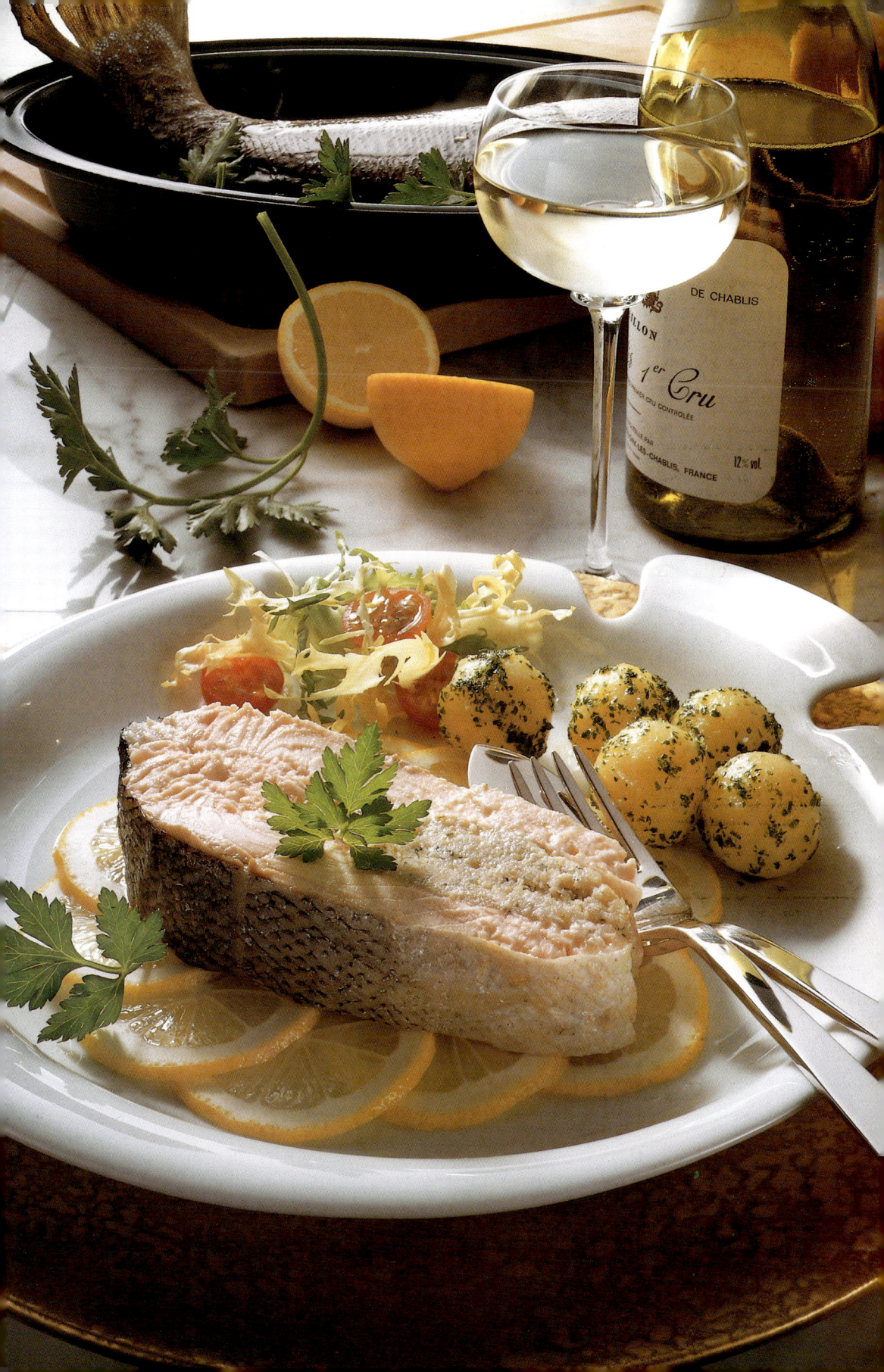

Tortillas de Salsa Mexicana en Guacamole
Maisfladen mit verschiedenen Saucen

kcal	kJ	E/g	F/g	KH/g	BS/g	Chol/mg	Vit B1/mg	Vit B6/mg
269	1126	8,7	3,1	51,6	5,0	59,4	0,2	0,1

Vit C/mg	Vit E/mg	Ca/mg	Mg/mg	Fe/mg	K/mg	Zn/mg
–	0,3	28,9	21,6	1,8	107	0,72

Fitness-Tip:
Kohlenhydratreich

Maisfladen:

150 g Maismehl
150 g Weizenmehl, 1 Ei
je $1/2$ TL Natron und Salz
ca. $1/2$ l heißes Wasser

Maisfladen: Beide Mehlsorten mischen, in die Mitte eine Vertiefung drücken. Ei, Natron und Salz gut verquirlen, hineinfüllen. Unter ständigem Kneten soviel heißes Wasser zugeben, bis ein knetfähiger Teig entstanden ist. Den Teig mindestens noch 3 Minuten durchkneten, dann zugedeckt 30 Minuten ruhen lassen. Anschließend walnußgroße Bällchen formen, jeweils eines zwischen Pergamentpapier zu einem Fladen (15 cm ø) ausrollen. Die Tortillas bei starker Hitze in einer ungefetteten gußeisernen Pfanne von beiden Seiten goldbraun braten. Tortillas, zu Viertelkreisen zusammengefaltet, heiß oder kalt in eine der folgenden Saucen dippen.

Mexikanische Sauce:

kcal	kJ	E/g	F/g	KH/g	BS/g	Chol/mg	Vit B1/mg	Vit B6/mg
102	421	4,0	5,4	10,1	4,6	–	0,11	0,43

Vit C/mg	Vit E/mg	Ca/mg	Mg/mg	Fe/mg	K/mg	Zn/mg
214,4	4,1	39	29	1,6	458	0,33

Fitness-Tip:
Vitamin-C-reich

3–4 rote Peperonischoten
2 Fleischtomaten, $1/2$ Paprikaschote
1 Zwiebel, 1 Knoblauchzehe
1 Löffelspitze Vollmeersalz
1 Messerspitze Cayennepfeffer
1 Stengel frischer Koriander
2 EL kaltgepreßtes Olivenöl
$1/2$ TL Zucker
3–4 Stangen Petersilie

Mexikanische Sauce: Peperonischoten und Paprikaschote entkernen, Tomaten häuten. Zwiebel und Knoblauch schälen. Alle Gemüse grob zerkleinern, mit Salz, Cayennepfeffer und Zucker im Mixer pürieren. Zuletzt feingehackte Petersilien- und Korianderblättchen sowie das Öl unterrühren.

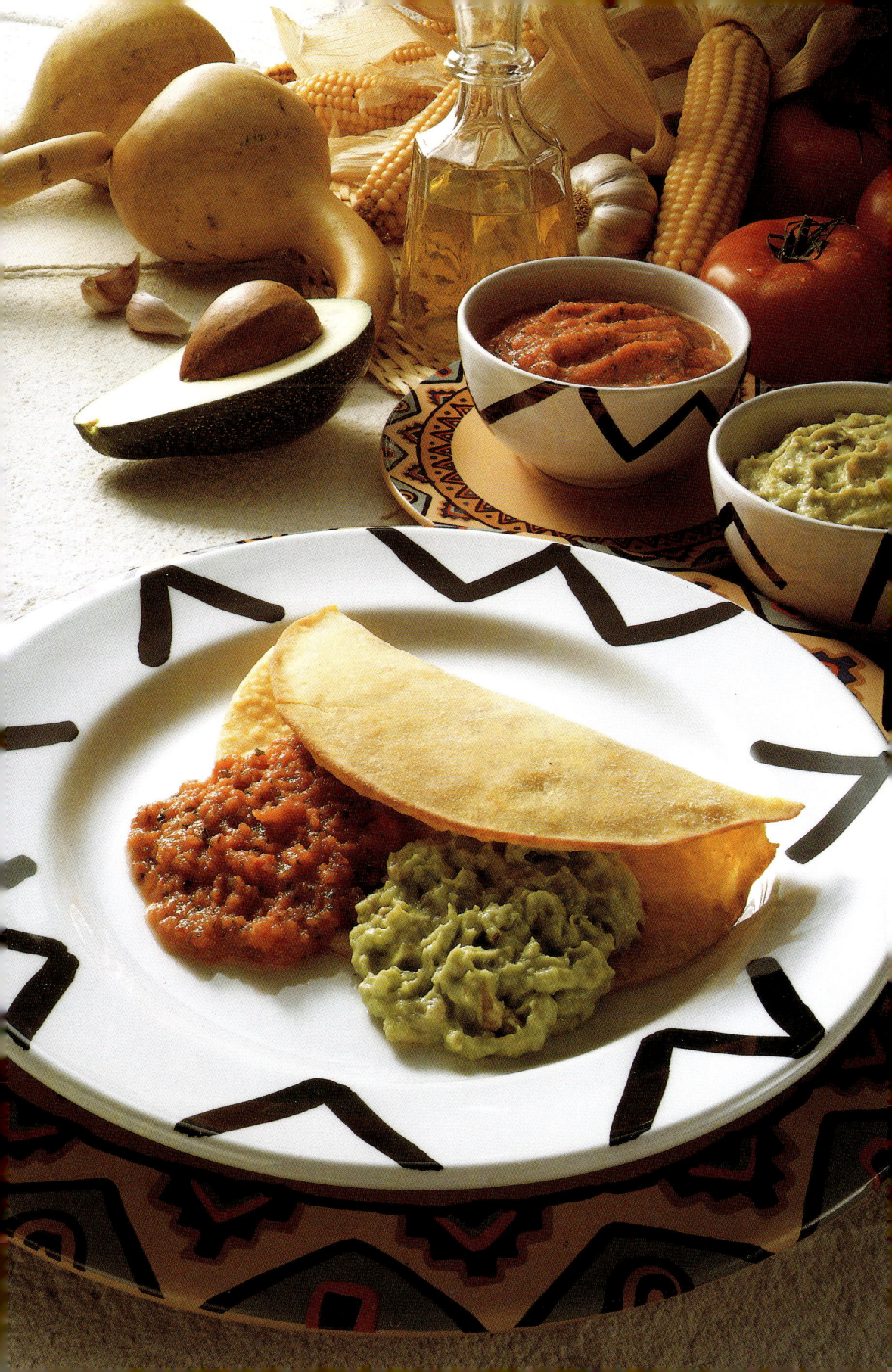

Avocadocreme:

kcal	kJ	E/g	F/g	KH/g	BS/g	Chol/mg	Vit B1/mg	Vit B6/mg
284	1189	2,7	29,5	2,8	4,5	–	0,12	0,7

Vit C/mg	Vit E/mg	Ca/mg	Mg/mg	Fe/mg	K/mg	Zn/mg
24,8	1,9	22	43	0,9	706	0,57

Fitness-Tip:
*Reich an einfach
ungesättigten
Fettsäuren*

1 kleine Zwiebel, 1 Fleischtomate
2 reife Avocados, 2 TL Chilipulver,
1 TL Salz
2 TL heller Weinessig oder Saft
von $\frac{1}{2}$ Zitrone

Avocadocreme: Geschälte Zwiebel
und gehäutete, entkernte Tomate
sehr fein hacken. Avocado-
fruchtfleisch mit einer Gabel cremig
rühren, sofort mit Gewürzen und
Essig abschmecken. Zuletzt Zwiebel-
und Tomatenwürfelchen untermischen. Avocadocreme sofort servieren. Bei zu langem Stehen
verfärbt sie sich unansehnlcih braun.

Vorsicht Fett! Wer auf Kalorien und
Fett achten muß, sollte nicht oder
nur ganz wenig in die Avocadocreme
dippen. Statt dessen kann man
Rohkost in die Tortillas füllen und
etwas Chilisauce darüber träufeln.
Das schmeckt hervorragend!

Anmerkung: Echte Tortillas zu
backen ist ein Kunststück. Die
Beschaffenheit des Teiges, die
richtige Backtemperatur etc. zu
finden, erfordert viel Erfahrung.
Wer dieses Experiment scheut,
sollte auf die im Handel erhältlichen
„Tacos", fertig gebackene Tortillas,
zurückgreifen.

Chili con Carne
Bohnentopf

kcal	kJ	E/g	F/g	KH/g	BS/g	Chol/mg	Vit B1/mg	Vit B6/mg
423	1771	38,8	16,9	28,0	11,9	75,0	0,47	0,61

Vit C/mg	Vit E/mg	Ca/mg	Mg/mg	Fe/mg	K/mg	Zn/mg
38,5	4,6	92	122	7,2	1401	8,16

250 g rote Bohnen
1 Lorbeerblatt
500 g mageres Rindfleisch
2 Zwiebeln
1 Pfefferschote (Chilischote)
250 g Tomaten
2 EL Pflanzenöl
ca. 1 TL Chilipulver
1 EL Edelsüß-Paprika
Vollmeersalz, Pfeffer

Bohnen über Nacht in Wasser einweichen. Am anderen Tag im Einweichwasser mit Lorbeerblatt gut 1 Stunde bei mittlerer Hitze kochen lassen.
Inzwischen Rindfleisch in 1 cm große Würfel schneiden. Zwiebeln hacken, Pfefferschote längs halbieren, entkernen, in feine Streifen schneiden (Vorsicht, sehr scharf!). Tomaten überbrühen, häuten, in Achtel teilen.
Tontopf wässern. Rindfleisch in Öl ringsum braun anbraten. Zwiebelwürfel zugeben, glasig schwitzen. Das Fleisch mit Gewürzen bestreuen, Pfefferschotenstreifen und Tomaten zugeben. Alles kurz durchkochen. Das Fleisch sollte feurig-scharf gewürzt sein.
In den vorbereiteten Tontopf eine Lage abgetropfte Bohnen geben, das Fleisch darauffüllen. Mit den übrigen Bohnen bedecken, gut $^1/_8$ l Bohnenkochwasser darübergießen. Deckel auflegen, Tontopf in den kalten Backofen stellen, bei E.-Herd 250° C, G.-Herd 5, 1 $^1/_2$ Stunden schmoren lassen.
Den Bohnentopf heiß servieren.

Beilage: kräftiges Landbrot.

Tip: Nicht original, aber wesentlich schneller! Das Fleisch durch die grobe Scheibe des Fleischwolfs drehen!

Fitness-Tip:
Reich an Ballaststoffen, Vitamin B$_1$, Magnesium, Eisen und Zink

Mexiko

231

Calabaza en Mantequilla
Gebratene junge Kürbisse

kcal	kJ	E/g	F/g	KH/g	BS/g	Chol/mg	Vit B1/mg	Vit B6/mg
164	688	5,8	13	5,9	1,0	36,9	0,12	0,21

Vit C/mg	Vit E/mg	Ca/mg	Mg/mg	Fe/mg	K/mg	Zn/mg
16,9	0,4	219	42	1,29	466	1,1

Fitness-Tip:
Kalziumreich

4 junge längliche Kürbisse (Squash),
ersatzweise Zucchini
Vollmeersalz
2 Ecken (à ca. 60 g) Schmelzkäse
1–2 EL Crème fraîche
1 EL Butter
$^1/_2$ TL Rosmarinnadeln

Kürbisse waschen, streifig abschälen. Danach längs halbieren, Kerne mit einem Teelöffel auskratzen. Kürbisse in 1 Tasse Wasser mit Salz 5 Minuten kochen, abtropfen lassen. Schmelzkäse mit Crème fraîche verrühren. Die Schnittflächen der Kürbisse damit bestreichen. Zusammengesetzt in eine gefettete feuerfeste Form legen. Das Gemüse mit zerlassener Butter bestreichen, mit Salz und Rosmarin bestreuen und im Backofen (E.: 220° C, G.: 4) ca. 20 Minuten hellbraun braten. In der Form heiß zu Tisch bringen.

Beilage: Reis oder Maisfladen (Tortillas).

Ensalada de Espinace y
Aguacate
Avocado-Spinat-Salat

kcal	kJ	E/g	F/g	KH/g	BS/g	Chol/mg	Vit B1/mg	Vit B6/mg
295	1238	7,0	27,9	3,9	6,1	70,3	0,22	0,72

Vit C/mg	Vit E/mg	Ca/mg	Mg/mg	Fe/mg	K/mg	Zn/mg
78,6	3,7	190	102	6,0	1237	1,31

500 g frischer Spinat
2 Zwiebeln
2 EL Oliven- oder gutes Pflanzenöl
1 Avocado
1 Ei, hartgekocht
Vollmeersalz, Pfeffer
Saft von $1/2$ Zitrone
einige Salatblätter
4 EL Crème fraîche

Spinat putzen, Blätter von den Stielen zupfen und waschen. Zwiebeln schälen, in dünne Scheiben schneiden, in Öl 3 Minuten glasig dünsten. Tropfnassen Spinat zufügen, in 5 Minuten bei mittlerer Hitze zusammenfallen lassen. Spinat abkühlen lassen. Inzwischen die Avocado schälen, in Würfel schneiden. Das Ei pellen, in Scheiben schneiden. Beides unter das Spinatgemüse mischen, mit Salz, Pfeffer und Zitronensaft würzen. Avocado-Spinat-Salat auf grünen Salatblättern portionsweise anrichten, mit je 1 EL Crème Fraîche garnieren.

Beilage: geröstetes Landbrot.

Tip: Nicht authentisch, aber wesentlich vitaminreicher! Junge, zarte Spinatblätter samt Zwiebeln roh unter die übrigen Zutaten mischen!

Fitness-Tip:
Reich an Vitamin C, Eisen, Kalzium, Magnesium und Kalium

Venezuela

Ají de pollo
Hähnchen in scharfer
Gemüsesauce

kcal	kJ	E/g	F/g	KH/g	BS/g	Chol/mg	Vit B1/mg	Vit B6/mg
887	3715	51,6	66,4	21,5	4,8	187,8	0,4	1,44

Vit C/mg	Vit E/mg	Ca/mg	Mg/mg	Fe/mg	K/mg	Zn/mg
85,0	4,5	73	120	5,2	1538	3,66

Fitness-Tip:
*Eiweißreich,
aber auch
sehr viel Fett*

1 bratfertige Poularde (ca. 1 kg)
Vollmeersalz, Pfeffer
Mehl zum Bestauben
4 Zwiebeln
2 Knoblauchzehen
4 EL kaltgepreßtes Olivenöl
$^1/_4$ l Hühnerbrühe
3–4 Fleischtomaten
4 Kartoffeln
je 1 rote und grüne Pfefferschote
$^1/_2$ TL Chilipulver
$^1/_2$ TL Majoran, gerebelt

Die Poularde in mundgerechte
Stücke schneiden, mit Salz und
Pfeffer würzen, ringsum mit
Mehl bestauben.
Zwiebeln und Knoblauchzehen
schälen. 2 Zwiebeln in Scheiben,
2 in Achtel schneiden.
2 EL Öl erhitzen, Zwiebelscheiben
und ganze Knoblauchzehen darin
glasig schwitzen. Hähnchenstücke
zugeben und ringsum braun anbraten. Mit $^1/_8$ l Hühnerbrühe auffüllen
und das Fleisch zugedeckt bei

mittlerer Hitze ca. 40 Minuten
schmoren lassen.
Inzwischen Tomaten häuten, grob
hacken. Kartoffeln schälen, würfeln.
Pfefferschoten längs aufschneiden,
Kerne und weiße Bindehäute herauskratzen. Pfefferschoten in dünne
Streifen schneiden.
Übrige Zwiebeln, Tomaten, Kartoffeln und Pfefferschoten in restlichem
Öl andünsten, mit Chilipulver, Majoran und Salz feurig-scharf würzen.
Die restliche Fleischbrühe zugießen
und das Gemüse in 20 Minuten gar
kochen. Hähnchenteile und Gemüse-
sauce mischen und in einer vorgewärmten Schüssel servieren.

Beilage: Reis oder Landbrot.

Evtl. Garnierung: Gekochte Eiviertel
und Oliven. Achtung, mehr Fett
und Cholesterin (in der Tabelle nicht
gerechnet)! Es tut dem Wohlgeschmack des Gerichts keinen
Abbruch, darauf zu verzichten.

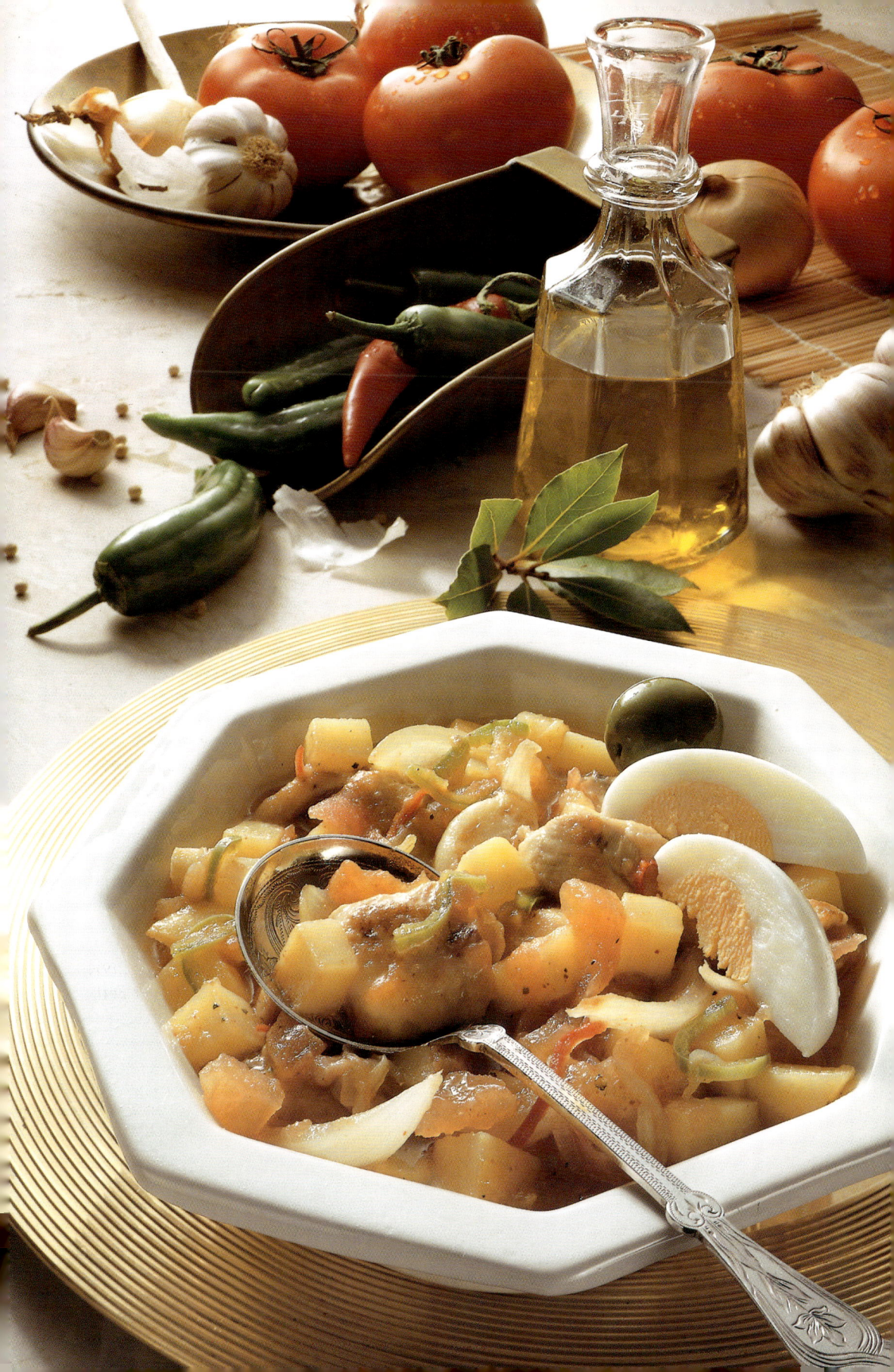

Moqueca de Peixe
Fischtopf mit Kokosmilch

kcal	kJ	E/g	F/g	KH/g	BS/g	Chol/mg	Vit B1/mg	Vit B6/mg
312	1301	42,2	14,0	3,6	2,7	120	0,15	0,5

Vit C/mg	Vit E/mg	Ca/mg	Mg/mg	Fe/mg	K/mg	Zn/mg
17,4	2,1	58	88	1,7	807	1,5

Fitness-Tip:
*Hoher Eiweiß-
und Vitamin-B$_6$-
Gehalt*

800 g beliebiges Fischfilet (magere
Sorten, z. B. Rotbarsch, Scholle,
Kabeljau)
Saft von 1 Zitrone

Marinade:
1 Bund frische Kräuter (Petersilie,
Schnittlauch, Koriander- und
Minzezweiglein)
1 Knoblauchzehe
1 große Zwiebel
2 Tomaten
1 TL Pfeffer
2 TL Vollmeersalz
1 frische Kokosnuß
2 EL Palmkern- oder gutes
Pflanzenöl

Fischfilets unter Wasser abspülen,
trockentupfen, mit Zitronensaft
beträufelt 15 Minuten stehen lassen.

Marinade: Kräuterblättchen von
den Stielen zupfen, fein hacken.
Knoblauch schälen, zerdrücken.
Zwiebel fein würfeln. Tomaten
häuten, halbieren, entkernen, grob-
hacken. Alle Zutaten samt Pfeffer
und Salz zu einer cremigen Paste
verrühren, trockengetupfte Fisch-

stücke damit bestreichen, 1 Stunde
durchziehen lassen.
Inzwischen die Kokosnuß öffnen
(Augen mit einem Korkenzieher
durchstechen), Kokosmilch
auffangen.
Öl in einem Topf erhitzen, Fischstücke mit Marinade hineinlegen.
Kokosmilch mit 1 Tasse Wasser
mischen, darübergießen. Deckel
auflegen und alles bei mittlerer Hitze
15 Minuten kochen lassen. Topf
während dieser Zeit nicht öffnen,
damit das Aroma erhalten bleibt.
Danach noch 10 Minuten bei milder
Hitze ziehen lassen. Eventuell etwas
Wasser zugießen. Fischtopf in vor-
gewärmter Servierschüssel anrichten,
mit frischen Kräuterblättchen
garnieren.

Beilagen: Reis und – wer's besonders
scharf liebt – Chilisauce.

Tip: Statt frische Kokosmilch zu
verwenden, können Sie auch 100 g
Kokosraspel 1 Stunde in $1/_8$ l heißer
Milch einweichen. Danach die Milch
abgießen, dabei die Kokosraspeln
gut ausdrücken.

Carbonada criolla
Fleischragout mit Obst

kcal	kJ	E/g	F/g	KH/g	BS/g	Chol/mg	Vit B1/mg	Vit B6/mg
436	1826	30,9	11,4	45,4	8,4	87,6	0,52	0,79

Vit C/mg	Vit E/mg	Ca/mg	Mg/mg	Fe/mg	K/mg	Zn/mg
62,4	5,17	111	94	5,6	1607	6,64

500 g mageres Rindfleisch
3 Zwiebeln
2 EL kaltgepreßtes Olivenöl
$^1/_8$ l Weißwein
1 EL Tomatenmark
1 Lorbeerblatt
2 Petersilienstengel
1 Stückchen Sellerie
1 TL Vollmeersalz
je $^1/_2$ TL Thymian, gerebelt,
und Pfeffer
$^3/_8$ l Fleischbrühe
2 Kartoffeln
1 kleiner Kürbis (250 g) oder
1 Zucchini
1–2 Süßkartoffeln (falls erhältlich)
2 säuerliche Äpfel
2 reife Pfirsiche
2 EL Rosinen
2 EL Petersilie, gehackt

Rindfleisch in 3 cm große Stücke schneiden. Zwiebeln schälen und achteln. Fleisch und Zwiebeln in Öl ringsum scharf anbraten, mit Wein und Tomatenmark ablöschen. Lorbeerblatt, Petersilie und gewürfelten Sellerie zufügen, mit Salz, Thymian und Pfeffer verrühren. Das Ganze einmal aufkochen, mit Fleischbrühe auffüllen und zugedeckt bei milder Hitze 35 Min. schmoren lassen.
Inzwischen Gemüse und Obst schälen bzw. häuten, in 3 cm große Würfel schneiden. Dann die Gemüsestückchen zum Fleisch geben, noch 20 Minuten weiterschmoren. Zuletzt Obst und Rosinen untermischen, das Ragout kurz durchkochen lassen, süß-pikant abschmecken. Mit Petersilie bestreut servieren.

Beilage: Reis oder Stangenweißbrot.

Fitness-Tip:
Eiweiß- und kohlenhydratreich, günstiger Gehalt an Vitamin B_1 und B_6 sowie Eisen und Zink

Uruguay

237

Asien

Gebackener Tofu

kcal	kJ	E/g	F/g	KH/g	BS/g	Chol/mg	Vit B1/mg	Vit B6/mg
207	869	18,1	11,3	3,6	3,0	–	0,09	0,3

Vit C/mg	Vit E/mg	Ca/mg	Mg/mg	Fe/mg	K/mg	Zn/mg
5,4	1,2	287	110	4,5	646	0,81

Fitness-Tip:
Eiweiß- und kalziumreich, rein pflanzlich

600 g fester Tofu (Sojabohnenquark)
50 g helle Misopaste
3 EL Mirin (süßer Reiswein,
ersatzweise lieblicher Weißwein und
1 Prise Zucker)
3 EL Sake (Reiswein) oder
halbtrockener Sherry
2 EL Sesamsamen
Saft von 1 Limette

Tofu in 8 gleich große Scheiben schneiden, mit Küchenkrepp trockentupfen. Misopaste mit Mirin und Sake glatt verrühren. Sesamsamen in trockener Pfanne goldgelb rösten. Misosauce halbieren, einen Teil mit Sesamsamen, den zweiten Teil mit Limettensaft mischen.
Die Tofuscheiben nebeneinander in eine flache feuerfeste Form legen, unter dem vorgeheizten Grill oder im heißen Backofen (E.: 220° C, G.: 4) so lange grillen, bis sie hellgelb sind. Dann 4 Scheiben mit Miso-Sesam-Sauce und 4 Scheiben mit Miso-Limetten-Sauce bestreichen. Die Tofuscheiben weitergrillen, bis sie goldbraun gebraten sind. Heiß servieren.

Beilage: Rohkostplatte.

Tip: Auch sehr lecker: Tofu würfeln, abwechselnd mit frischen Champignons und/oder kleinen Frühlingszwiebeln auf Spieße stecken. Grillen wie oben.

Shabu-shabu
Fondue in Brühe

kcal	kJ	E/g	F/g	KH/g	BS/g	Chol/mg	Vit B1/mg	Vit B6/mg
287	1200	37,3	6,2	19,7	8,6	65,0	0,41	0,67

Vit C/mg	Vit E/mg	Ca/mg	Mg/mg	Fe/mg	K/mg	Zn/mg
37,3	1,7	167	107	6,7	1542	4,91

Je 200 g mageres Rindfleisch
(Rumpsteak) und Putenschnitzel
200 g fester Tofu
50 g getrocknete Glasnudeln
50 g getrocknete chinesische Pilze
(Mu-err)

2 Karotten
1 Kohlrabi
75 g Zuckerschoten oder sehr
junge Erbsen
ca. 150 g Chinakohl

Brühe:
1 Stück (ca. 5 x 10 cm) Seetang

Fitness-Tip:
*Günstiges Eiweiß-Fett-Verhältnis,
reich an Kalzium,
Eisen und Zink*

Ponzu-Sauce:

kcal	kJ	E/g	F/g	KH/g	BS/g	Chol/mg	Vit B1/mg	Vit B6/mg
27	117	1,6	0,4	3,1	0,1	–	0,02	0,04

Vit C/mg	Vit E/mg	Ca/mg	Mg/mg	Fe/mg	K/mg	Zn/mg
3,0	0,17	10	12	0,6	91	0,09

1 Knoblauchzehe
Saft von 1 Zitrone
6 EL Sojasauce

3 EL Sake (oder trockener Weißwein)
1 EL gekörntes Dashi, in 3 EL Wasser
aufgelöst (ersatzweise 3 EL Seetang-
Brühe)

Fitness-Tip:
Sehr leicht

Miso-Sauce:

kcal	kJ	E/g	F/g	KH/g	BS/g	Chol/mg	Vit B1/mg	Vit B6/mg
130	541	5,9	6,3	9,8	3,7	–	0,14	0,2

Vit C/mg	Vit E/mg	Ca/mg	Mg/mg	Fe/mg	K/mg	Zn/mg
20	0,6	150	83	3,3	390	1,2

4 EL heller Essig
4 EL Sake (Reiswein=
2 EL Sojasauce
1 EL Misopaste
2 TL Zucker

3 EL Sesamsamen
1 EL gekörntes Dashi, in 3 EL Wasser
aufgelöst (ersatzweise 3 EL Seetang-
Brühe)
1 EL scharfer Senf

Fitness-Tip:
Kalziumreich

Japan

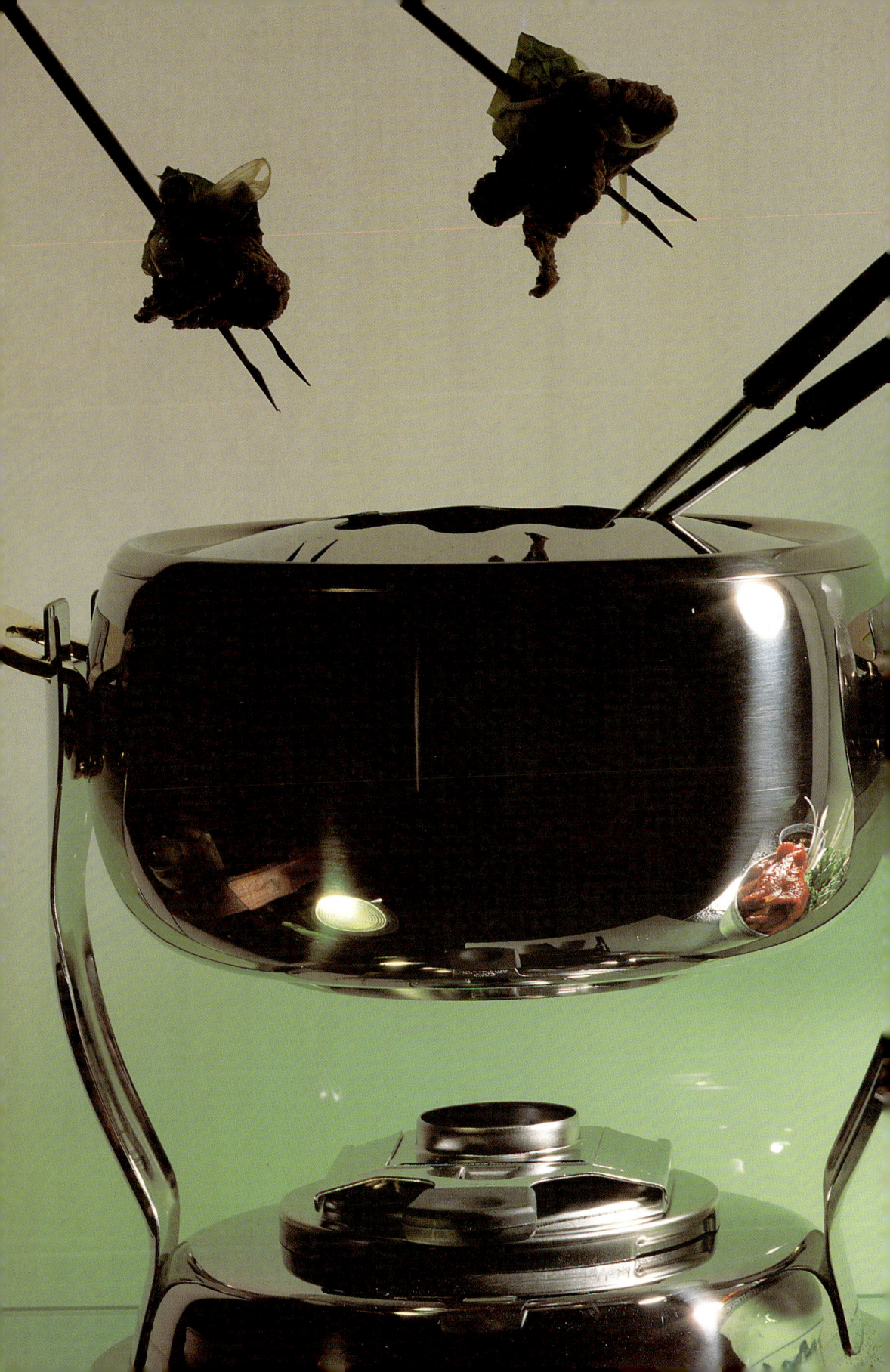

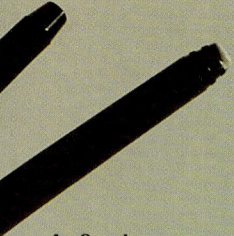

Außerdem:
1 mittelgroßer schwarzer Rettich
2 Frühlingszwiebeln

Rindfleisch und Putenschnitzel
ca. 1 Stunde ins Gefrierfach legen,
dann in hauchdünne Scheibchen
bzw. Streifen teilen. Tofu in 2 cm
große Würfel schneiden. Glasnudeln
mit kochendem Wasser überbrühen,
nach 5 Minuten abgießen, mit einer
Schere in kleine Stücke schneiden.
Gemüse schälen bzw. putzen, in
dünne Scheiben oder Streifen
schneiden oder – dekorativ – mit
kleinen Ausstechern hübsche
Formen ausstechen. 2/3 der Zutaten
auf einer Servierplatte dekorativ
anrichten, kalt stellen.

Brühe: Gut 1 l Wasser in einen Topf
geben. Das Seetangstück mit einer
Schere mehrmals einschneiden, ins
Wasser legen, langsam zum Kochen
bringen.

Ponzu-Sauce: Knoblauch zerdrücken,
mit den übrigen Zutaten glattrühren.

Miso-Sauce: Alle Zutaten miteinander mischen.
Rettich schaben, fein raspeln.
Frühlingszwiebeln mit Grün ganz
fein würfeln.

**So bereitet man das japanische Fon-
due zu:** Pro Person je ein Schälchen
Ponzu-Sauce und Miso-Sauce sowie
Rettich und Zwiebelwürfelchen auf
dem Tisch bereitstellen. Die Brühe
(ohne Seetang) in einen Fonduetopf
gießen und aufs Rechaud stellen.
Ein Drittel der Zutaten hineingeben,
leicht ziehen lassen. Bei Tisch nimmt
jeder einige der gegarten Gemüse-
und Fleischstückchen mit einem
kleinen Metallsieb heraus und würzt
individuell mit den bereitgestellten
Saucen.
Die übrigen Zutaten nach und nach
in die Brühe geben und garen.
Zuletzt wird die Brühe in kleine
Schälchen verteilt und getrunken.

Tip: Kocht die Brühe während
des Essens zu stark ein, etwas Wasser
oder aufgelöste Dashi-Brühe
nachgießen.

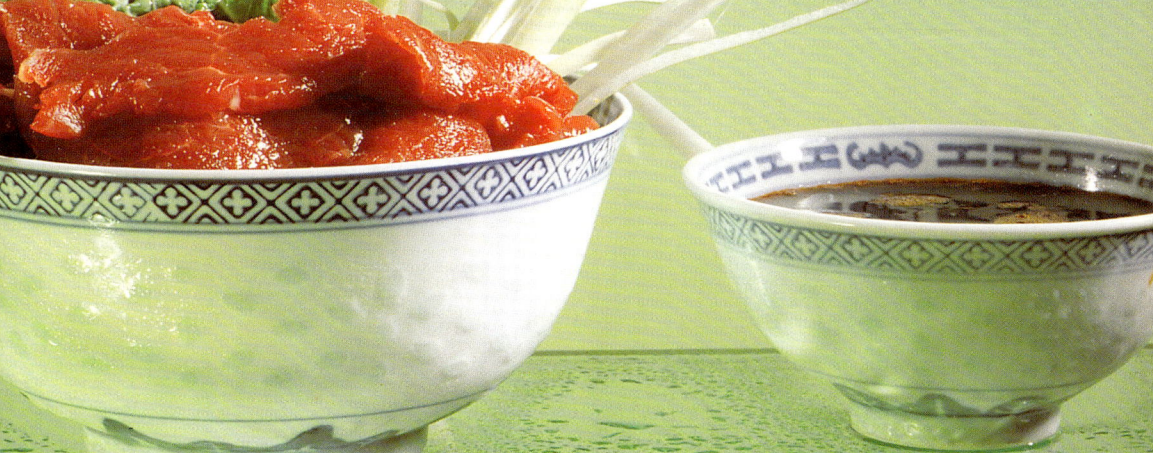

Wan-tan-Suppe
Nudeltaschen in Brühe

kcal	kJ	E/g	F/g	KH/g	BS/g	Chol/mg	Vit B1/mg	Vit B6/mg
139	586	6,3	3,0	21,1	2,1	19,0	0,11	0,14

Vit C/mg	Vit E/mg	Ca/mg	Mg/mg	Fe/mg	K/mg	Zn/mg
17,1	2,1	63	34	2,0	288	1,42

Fitness-Tip:
Kohlenhydrat-
betont

16 Wan-tan-Täschchen (fertig
vorbereitet in Asienläden erhältlich)
50 g Glasnudeln
100 g junger Spinat
1 l Gemüse- oder Hühnerbrühe
(möglichst frisch zubereitet)
Sojasauce
Vollmeersalz, Pfeffer
2 Scheiben magerer gekochter
Schinken
4 Blättchen Selleriegrün oder
Maggikraut

Glasnudeln mit kochendem Wasser
überbrühen, ca. 5 Minuten stehen
lassen. Danach abgießen, mit kaltem
Wasser abschrecken, mit einer
Schere mundgerecht zerteilen.
Spinat putzen, 2 Minuten blanchie-
ren, abgetropft in Streifen schneiden.
Brühe erhitzen, Wan-tan-Nudel-
täschchen hineinlegen, bei schwacher
Hitze 12 Minuten gar ziehen lassen.

Spinat zufügen, 3 Minuten mit-
köcheln, die Suppe mit Sojasauce,
Salz und Pfeffer würzen.
Glasnudeln in Servierschälchen verteilen, Wan-tans, Spinat und Brühe
darauf geben. Mit Schinkenstreifen
bestreuen und mit Sellerieblättchen
garniert heiß servieren.

Anmerkung: Wan-tans sind mit
Hühnerfleisch gefüllte Nudeltäsch-
chen, ähnlich den italienischen
Tortellini. Wer sie gerne selber
machen will, kauft dazu fertige
Wan-tan- oder Pangsit-Teigscheiben
(frisch oder TK), belegt diese mit
einer Farce aus gehacktem Hühnerfleisch, feinsten Porreeringen und
geriebener Zwiebel, gewürzt mit Salz
und Pfeffer. Teigscheiben darüber
zusammenfalten, Ränder dabei mit
Eiweiß bepinseln.

Buntes Gemüse, pfannengerührt

kcal	kJ	E/g	F/g	KH/g	BS/g	Chol/mg	Vit B1/mg	Vit B6/mg
226	949	10,9	10,3	18,9	10,9	–	0,39	0,72

Vit C/mg	Vit E/mg	Ca/mg	Mg/mg	Fe/mg	K/mg	Zn/mg
79,5	3,3	259	97	6,8	1259	1,72

4 getrocknete chinesische Pilze
(Mu-err)
2 große Karotten
1 Stange Lauch
4 Frühlingszwiebeln
250 g frischer Spinat, Mangold oder
Paksoi
250 g grüne Bohnen
2 Knoblauchzehen
ca. 100 g Bambussprossen (Dose)
ca. 100 g Sojabohnenkeimlinge
(frisch oder Dose)
3 EL gutes Sojaöl
1 Stück (3 cm) frische Ingwerwurzel
Vollmeersalz, Pfeffer
$^1/_2$ TL Zucker
100 ml Gemüsebrühe
2 EL trockener Sherry
1 EL Austernsauce
1 EL dunkle Sojasauce
1 EL Speisestärke

Pilze 30 Minuten in warmem Wasser
einweichen. Danach putzen, in
Streifen oder Scheiben schneiden.
Karotten schälen, in Streifen teilen.
Lauch putzen, in Ringe schneiden.
Das Grün der Frühlingszwiebeln fein
hacken, beiseite stellen. Das Weiße

vierteln. Spinat putzen, evtl. zerkleinern. Bohnen in 5 cm lange
Stücke teilen. Knoblauch hacken.
Bambussprossen in Scheiben
schneiden. Sojabohnenkeimlinge
waschen bzw. abtropfen lassen.
Wok oder tiefe Pfanne trocken
erhitzen, dann das Öl von den
Seiten einfließen lassen.
Zwiebelviertel, Knoblauch und
geriebene Ingwerknolle goldgelb
braten. Dann Karotten und Bohnen
zufügen, 5 Minuten bei großer Hitze
braten. Übrige Gemüse zugeben,
unter ständigem Umschichten
2 Minuten weiterbraten. Die Gemüse-
pfanne mit Salz, Pfeffer und Zucker
bestreuen, Gemüsebrühe, Sherry,
Austern- und Sojasauce zugießen.
Einmal umrühren, Deckel schließen
und das Gemüse bei schwacher
Hitze 3 Minuten dünsten.
Speisestärke mit 2 Eßlöffel Wasser
glattrühren, 1 Minute vor Ende der
Garzeit das Gemüse damit leicht
binden.
Gemüse in eine vorgewärmte
Schüssel füllen, mit dem Frühlings-
grün bestreut servieren.

Fitness-Tip:
Kohlenhydrat-
betont, ballast-
stoffreich; viel
Vitamin C, Eisen
und Kalzium

China

Reisnudeln mit Filet und Gemüse

kcal	kJ	E/g	F/g	KH/g	BS/g	Chol/mg	Vit B1/mg	Vit B6/mg
408	1704	25,3	7,7	58,3	4,8	37,6	0,25	0,56

Vit C/mg	Vit E/mg	Ca/mg	Mg/mg	Fe/mg	K/mg	Zn/mg
27,3	2,1	127	80	3,2	732	1,96

Fitness-Tip:
*Reich an
Kohlenhydraten,
Eiweiß und
B-Vitaminen*

4–6 getrocknete Shiitake-Pilze
1 Pckg. (250 g) sehr feine Reisnudeln
(Mihun)
250 g Putenbrustfilet oder mageres
Rindfleisch (Filet)
1 Eiweiß
Sojasauce
1 TL Speisestärke
Vollmeersalz, Pfeffer
2 Zwiebeln
2–3 Knoblauchzehen
1 Stück (4 cm) frische Ingwerwurzel
3 Stangen Bleichsellerie
1 Karotte
100 g Bambussprossen
100 g Sojabohnenkeimlinge
2 EL gutes Sojaöl
100 ml Hühnerbrühe
1 EL Hoisinsauce
1 EL heller Weinessig
3 EL glatte Petersilie oder
Korianderblätter, feingehackt

Die Pilze 1 Stunde in warmem Wasser einweichen, danach Stiele entfernen und die Hüte in Scheiben schneiden. Reisnudeln nach Packungsangabe bißfest kochen, kalt abspülen,
abtropfen lassen. Fleisch in sehr dünne Streifen schneiden. Eiweiß mit
1 Eßlöffel Sojasauce, Speisestärke,

Salz und Pfeffer verquirlen, Fleischstreifen darin wenden, 20 Minuten
marinieren.
Inzwischen Gemüse vorbereiten.
Zwiebeln und Knoblauch hacken,
Ingwer feinreiben, Bleichsellerie in
4 cm lange schräge Stücke
schneiden. Karotte und Bambussprossen mit einem Buntmesser in
Scheiben teilen. Sojabohnenkeimlinge abtropfen lassen.
Wok oder tiefe Pfanne trocken erhitzen, Öl von den Seiten einfließen
lassen, Zwiebeln, Knoblauch und
Ingwer darin gelb dünsten. Fleischstreifen zugeben, bei starker Hitze
rundum braun anbraten, herausnehmen. Gemüse ins Bratfett geben,
2 Minuten pfannenrühren. Marinade,
Brühe, Hoisinsauce und Essig zugeben, zugedeckt 3 Minuten weiter-
garen. Dann Pilze, Fleisch und
Nudeln zufügen, zugedeckt noch
5 Minuten dünsten. Mit Sojasauce,
Salz und Pfeffer nach Belieben
abschmecken, mit Petersilie bestreut
servieren.

Tip: Vegetarier nehmen statt Fleisch
Tofu, gepreßten Sojabohnenquark,
der in Blocks zu 250 g erhältlich ist.

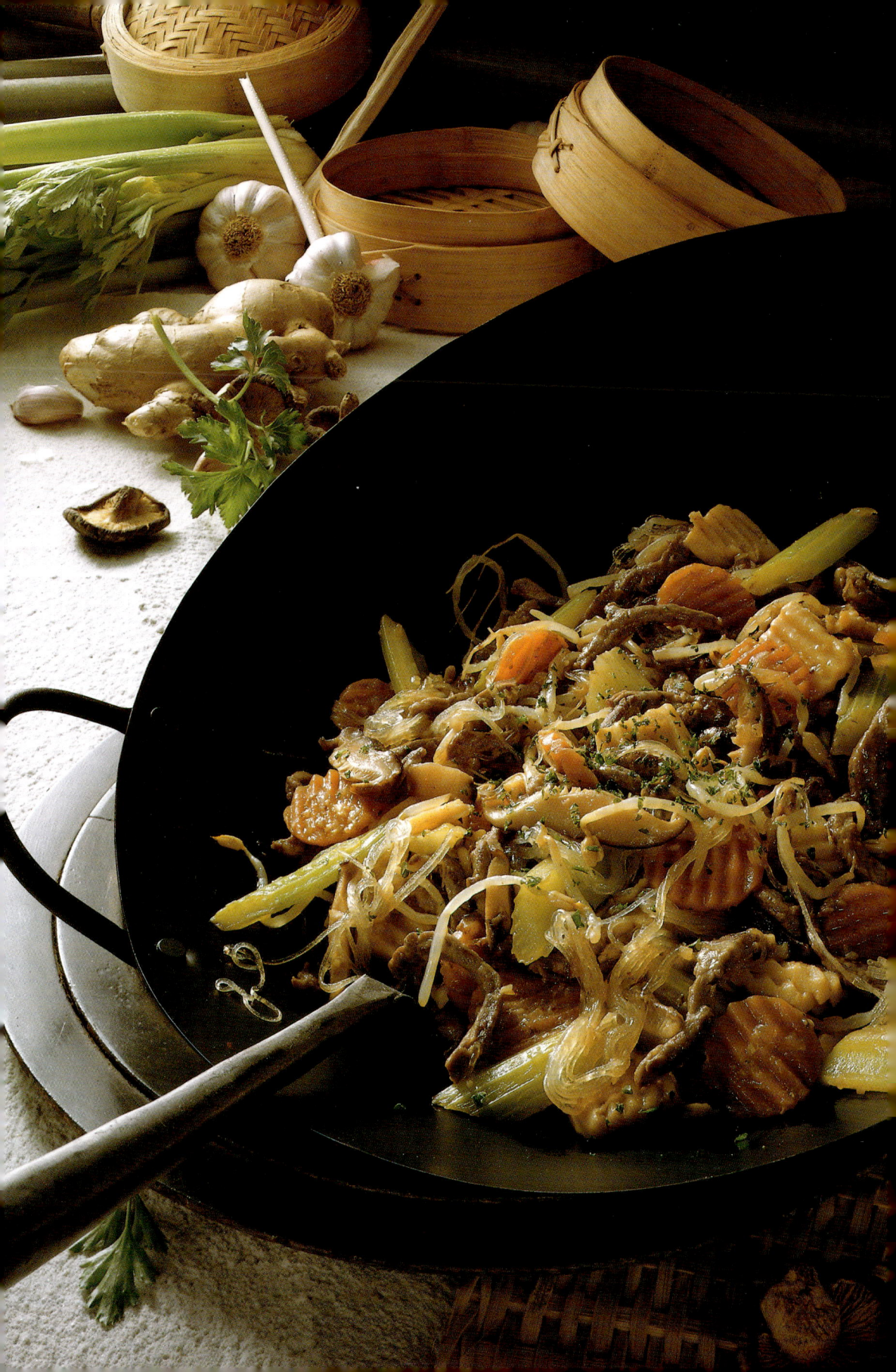

Semur terong
Gebratene Auberginen

kcal	kJ	E/g	F/g	KH/g	BS/g	Chol/mg	Vit B1/mg	Vit B6/mg
143	603	5,3	5,9	16,7	9,3	–	0,18	0,39

Vit C/mg	Vit E/mg	Ca/mg	Mg/mg	Fe/mg	K/mg	Zn/mg
61,5	1,9	78	53	2,5	1041	1,13

Fitness-Tip:
Reich an Ballaststoffen und sekundären Pflanzenstoffen

2 mittelgroße Auberginen
Vollmeersalz
2 Zwiebeln
2 Knoblauchzehen
1 kleine Salatgurke
1 Fleischtomate
2 EL gutes Sojaöl
1 TL Sambal olek (rote Pfefferpaste)
1 TL Rohzucker
je 2 EL Ketchap asin, Hühnerbrühe und Zitronensaft
glatte Petersilie oder Koriandergrün

Die gewaschenen, ungeschälten Auberginen in 2 cm dicke Scheiben schneiden, mit Salz bestreuen, 10 Minuten stehen lassen. Unterdessen Zwiebeln und Knoblauch schälen, sehr fein hacken. Ungeschälte Salatgurke und gehäutete entkernte Tomate in 1 cm große Würfel schneiden. Auberginenscheiben mit Küchenkrepp trockentupfen. Öl im Wok oder einer tiefen Bratpfanne erhitzen, Zwiebeln und Knoblauch darin goldgelb braten. Auberginen portionsweise zufügen, beidseitig kurz braten. Herausnehmen und warmstellen. Gurken- und Tomatenstückchen sowie alle Gewürzpasten ins Bratfett geben, einige Minuten unter ständigem Rühren braten. Dann die Hitze reduzieren, Auberginen vorsichtig zugeben und in der sämigen Sauce mehrmals wenden. Mit glatten Petersilien- und Korianderblättchen bestreut servieren.

Beilagen: Kroepoek (Krabbenbrot, in Asienläden erhältlich) oder Reis.

Indonesien/Malaysia

Sayur tumis
Erbsenschoten und Garnelen
mit Ingwer

kcal	kJ	E/g	F/g	KH/g	BS/g	Chol/mg	Vit B1/mg	Vit B6/mg
196	819	14,6	7,3	18,2	7,1	35,0	0,41	0,29

Vit C/mg	Vit E/mg	Ca/mg	Mg/mg	Fe/mg	K/mg	Zn/mg
35,0	5,2	75	71	3,1	546	1,67

500 g frische zarte Erbsenschoten
6–8 Riesengarnelen (king prawns),
ersatzweise 100 g ausgepulte
Nordseekrabben
1 große Zwiebel
1–2 Knoblauchzehen
1 Stück (ca. 5 cm) frische Ingwerwurzel
2 EL gutes Pflanzenöl
2 EL heller Weinessig
1 EL Santen (eingedickte
Kokosmilch)
1 TL pulverisierte Laoswurzel
1 TL Sambalpaste
gut $1/4$ l Gemüsebrühe
Vollmeersalz

Von den Erbsenschoten die Enden
abknipsen, falls nötig entfädeln.
Riesengarnelen 5 Minuten in Salzwasser garen, auslösen. Zwiebel
und Knoblauch schälen, fein hacken.
Ingwerwurzel ganz fein raspeln.
Öl in einem Wok oder einer tiefen
Pfanne erhitzen, Zwiebeln und
Knoblauch unter Rühren goldgelb
braten. Ingwer und Erbsenschoten
zufügen, kurz anbraten. Essig,
Santen, Laos und Sambal zugeben,
einmal durchmischen, mit Gemüsebrühe auffüllen. Das Gemüse
langsam zum Kochen bringen, zugedeckt 5 Minuten gar ziehen
lassen. Garnelen darin erwärmen.
Das Gericht mit Salz abschmecken
und servieren.

Beilage: Reis oder Eiermie (Nudeln).

Fitness-Tip:
*Günstiger Gehalt
an Vitamin B$_1$
und Vitamin E*

Indonesien/Malaysia

Sate
Fleischspießchen mit
Erdnußsauce

kcal	kJ	E/g	F/g	KH/g	BS/g	Chol/mg	Vit B1/mg	Vit B6/mg
201	841	28,3	8,4	2,8	0,4	85,1	0,2	0,53

Vit C/mg	Vit E/mg	Ca/mg	Mg/mg	Fe/mg	K/mg	Zn/mg
6,4	1,4	43	56	2,0	743	3,26

Fitness-Tip:
Reich an Eiweiß
und Vitamin B$_6$

Fleischspießchen:

je 250 g mageres Rindfleisch
(Rumpsteak) und Hähnchenbrustfilet
2 Stengel Zitronengras (ersatzweise
abgeriebene Schale einer
unbehandelten Zitrone)
2 Schalotten
2 Knoblauchzehen
1 Stück Galgant (thailändischer
Ingwer, ca. 1 cm groß)
1 TL gemahlener Koriander und
Kümmel
Milch einer frischen Kokosnuß
2 EL gutes Sojaöl

Fleischspießchen: Rindfleisch und
Hähnchenbrustfilet in 3 cm große
Würfel schneiden. Zitronengras,
Schalotten, Knoblauch und Galgant
sehr fein würfeln, mit den gemah-
lenen Gewürzen, Kokosmilch und Öl
verrühren. Fleischwürfel 1 Stunde
darin marinieren.
Danach die Fleischwürfel abtropfen
lassen (Marinade aufheben), dicht an
dicht auf Bambusspießchen stecken
und in einer Pfanne oder unter
dem Grill 4–6 Minuten braun braten.
Heiß mit Erdnußsauce servieren.

Indonesien/Malaysia

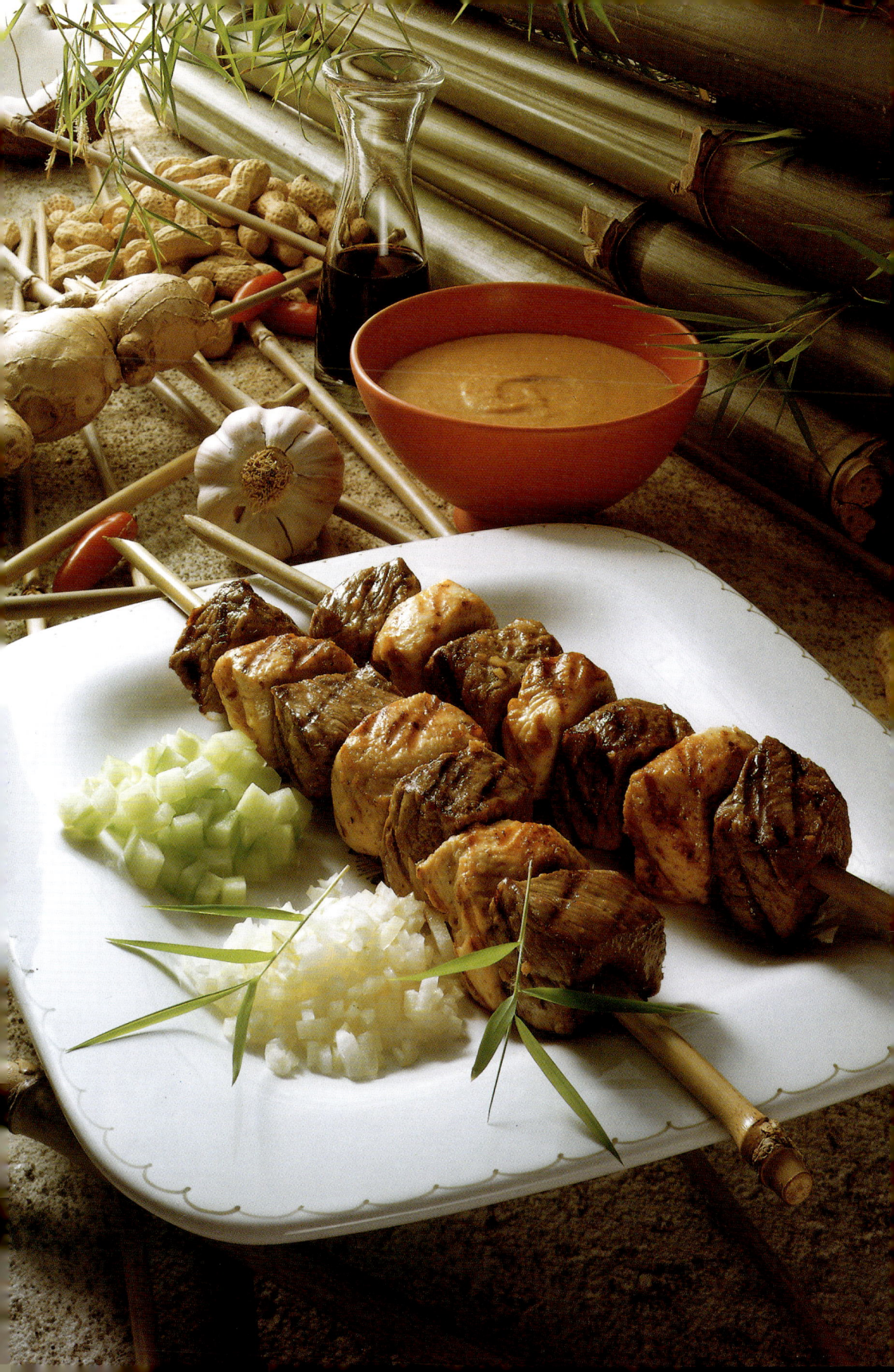

kcal	kJ	E/g	F/g	KH/g	BS/g	Chol/mg	Vit B1/mg	Vit B6/mg
271	1134	10,9	21,1	9,7	5,1	–	0,12	0,26

Vit C/mg	Vit E/mg	Ca/mg	Mg/mg	Fe/mg	K/mg	Zn/mg
19,8	4,2	39	77	1,5	451	1,42

Fitness-Tip:
*Reich an einfach
ungesättigten
Fettsäuren und
Vitamin E*

Erdnußsauce:

150 g ungesalzene geröstete
Erdnüsse
2 Schalotten
1 Knoblauchzehe
2 frische Chilischoten
1 Stengel Zitronengras
je 1 TL gemahlener Koriander,
Kreuzkümmel und Galgant
1 EL gutes Sojaöl
1 EL brauner Zucker
2 EL Zitronensaft
2 EL Sojasauce

Erdnußsauce: Erdnüsse fein mahlen.
Schalotten, Knoblauch, entkernte
Chilischoten und Zitronengras im
Blitzhacker fein pürieren, Koriander,
Kreuzkümmel und Galgant zugeben.
Öl erwärmen, die Paste darin leicht
andünsten (Vorsicht, brennt leicht
an!). Fleischmarinade und $1/_8$ l
Wasser zugießen, einmal aufkochen.
Dann die Nüsse, Zucker, Zitronensaft
und Sojasauce zufügen und die Sauce
glattrühren. Unter Rühren erhitzen,
aber nicht mehr kochen lassen.
Abgekühlt zu Tisch bringen.

Beilagen: gehackte Zwiebel- und
Salatgurkenwürfel sowie Kroepoek
(Krabbenbrot) oder Reis.

Tip: Die Erdnußsauce paßt auch gut
zu **Gado-gado**. So nennt man im
asiatischen Raum eine Gemüseplatte,
die sowohl aus knackig gegarten
Gemüsesorten als auch rohen
Zutaten besteht. Häufig werden auch
hartgekochte Eischeiben und
gebratene Tofuwürfel dazu gereicht.

Indonesien/Malaysia

Safranreis

kcal	kJ	E/g	F/g	KH/g	BS/g	Chol/mg	Vit B1/mg	Vit B6/mg
238	994	4,3	3,2	47,1	1,8	0,1	0,05	0,13

Vit C/mg	Vit E/mg	Ca/mg	Mg/mg	Fe/mg	K/mg	Zn/mg
4,3	1,7	29	41	0,8	181	0,37

200 g Basmatireis
3 EL Milch
2 Kapseln Safran
1 große Zwiebel
1 EL gutes Pflanzenöl
3 Kardamomkapseln
2 Gewürznelken
1 Sternanis
1 Stück Zimtstange
1/2 TL Kurkuma (Gelbwurz)
nach Belieben 2 EL Rosinen, in Wasser eingeweicht

Reis in Wasser so lange waschen, bis das Wasser ganz klar ist. Danach in einem Sieb abtropfen lassen. Milch erwärmen, Safran darin auflösen. Die Zwiebel schälen, in hauchdünne Streifen schneiden, in Öl gelb dünsten. Gewürze und Reiskörner zufügen, so lange bei mittlerer Hitze braten, bis die Reiskörner gelb überzogen sind. $3/_8$ l kochendes Wasser, mit 1 Teelöffel Vollmeersalz verrührt, zugießen, zum Kochen bringen. Safranmilch darüber träufeln und den Reis zugedeckt bei ganz schwacher Hitze 20–25 Minuten quellen lassen. Vor dem Servieren mit einer Gabel auflockern, nach Belieben Rosinen untermischen.

Beilagen: feingeraspelter Möhrensalat, mit einer Marinade aus Obstessig, wenig Öl, reichlich Joghurt und etwas Honig zubereitet, oder – üppiger – ein Fleischcurry.

Fitness-Tip:
Kohlenhydratreich

Indien/Pakistan

Masur Dal
Rotes Linsengemüse

kcal	kJ	E/g	F/g	KH/g	BS/g	Chol/mg	Vit B1/mg	Vit B6/mg
275	1148	16,1	6,1	38,6	9,2	–	0,33	0,6

Vit C/mg	Vit E/mg	Ca/mg	Mg/mg	Fe/mg	K/mg	Zn/mg
20,6	4,6	68	97	5,4	730	2,52

Fitness-Tip:
*Kohlenhydrat-
und eiweißbetont,
ballaststoffreich
und viel
Vitamin B_6*

250 g rote Linsen
2 milde Peperonischoten
1 TL Vollmeersalz
4 Zwiebeln
2 Knoblauchzehen
2 EL gutes Pflanzenöl oder
Butterschmalz
je $1/2$ TL gemahlener Kreuzkümmel
(Cumin), Kurkuma, Bockshornklee
und Senfkörner
1 Löffelspitze Chilipulver

Linsen mit $3/4$ l kaltem Wasser, einer
längs halbierten, entkernten
Peperoni und Salz in einen Topf
geben. Zum Kochen bringen und
die Hülsenfrüchte halb zugedeckt,
bei milder Hitze ca. 30 Minuten
garen. Vorsicht: Die Linsen dürfen
nicht zerfallen, sondern sollten
noch knackig sein.

Inzwischen Zwiebeln und Knoblauch
schälen, in Ringe schneiden. In Öl
glasig schwitzen, mit Gewürzen bestreuen, unter Rühren mit anbraten
(Achtung: die Gewürze brennen leicht
an und schmecken dann bitter!).
Linsen und Zwiebeln vorsichtig
mischen, in eine vorgewärmte
Servierschüssel füllen. Mit den
restlichen dünnen Peperoniringen
bestreuen.

Beilage: Reis oder Fladenbrot.

Rosinen-Chutney: 150 g über Nacht
in Wasser eingeweichte Rosinen mit
Saft von 1 Zitrone, $1/4$ TL Ingwer-
pulver, $1/2$ TL Vollmeersalz und
Cayennepfeffer nach Geschmack im
Mixer pürieren, 1 Bund gehackte
Petersilie unterziehen.

Indien/Pakistan

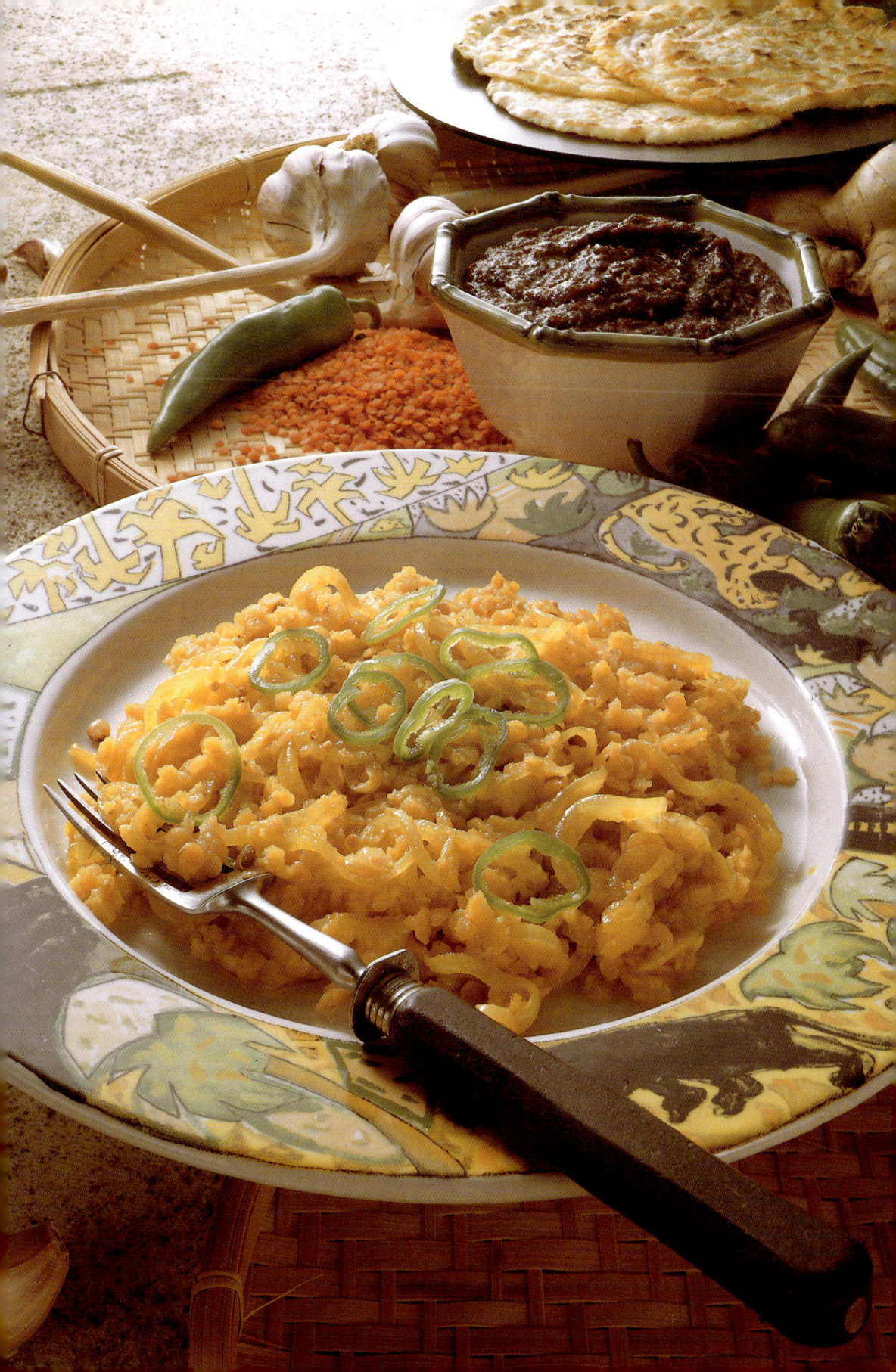

Roghan Gosht
Würziges Fleischcurry

kcal	kJ	E/g	F/g	KH/g	BS/g	Chol/mg	Vit B1/mg	Vit B6/mg
265	1110	30,3	12,0	10,1	1,2	100,3	0,26	0,30

Vit C/mg	Vit E/mg	Ca/mg	Mg/mg	Fe/mg	K/mg	Zn/mg
19,3	2,4	138	52	2,7	696	4,17

Fitness-Tip:
*Viel Eiweiß,
Kalzium und Zink*

500 g mageres Lammfleisch
Saft von 1 Zitrone
1 TL Vollmeersalz
1 Bund Petersilie
2 Becher (à 175 g) fettarmer Joghurt
2 große Zwiebeln
2 EL Butterschmalz
2 Stück (ca. 4 cm) Ingwerwurzel,
fein gerieben
je 1 TL gemahlener Kreuzkümmel,
Kardamom, Zimt und Pfeffer
je 1/2 TL Kurkuma (Gelbwurz),
Nelken und Koriander
1 Löffelspitze Rosenpaprika
2 EL Tomatenmark, in $^1/_2$ Tasse
Wasser verrührt

Das Fleisch in 3 cm große Würfel
schneiden, mit Zitronensaft, Salz,
gehackter Petersilie und Joghurt
24 Stunden marinieren.
Zwiebeln hacken, in einem
schweren, möglichst gußeisernen
Topf in Butterschmalz glasig
schwitzen. Abgetropfte Fleischstücke
(Marinade aufheben) zufügen, unter
Rühren bei starker Hitze rundum
braun anbraten. Danach die Gewürze
darüberstreuen, 2 Minuten mitbraten. Mit Joghurtmarinade und
Tomatensaft ablöschen, das Ragout
einmal aufkochen, gut zugedeckt
bei schwacher Hitze ca. 1 $^1/_2$ Stunden
schmoren lassen. In der Zwischenzeit
höchstens 1–2 mal durchrühren.
Das Fleisch sollte zuletzt knusprig-
glänzend überzogen sein.

Beilage: Fladenbrot oder Reis.

Tip: Anstelle von Lammfleisch kann
auch mageres und möglichst zartes
Rindfleisch verwendet werden
(in Indien essen die Hindus aus
religiösen Gründen kein Rindfleisch).

Indien/Pakistan

Australien/Ozeanien

Pumpkin Soup
Kürbissuppe

kcal	kJ	E/g	F/g	KH/g	BS/g	Chol/mg	Vit B1/mg	Vit B6/mg
157	696	6,0	1,7	28,4	5,4	–	0,31	0,68

Vit C/mg	Vit E/mg	Ca/mg	Mg/mg	Fe/mg	K/mg	Zn/mg
68,1	1,9	68	68	2,0	1169	0,85

Je 500 g festes Kürbisfleisch und
Kartoffeln
2 Zwiebeln
$^1/_2$ l Hühner- oder Gemüsebrühe
Vollmeersalz
1 Msp. Cayennepfeffer
eine Handvoll Blumenkohlröschen
1 Fleischtomate

Kürbisfleisch schälen, Kerne und
Fasern entfernen, in grobe Würfel
schneiden. Kartoffeln und Zwiebel
schälen, grob würfeln. In Hühner-
oder Gemüsebrühe bei mittlerer
Hitze ca. 40 Minuten köcheln lassen.
Inzwischen vorbereitete Blumenkohlröschen in wenig Salzwasser
knackig garen. Tomate häuten,
entkernen und in Würfel schneiden.
Kürbis- und Kartoffelscheiben mit
soviel Brühe pürieren, daß eine
cremige Konsistenz entsteht. Mit
Salz und Cayennepfeffer abschmecken. Kürbissuppe in vorgewärmte Suppenteller füllen,
Blumenkohlröschen und Tomatenwürfel hineingeben.

Beigabe: sehr dünne, geröstete
Brotscheiben.

Fitness-Tip:
Kohlenhydrat-
betont, viel
Kalzium und
Vitamin C

Australien/Neuseeland

Baked Lettuce
Salatgemüse aus dem
Backofen

kcal	kJ	E/g	F/g	KH/g	BS/g	Chol/mg	Vit B1/mg	Vit B6/mg
303	1267	12,9	15,7	26,7	7,8	130	0,3	0,57

Vit C/mg	Vit E/mg	Ca/mg	Mg/mg	Fe/mg	K/mg	Zn/mg
26,8	2,4	199	71	3,8	986	2,26

Fitness-Tip:
*Kohlenhydrat-
betont, reich
an Kalzium,
Kalium und Eisen*

1 Kopf Eisbergsalat
375 g Karotten
375 g Kartoffeln
Vollmeersalz
1 TL Butter oder Pflanzenmargarine
$^1/_4$ l Milch
2 Eier
$^1/_2$–1 TL Edelsüß-Paprika
je 1 EL geriebener Käse und
Semmelbrösel
50 g feingehackte Walnüsse

Die äußeren Salatblätter, falls nötig, entfernen, den Salatkopf vierteln, gründlich waschen.
Karotten und Kartoffeln schälen, in dünne Scheiben schneiden. Salatviertel in schwach gesalzenem Wasser 2 Minuten, Karotten und Kartoffelscheiben 5 Minuten blanchieren, gut abtropfen lassen.
Eine flache, feuerfest Form einfetten, Karotten- und Kartoffelscheiben darin verteilen. Salatviertel darauf legen. Milch mit Eiern, Salz und Paprika gut verquirlen, darübergießen. Das Gemüse mit Käse, Bröseln und Nüssen bestreuen und im Backofen (E.: 200° C, G.: 3) ca. 40 Minuten überbacken.
Falls der Salat zu braun wird, nach 20 Minuten ein Stück gefettetes Pergamentpapier (oder Alufolie) darüber legen.

Kalorien- und Cholesterinersparnis: Walnüsse weglassen.

Australien/Neuseeland

Arroz a la Luzonia
Luzoner Reispudding

kcal	kJ	E/g	F/g	KH/g	BS/g	Chol/mg	Vit B1/mg	Vit B6/mg
409	1716	25,3	19,2	33,2	3,3	443	0,23	0,78

Vit C/mg	Vit E/mg	Ca/mg	Mg/mg	Fe/mg	K/mg	Zn/mg
58	7,7	107	85	4,3	683	2,65

200 g mageres Schweinefilet oder
Hähnchenbrüstchen
1 große Zwiebel
1 Knoblauchzehe
2 EL gutes Pflanzenöl
6–8 Riesengarnelen, gekocht und
geschält
Vollmeersalz, Pfeffer
$^1/_2$ TL Rosenpaprika
250 g Langkornreis, gegart
3 Eier
2 grüne Chilischoten
1 TL Butter
2 Bananen
1 reife Mango

Schweinefilet in sehr dünne Streifen
schneiden. Zwiebel fein hacken,
Knoblauch zerdrücken. Zwiebel und
Knoblauch in Öl glasig dünsten, die
Fleischstreifen zugeben, ringsum
leicht anbraten. Garnelen, evtl. längs
halbiert, zugeben, 3 Minuten mit-
garen. Mit Salz, Pfeffer und Rosenpaprika würzen. Etwas abgekühlt
gegarten Reis und verquirlte Eier
untermischen.

Eine runde feuerfeste Schüssel
einfetten. Chilischoten längs aufschneiden und entkernen. Die
Schoten sternförmig in die Schüssel
legen, Reismischung einfüllen,
leicht andrücken.
Die Schüssel mit passendem Deckel
oder gefetteter Alufolie verschließen
und den Reispudding im Wasserbad
(E.: 220° C, G.: 4) ca. 40 Minuten
garen.
In der Zwischenzeit Bananen
schälen, halbieren. Mango schälen,
in Spalten vom Stein schneiden.
Bananen und Mangos dünn mit
Butter bepinseln, unter dem Grill
5 Minuten erwärmen.
Fertigen Reispudding auf eine
vorgewärmte Servierplatte stürzen,
mit Bananen und Mangospalten
umlegen.

Anmerkung: Wer auf Cholesterin
achten muß, sollte sich von diesem
Gericht nur eine kleinere Portion
gönnen.

Fitness-Tip:
*Vitamin- und
mineralstoffreich*

Philippinen

Laulau
Gefüllte Spinatpäckchen

kcal	kJ	E/g	F/g	KH/g	BS/g	Chol/mg	Vit B1/mg	Vit B6/mg
279	1171	26,9	10,1	21,0	3,2	59,7	0,29	0,87

Vit C/mg	Vit E/mg	Ca/mg	Mg/mg	Fe/mg	K/mg	Zn/mg
65,6	4,1	174	107	6,0	1267	1,52

Fitness-Tip:
Günstiger Gehalt an Kalzium, Kalium, Eisen, Vitamin B₆ und Vitamin C

500 g frischer großblättriger Spinat
je 4 dünne Scheiben Forellenfilet
und frischer Lachs (à ca. 60 g)
Vollmeersalz
etwas Sojasauce
eine Handvoll frische beliebige
Kräuterblättchen
gut $^{1}/_{8}$ l Sake (Reiswein) oder
trockener Sherry

Spinat von den Stielen zupfen,
2 Minuten in kochendem Wasser
blanchieren, in Eiswasser abschrecken. Gut abtropfen lassen.
4 runde Porzellanschälchen oder
Tassen mit Spinatblättern auskleiden. Forellen- und Lachsscheiben
leicht salzen und mit Sojasauce
beträufeln. Auf den Spinat legen,
Kräuterblättchen darauf verteilen.
Mit Sake oder Sherry begießen,

den Spinat über dem Fisch
zusammenschlagen. Porzellan-
schälchen mit passenden Deckeln
oder gefetteter Alufolie verschließen.
In einem großen Topf 5 cm hoch
Wasser erhitzen, ein Gitter einsetzen
und die Schälchen daraufstellen.
Die Spinatpäckchen im Dampf des
Wasserbades ca. 10 Minuten garen.
In den Schälchen servieren und
Deckel erst bei Tisch öffnen.

Beilage: Reis oder Buchweizennu-
deln (in Asienläden erhältlich).

Variante: Statt der angegebenen
Fischsorten dünne Scheiben Schweinefilet, belegt mit je 2 Streifen
Räucherlachs, einfüllen. Sparsam
salzen, da der Räucherlachs oft schon
genügend Salz an das Fleisch abgibt.

Südsee

Tariyaki
Süßsaure Fleischspießchen

kcal	kJ	E/g	F/g	KH/g	BS/g	Chol/mg	Vit B1/mg	Vit B6/mg
231	966	23,1	4,2	19,6	2,6	65,6	0,36	0,34

Vit C/mg	Vit E/mg	Ca/mg	Mg/mg	Fe/mg	K/mg	Zn/mg
22,4	0,62	36	54	3,6	816	4,6

375 g mageres Rindfleisch
8 EL Sojasauce
3 EL Sake (Reiswein) oder trockener
Sherry
1 Stück (4 cm lang) frische
Ingwerwurzel
2 TL brauner Zucker
1 Zwiebel
1 Knoblauchzehe
1 frische Baby-Ananas
12–16 frische Champignons
1 TL Speisestärke
2 EL Wasser

Rindfleisch in 2 cm große Würfel
schneiden. Sojasauce, Sake,
geriebene Ingwerwurzel, Zucker
und die sehr fein gehackte Zwiebel
und Knoblauch verrühren. Fleischstücke 2 Stunden in die Marinade
legen.
Inzwischen die Ananas schälen,
halbieren, harten Strunk wegschneiden. Ananas ebenfalls in
2 cm große Würfel schneiden.
Pilze putzen, Stiele herausdrehen.
Abgetropfte Fleischstückchen
(Marinade aufheben), Ananas und
Pilze abwechselnd auf Spieße
stecken, auf jeder Seite 2 Minuten
grillen.
Marinade sieben, in einem Topf
erhitzen. Stärke und Wasser glattrühren, Marinade damit binden.
Spießchen auf Reis anrichten, mit
der heißen Sauce beträufeln.

Fitness-Tip:
*Eiweißreich,
fettarm, viel
Vitamin B1
und Zink*

Südsee

259

Saison-Kalender

	JAN	FEB	MRZ	APR	MAI	JUN	JUL	AUG	SPT	OKT	NOV	DEZ
Erdbeeren					■	■	■	■	■			
Brombeeren								■	■	■		
Johannisbeeren							■	■				
Johannisbeeren							■	■				
Himbeeren							■	■				
Stachelbeeren						■	■					
Süßkirschen						■	■	■				
Sauerkirschen							■	■				
Pflaumen								■	■	■		
Zwetschen								■	■	■	■	
Renekloden								■	■			
Aprikosen							■	■				
Mirabellen								■	■			
Äpfel	■	■	■						■	■	■	■
Birnen								■	■	■	■	

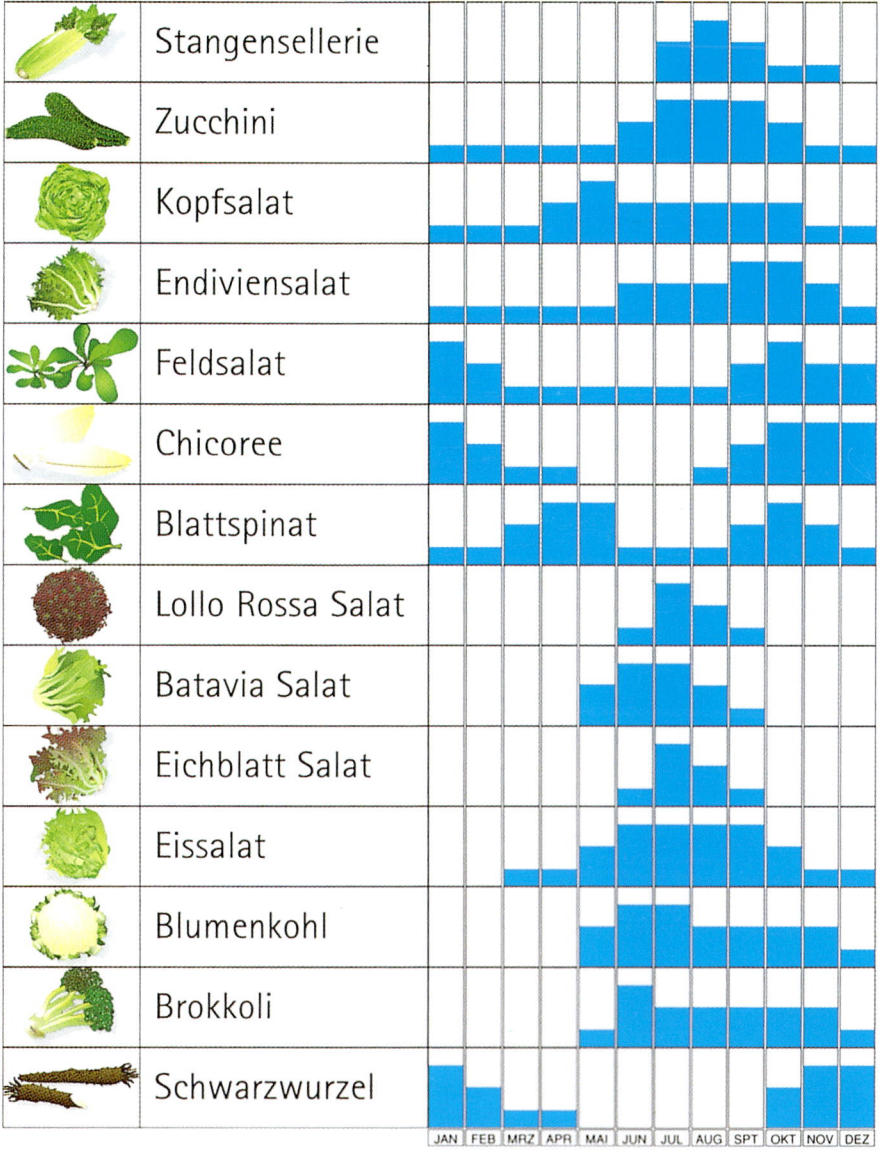

		JAN	FEB	MRZ	APR	MAI	JUN	JUL	AUG	SPT	OKT	NOV	DEZ
	Stangensellerie								■				
	Zucchini						■	■	■				
	Kopfsalat					■	■	■	■	■			
	Endiviensalat							■	■	■			
	Feldsalat	■	■						■	■	■		
	Chicoree	■								■	■	■	
	Blattspinat			■	■				■	■			
	Lollo Rossa Salat						■	■					
	Batavia Salat						■	■	■				
	Eichblatt Salat						■	■					
	Eissalat				■	■	■	■	■	■			
	Blumenkohl					■	■	■	■	■			
	Brokkoli				■		■	■	■	■			
	Schwarzwurzel	■	■								■	■	

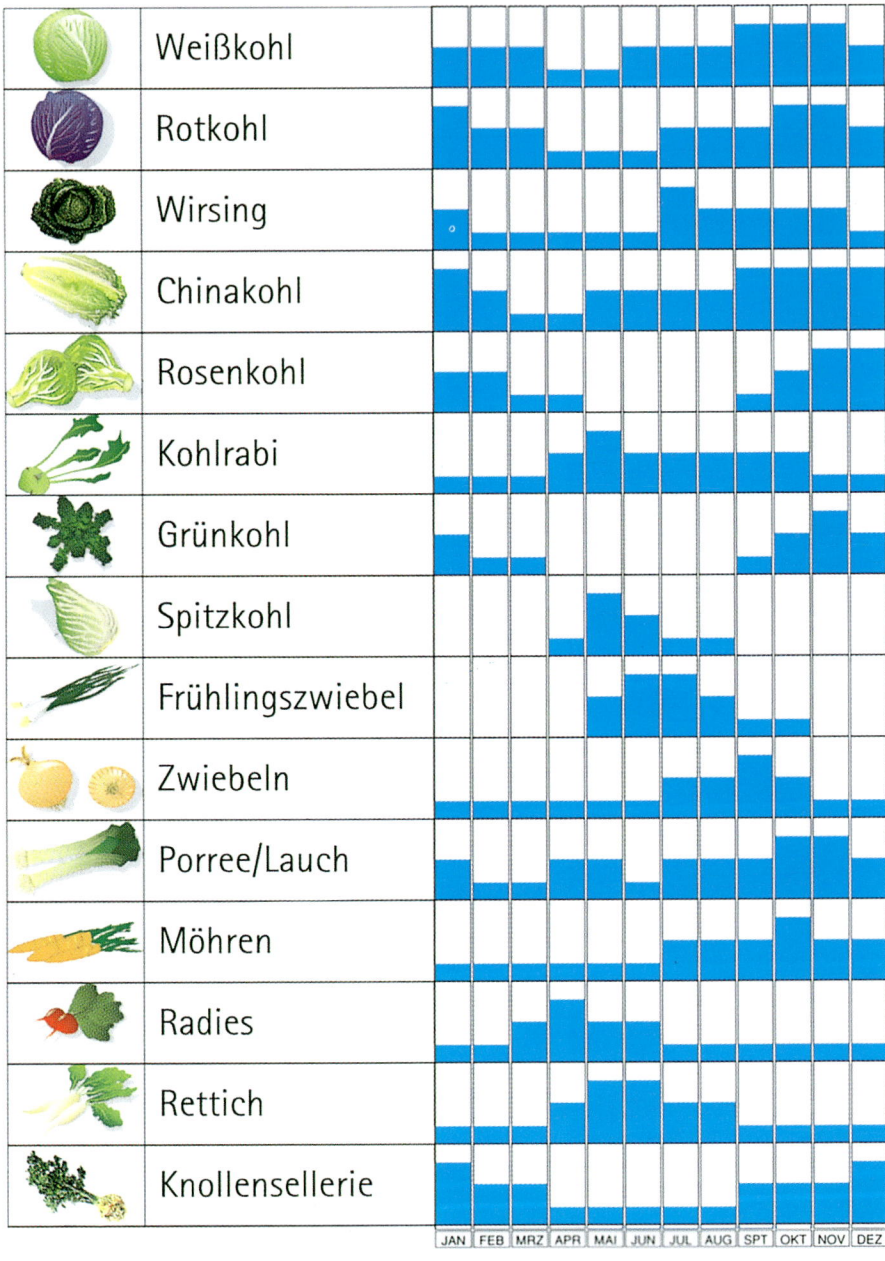

	JAN	FEB	MRZ	APR	MAI	JUN	JUL	AUG	SPT	OKT	NOV	DEZ
Weißkohl												
Rotkohl												
Wirsing												
Chinakohl												
Rosenkohl												
Kohlrabi												
Grünkohl												
Spitzkohl												
Frühlingszwiebel												
Zwiebeln												
Porree/Lauch												
Möhren												
Radies												
Rettich												
Knollensellerie												

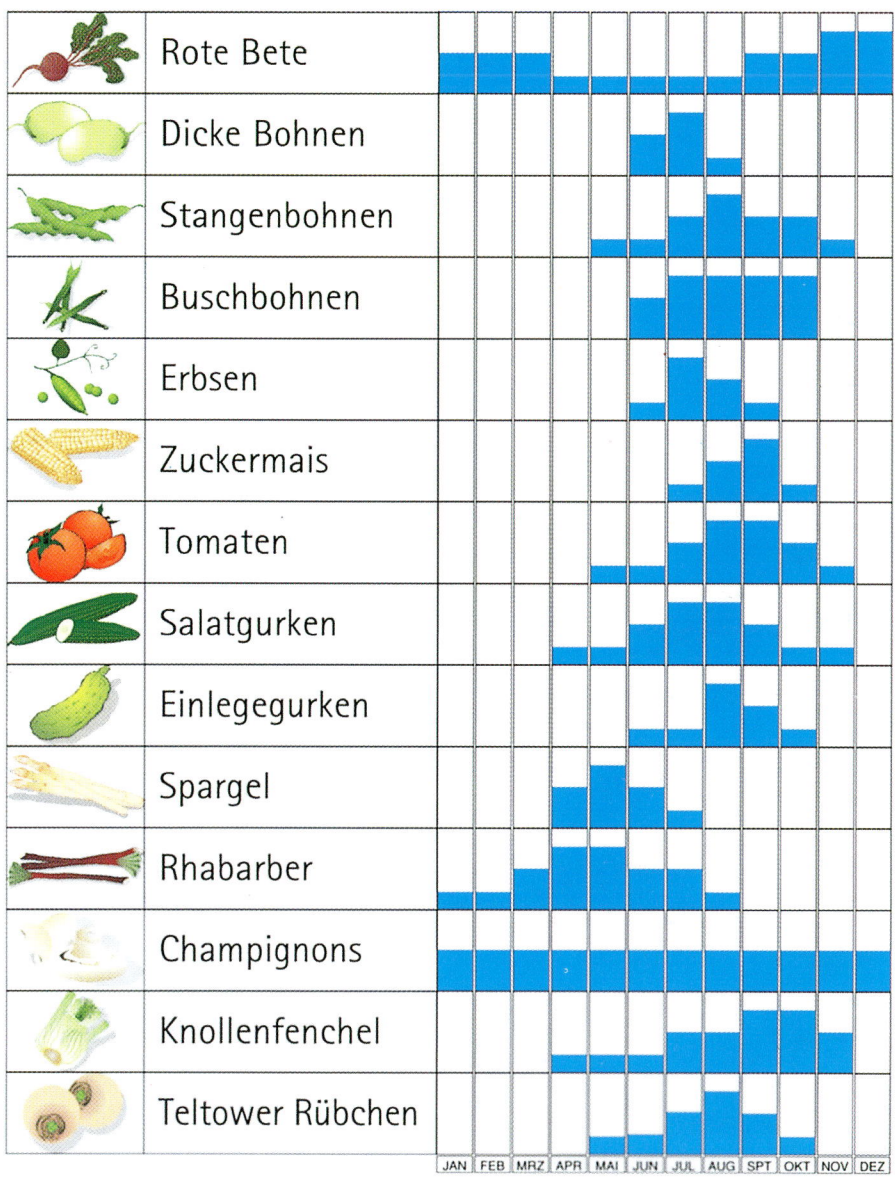

	JAN	FEB	MRZ	APR	MAI	JUN	JUL	AUG	SPT	OKT	NOV	DEZ
Rote Bete	■	■	■		■	■	■	■	■	■	■	■
Dicke Bohnen						■	■					
Stangenbohnen						■	■	■	■	■		
Buschbohnen						■	■	■	■			
Erbsen						■	■					
Zuckermais							■	■	■			
Tomaten						■	■	■	■	■		
Salatgurken					■	■	■	■	■	■		
Einlegegurken							■	■				
Spargel				■	■	■						
Rhabarber			■	■	■	■						
Champignons	■	■	■	■	■	■	■	■	■	■	■	■
Knollenfenchel				■	■	■	■	■	■	■	■	
Teltower Rübchen					■		■	■	■			

263

Was unser Obst und Gemüse
so wertvoll macht

			Menge pro 100 g		Beitrag zur tägl. Bedarfsdeckung	
	Erdbeeren	Vitamin C	64	mg		85,4%
		Folsäure	65	µg		21,7%
		Eisen	960	µg		9,6%
	Brombeeren	Vitamin C	17	mg		22,7%
		Kalium	189	mg		9,5%
		Eisen	900	µg		9,0%
	Johannisbeeren	Vitamin C	177	mg		236,0%
		Vitamin E	1,9	mg		15,8%
		Eisen	1,3	mg		13,0%
	Johannisbeeren	Vitamin C	36	mg		48,0%
		Kalium	238	mg		9,1%
		Eisen	910	µg		11,9%
	Himbeeren	Vitamin C	25	mg		33,4%
		Pantothensäure	300	µg		5,0%
		Folsäure	30	µg		10,0%
	Stachelbeeren	Vitamin C	35	mg		46,7%
		Kalium	203	mg		10,2%
		Eisen	630	µg		6,3%
	Süßkirschen	Vitamin C	15	mg		20,0%
		Folsäure	52	µg		17,4%
		Kalium	229	mg		11,5%
	Sauerkirschen	Vitamin C	12	mg		16,0%
		Folsäure	75	µg		25,0%
		Eisen	600	µg		6,0%
	Pflaumen	Vitamin A	65	µg		6,5%
		Kalium	221	mg		11,1%
		Eisen	440	µg		4,4%
	Zwetschen	Vitamin A	65	µg		6,5%
		Kalium	221	mg		11,1%
		Eisen	440	µg		4,4%
	Renekloden	Vitamin C	6	mg		8,0%
		Kalium	243	mg		12,2%
		Eisen	1	mg		10,0%
	Aprikosen	Kalium	278	mg		13,9%
		Pantothensäure	290	µg		4,8%
		Eisen	650	µg		6,5%
	Mirabellen	Kalium	230	mg		11,5%
		Vitamin C	7	mg		9,3%
		Eisen	500	µg		5,0%
	Äpfel	Vitamin C	12	mg		16%
		Kalium	144	mg		7,2%
		Vitamin B_6	103	µg		5,7%
	Birnen	Vitamin C	5	mg		6,6%
		Kalium	126	mg		6,3%
		Folsäure	14	µg		4,7%

		Menge pro 100 g			Beitrag zur tägl. Bedarfsdeckung
Stangensellerie	Kalium	344	mg		17,2%
	Vitamin C	7	mg		9,3%
	Pantothensäure	430	µg		7,2%
Zucchini	Vitamin C	75	mg		22,7%
	Eisen	1,5	mg		15,0%
	Vitamin B₁	210	µg		16,2%
Kopfsalat	Vitamin A	240	µg		24,0%
	Folsäure	75	µg		25,0%
	Vitamin C	13	mg		17,4%
Endiviensalat	Vitamin A	280	µg		28,0%
	Folsäure	109	µg		36,3%
	Eisen	1,4	mg		14,0%
Feldsalat	Vitamin A	650	µg		65,0%
	Vitamin C	35	mg		46,7%
	Folsäure	145	µg		48,0%
Chicoree	Vitamin A	572	µg		57,2%
	Vitamin C	9	mg		12,0%
	Folsäure	50	µg		16,7%
Blattspinat	Vitamin A	781	µg		78,1%
	Vitamin C	52	mg		70,0%
	Folsäure	145	µg		48,0%
Lollo Rossa Salat	Vitamin A	240	µg		24,0%
	Folsäure	75	µg		25,0%
	Vitamin C	13	mg		17,4%
Batavia Salat	Vitamin A	240	µg		24,0%
	Folsäure	75	µg		25,0%
	Vitamin C	13	mg		17,4%
Eichblatt Salat	Vitamin C	15	mg		20,0%
	Vitamin A	148	µg		14,8%
	Eisen	1,1	mg		11,0%
Eissalat	Vitamin A	208	µg		20,8%
	Folsäure	53	µg		17,7%
	Vitamin B₁	0,11	mg		7,8%
Blumenkohl	Vitamin	73	mg		97,4%
	Kalium	328	mg		41,7%
	Folsäure	125	µg		16,4%
Brokkoli	Vitamin C	115	mg		153,4%
	Folsäure	111	µg		37,0%
	Jod	15	mg		8,0%
Schwarzwurzel	Eisen	3,3	mg		33,0%
	Kalium	320	mg		16,0%
	Vitamin B₁	110	µg		8,5%

		Menge pro 100 g		Beitrag zur tägl. Bedarfsdeckung
Weißkohl	Vitamin C	45	mg	60,2%
	Vitamin B$_6$	174	µg	9,7%
	Folsäure	31	µg	10,3%
Rotkohl	Vitamin C	50	mg	66,7%
	Folsäure	35	µg	11,7%
	Kalium	266	mg	13,3%
Wirsing	Vitamin C	49	mg	65,9%
	Vitamin B$_6$	156	µg	8,7%
	Folsäure	90	µg	30,0%
Chinakohl	Vitamin C	26	mg	34,7%
	Vitamin A	71	µg	7,1%
	Eisen	600	µg	6,0%
Rosenkohl	Vitamin C	112	mg	149,4%
	Folsäure	182	µg	60,7%
	Vitamin B$_6$	336	µg	18,7%
Kohlrabi	Vitamin C	63	mg	84,0%
	Folsäure	70	µg	23,0%
	Magnesium	43	mg	12,3%
Grünkohl	Vitamin C	105	mg	140,0%
	Vitamin A	862	µg	86,2%
	Calcium	212	mg	23,6%
Spitzkohl	Vitamin C	45	mg	60,0%
	Vitamin B$_6$	174	µg	9,7%
	Folsäure	31	µg	10,3%
Frühlingszwiebel	Vitamin C	26	mg	34,6%
	Folsäure	54	µg	18,0%
	Eisen	1,9	mg	19,0%
Zwiebel	Vitamin C	7,13	mg	9,5%
	Vitamin B$_6$	152	µg	8,4%
	Kalium	135	mg	6,5%
Porree/Lauch	Vitamin C	26	mg	34,7%
	Vitamin B$_6$	257	µg	14,3%
	Folsäure	103	µg	34,3%
Möhren	Vitamin A	1,57	mg	157%
	Vitamin B$_6$	270	µg	15,0%
	Eisen	2,1	mg	21,0%
Radies	Vitamin C	29	mg	38,7%
	Kalium	255	mg	12,8%
	Folsäure	24	µg	8,0%
Rettich	Vitamin C	27	mg	36,0%
	Kalium	322	mg	16,1%
	Eisen	800	µg	8,0%
Knollensellerie	Folsäure	76	µg	25,4%
	Kalium	321	mg	16,1%
	Vitamin B$_6$	200	µg	11,1%

		Menge pro 100 g		Beitrag zur tägl. Bedarfsdeckung	
Rote Bete	Folsäure	83	µg		27,7%
	Kalium	336	mg		16,8%
	Vitamin C	10	mg		13,4%
Dicke Bohnen	Vitamin C	33	mg		44,0%
	Eisen	2	mg		20,0%
	Vitamin B$_1$	230	µg		17,7%
Stangenbohnen	Vitamin C	20	mg		26,7%
	Vitamin B$_6$	264	µg		14,7%
	Folsäure	70	µg		23,3%
Buschbohnen	Vitamin C	20	mg		26,7%
	Vitamin B$_6$	264	µg		14,7%
	Folsäure	70	µg		23,3%
Erbsen	Vitamin B$_1$	0,32	mg		24,6%
	Eisen	1,9	mg		19,0%
	Kalium	340	mg		17,0%
Zuckermais	Pantothensäure	890	µg		14,8%
	Vitamin C	12	mg		16,0%
	Vitamin B$_1$	150	µg		11,5%
Tomaten	Vitamin C	25	mg		32,7%
	Folsäure	45	µg		13,5%
	Kalium	242	mg		12,1%
Salatgurken	Vitamin C	8	mg		10,7%
	Folsäure	27	µg		9,0%
	Kalium	141	mg		7,0%
Einlegegurken	Vitamin C	8	mg		10,7%
	Folsäure	27	µg		9,0%
	Kalium	141	mg		7,0%
Spargel	Vitamin C	20	mg		26,7%
	Folsäure	108	µg		36,0%
	Vitamin B$_1$	111	µg		8,5%
Rhabarber	Vitamin C	10	mg		13,4%
	Kalium	270	mg		13,5%
	Eisen	530	µg		5,3%
Champignons	Vitamin B$_2$	440	mg		25,9%
	Kalium	417	mg		20,9%
	Eisen	112	mg		11,2%
Knollenfenchel	Vitamin C	93	mg		124,0%
	Folsäure	100	µg		33,3%
	Eisen	2,7	mg		27,0%
Teltower Rübchen	Vitamin C	33	mg		44,0%
	Vitamin B$_6$	200	µg		11,1%
	Kalium	227	mg		11,4%

Fitness-Gerichte

aus

Neptuns Reich

Matjes mit Tzatziki und Weißbrot

kcal	kJ	E/g	F/g	KH/g	BS/g	Chol/mg	Vit B1/mg	Vit B6/mg
362	1518	19,5	28,4	7,2	0,8	146	0,08	0,27

Vit C/mg	Vit E/mg	Ca/mg	Mg/mg	Fe/mg	K/mg	Zn/mg
13,6	2,2	150	50	1,8	582	1,33

1 Salatgurke
Salz
2 Knoblauchzehen
300 g Sahnejoghurt
1 Bund Dill
1 EL Zitronensaft
1 EL abgeriebene Zitronenschale
(unbehandelt)
Salz
Pfeffer (aus der Mühle)
4 Matjesfilets

Die Gurke schälen, längs halbieren und die Kerne mit einem Teelöffel herauskratzen. Die Gurkenhälften grob raspeln und salzen. Knoblauch pellen und in den Joghurt pressen. Dill hacken, die Gurke ausdrücken und beides unter den Joghurt rühren. Mit Zitronensaft und -schale verrühren und kräftig mit Salz und Pfeffer würzen. Zu den Matjesfilets servieren.

Beilage: Weißbrot

Zubereitungszeit: 15 Minuten

Fitness-Tip:
Reich an Omega-3-Fettsäuren und Kalzium

Matjes-Doppelfilets mit Frankfurter Grüner Sauce

kcal	kJ	E/g	F/g	KH/g	BS/g	Chol/mg	Vit B1/mg	Vit B6/mg
719	3014	45,5	59,4	2,2	0,8	413	0,12	0,54

Vit C/mg	Vit E/mg	Ca/mg	Mg/mg	Fe/mg	K/mg	Zn/mg
6,8	5,6	188	86	3,3	829	2,62

Fitness-Tip:
Reichlich Eiweiß, Omega-3-Fettsäuren und Kalzium

2 Eier
1 Bund Frankfurter grüne Kräuter bestehend aus 7 Kräutern, z.B.:
3 Blatt Sauerampfer, 1 Bund Petersilie, $^1/_2$ Bund Pimpernelle, $^1/_2$ Bund Borretsch, 1 Bund Kerbel, $^1/_2$ Bund Zitronenmelisse, 1 Bund Schnittlauch
200 g Schmand
Salz
weißer Pfeffer (aus der Mühle)
8 Matjes-Doppelfilets

Die Eier in kochendes Wasser geben, 12 Minuten kochen, kalt abschrecken, pellen und fein hacken. Die grünen Kräuter von den Stielen zupfen, grob hacken und mit dem Schmand in eine hohe Rührschüssel geben. Mit dem Schneidstab des Handrührers fein pürieren. Die Eier unterheben und mit Salz und Pfeffer würzen.

Je 2 Matjes-Doppelfilets auf Portionstellern anrichten und mit der Frankfurter Grünen Sauce zusammen servieren.

Beilage: Pellkartoffeln.

Kalter Borschtsch mit Schmandhaube

kcal	kJ	E/g	F/g	KH/g	BS/g	Chol/mg	Vit B1/mg	Vit B6/mg
410	1719	18,5	34,3	7,5	3,6	148	0,08	0,29

Vit C/mg	Vit E/mg	Ca/mg	Mg/mg	Fe/mg	K/mg	Zn/mg
29,0	5,2	127	58	2,2	581	1,542

150 g Spitzkohl
1 Bund Suppengrün
2 Gläser Gemüsefond (à 400 ml)
Salz
Pfeffer (aus der Mühle)
1 EL Zitronensaft
200 g rote Bete (aus dem Glas)
4 Matjesfilets
100 g Schmand
1 EL Meerrettich (aus dem Glas)
1 Zweig Dill

Den Spitzkohl und das Suppengrün putzen und in feine Streifen schneiden. Den Gemüsefond zum Kochen bringen und die Gemüsestreifen darin 2 –3 Minuten garen. Dann in ein Sieb gießen, den Fond auffangen, mit Salz, Pfeffer und Zitronensaft würzen und kalt stellen. Die rote Bete in feine, die Matjesfilets in breite Streifen schneiden. Den Schmand mit Salz, Pfeffer und Meerrettich verrühren.
Die kalte Suppe mit Gemüsestreifen, roter Bete und Matjes auf Tellern anrichten. Mit Schmand und Dill servieren.

Zubereitungszeit: 30 Minuten

Fitness-Tip:
Reich an Omega-3-Fettsäuren, Vitamin E und Kalzium

Seelachsfilet im Kartoffel-
mantel mit Kräuterbutter

kcal	kJ	E/g	F/g	KH/g	BS/g	Chol/mg	Vit B1/mg	Vit B6/mg
574	2408	40,3	28,2	38,6	5,6	447,5	0,40	1,19

Vit C/mg	Vit E/mg	Ca/mg	Mg/mg	Fe/mg	K/mg	Zn/mg
44,6	2,0	71	97	3,3	1544	2,75

Fitness-Tip:
Reich an Eiweiß
und Vitamin B₁
sowie Kalium

600 g grätenfreies Seelachsfilet oder
4 Seelachsloins à 150 g
3 EL Zitronensaft
1 kg große Kartoffeln
4 Eigelb
Salz, Pfeffer und Muskatnuß
4 Scheiben Kräuterbutter und
Butterschmalz

Die abgetrockneten Fischfilets
salzen, pfeffern und mit Zitronensaft
beträufeln; die Eier trennen.
Geschälte Kartoffeln mit einer Reibe
raspeln und mit Salz, Pfeffer und
Muskatnuß würzen. Die Kartoffelmasse ausdrücken und mit dem
Eigelb verrühren. Die Fischfilets in
Mehl wenden und die Kartoffelmasse
um das Filet andrücken. In einer
beschichteten Pfanne Butterschmalz
auslassen und das Ganze goldgelb
und kroß braten.
Kurz vor dem Anrichten die Kräuterbutter auf die Fischfilets legen und
servieren.

Das Gericht läßt sich hervorragend
einige Zeit im Backofen warm halten.

150 g Seelachsfilet enthalten
unter anderem:

Vitamin A	*15 µg*
Vitamin D	*0,45 µg*
Jod	*300 µg*
Kalium	*645 mg*
Magnesium	*75 mg*
Zink	*0,9 mg*
Protein	*25,8 g*
Tryptophan	*330 mg*
Ω-3-Fettsäuren	*412,5 mg*

Das deckt die empfohlene Nährstoff-
zufuhr eines Erwachsenen an Protein
zu etwa 40 %, an Kalium zu über
30 %, an Magnesium zu über 20 %,
an Jod zu 150 % (das reicht für
1 ¹/₂ Tage) und den geschätzten
Tagesbedarf an Tryptophan zu über
100 %, bei nur 132 kcal/552 kJ.

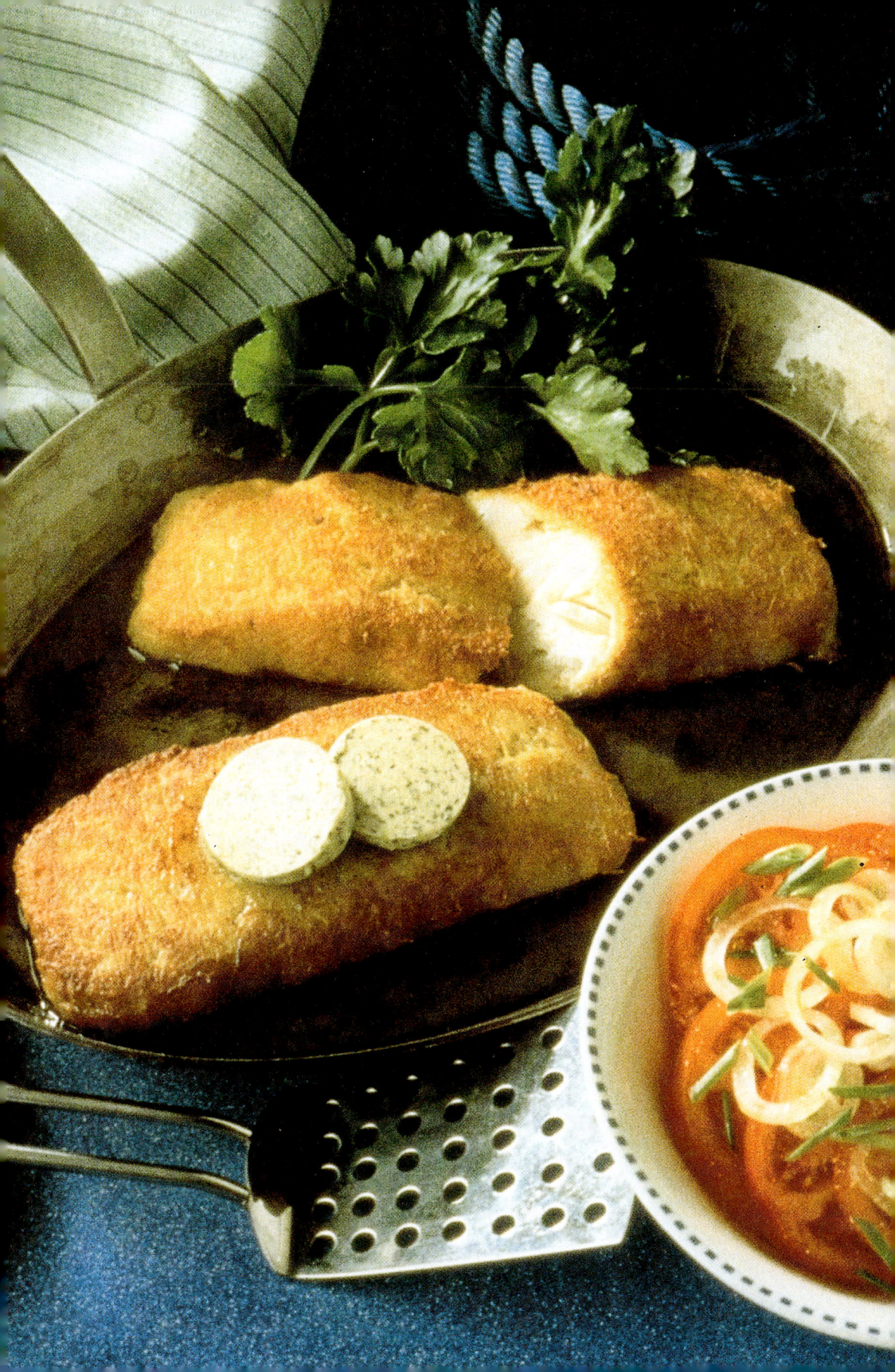

Gebratene Garnelen mit Dip

kcal 226	kJ 946	E/g 23,4	F/g 11,4	KH/g 5,2	BS/g 2,1	Chol/mg 164,1	Vit B1/mg 0,15	Vit B6/mg 0,21
Vit C/mg 15,6	**Vit E/mg** 7,4	**Ca/mg** 71	**Mg/mg** 53		**Fe/mg** 2,6		**K/mg** 361	**Zn/mg** 3,73

Fitness-Tip:
*Reichlich Eiweiß
und Zink
sowie Vitamin E*

2 Minigarnelenkränze
2–3 EL Sonnenblumenöl
20 g Butter
20 Zuckerschoten
150 g Sojasprossen
50 ml Weißwein
Jodsalz
Ingwer und Koriander
Dips nach Geschmack

Die Zuckerschoten längs in feine
Streifen schneiden und mit den
Sojasprossen in Sonnenblumenöl
anbraten. Mit Ingwer und Koriander
abschmecken und den Weißwein
hinzufügen. Eventuell mit etwas
Jodsalz nachwürzen. Die Garnelen
dazugeben und das Ganze noch
einmal erwärmen. Garnelen mit dem
Gemüse und einem Aioli-Dip auf
den Tellern anrichten und mit Reis
servieren.

*100 g Garnelen enthalten
unter anderem:*

Vitamin A	*2 µg*
Kalium	*75 mg*
Magnesium	*50 mg*
Zink	*1,1 mg*
Protein	*16,5 g*

*Das deckt die empfohlene Nährstoff-
zufuhr eines Erwachsenen an
Vitamin A zu etwa 20 %,
Magnesium und Zink zu knapp
15 % und an Protein zu über 25 %
bei nur 73 kcal/305 kJ!*

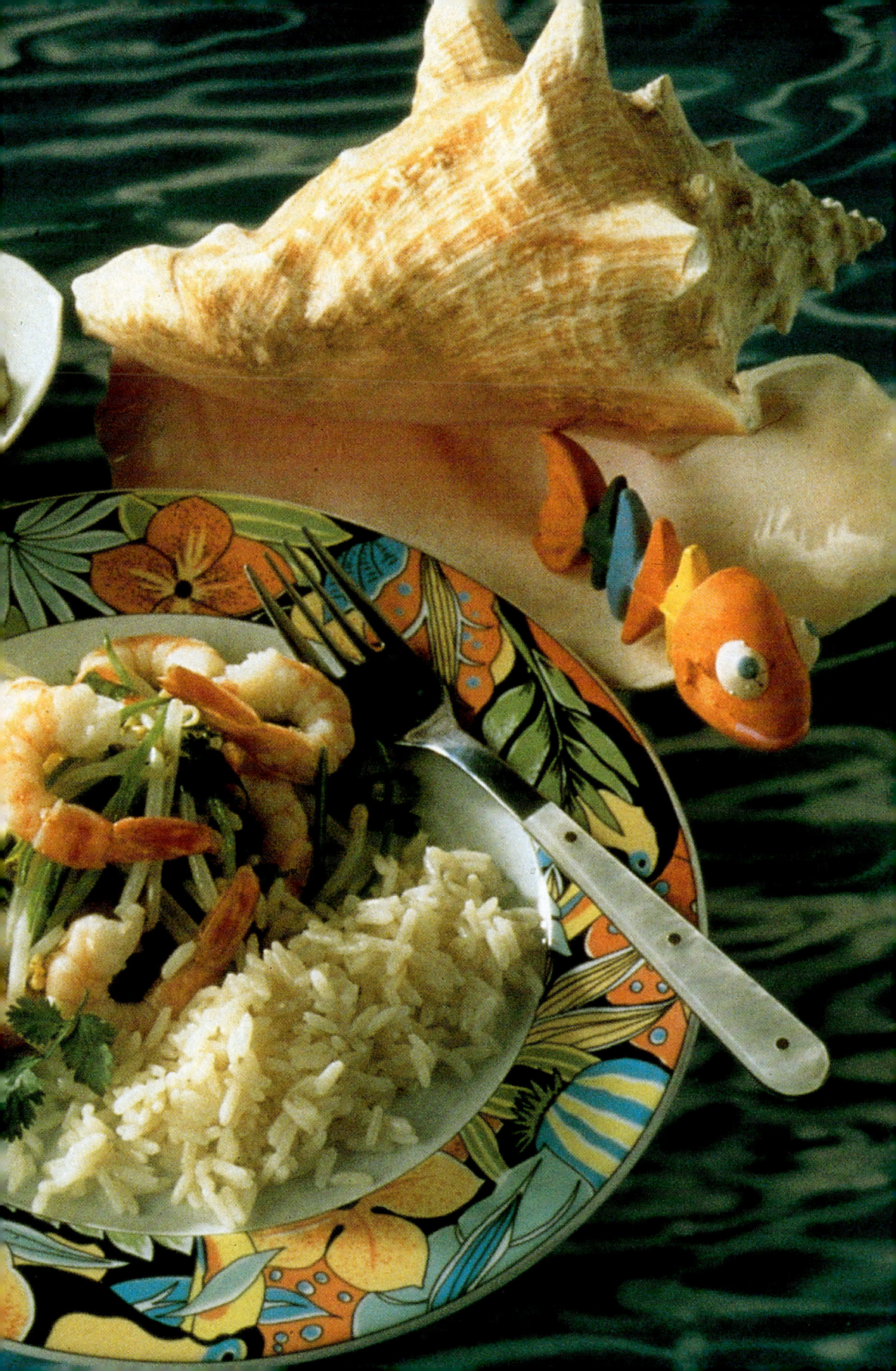

Schollenfilets mit Gemüse in Zitronensauce

kcal	kJ	E/g	F/g	KH/g	BS/g	Chol/mg	Vit B1/mg	Vit B6/mg
398	1673	46,2	19,1	9,5	4,9	136,5	0,79	0,99

Vit C/mg	Vit E/mg	Ca/mg	Mg/mg	Fe/mg	K/mg	Zn/mg
97,5	7,7	279	111	5,3	1252	1,94

Fitness-Tip:
Reich an Eiweiß, Vitaminen und Mineralstoffen

800 g Schollenfilets
250 g schlanke Zucchini
1 mittelgroße Fenchelknolle
3 Lauchzwiebeln
2 Fleischtomaten
1 Bund glatte Petersilie
Jodsalz
weißer Pfeffer aus der Mühle
6 EL Zitronensaft
300 ml Gemüsebrühe
125 g Crème fraîche
Cayennepfeffer

Zucchini in Scheiben schneiden. Fenchel halbieren und den Strunk entfernen; die Hälften quer in feine Streifen schneiden. Die Lauchzwiebeln putzen und fein würfeln. Den Stielansatz der Tomaten keilförmig herausschneiden, das Fruchtfleisch würfeln. Petersilie fein hacken. Die Schollenfilets waschen, in 12 Portionsstücke schneiden, salzen und pfeffern und mit der Hälfte des Zitronensaftes beträufeln. Die Gemüsebrühe in einem flachen Topf aufkochen, Zucchini, Fenchel und Lauchzwiebeln hineingeben und bei milder Hitze 5–7 Minuten zugedeckt garen. Gemüse herausnehmen und warm halten.

Die Gemüsebrühe nochmals aufkochen, die Fischfilets bei schwacher Hitze 6–7 Minuten darin garen. Dann herausnehmen und ebenfalls warm halten. Crème fraîche in die Brühe geben, cremig einkochen. Tomatenwürfel und Petersilie zugeben, mit Salz, Cayennepfeffer und restlichem Zitronensaft würzen. Je drei Schollenfilets auf Portionstellern anrichten, Gemüse und Sauce darauf geben, sofort servieren.

200 g Schollenfilet enthalten:

Vitamin A	*6 µg*
Zink	*1 µg*
Vitamin D	*5,4 µg*
Selen	*130 µg*
Jod	*380 µg*
Protein	*34,2 g*
Kalium	*620 mg*
Tryptophan	*380 mg*
Magnesium	*44 mg*
Ω-3-Fettsäuren	*410 mg*

Das deckt die empfohlene Nährstoffzufuhr eines Erwachsenen an Protein zu über 50%, an Vitamin D zu über 100%, an Jod zu 190% (das reicht für fast 2 Tage) und den geschätzten Tagesbedarf an Selen und Tryptophan zu über 100%, bei nur 166 kcal/694 kJ.

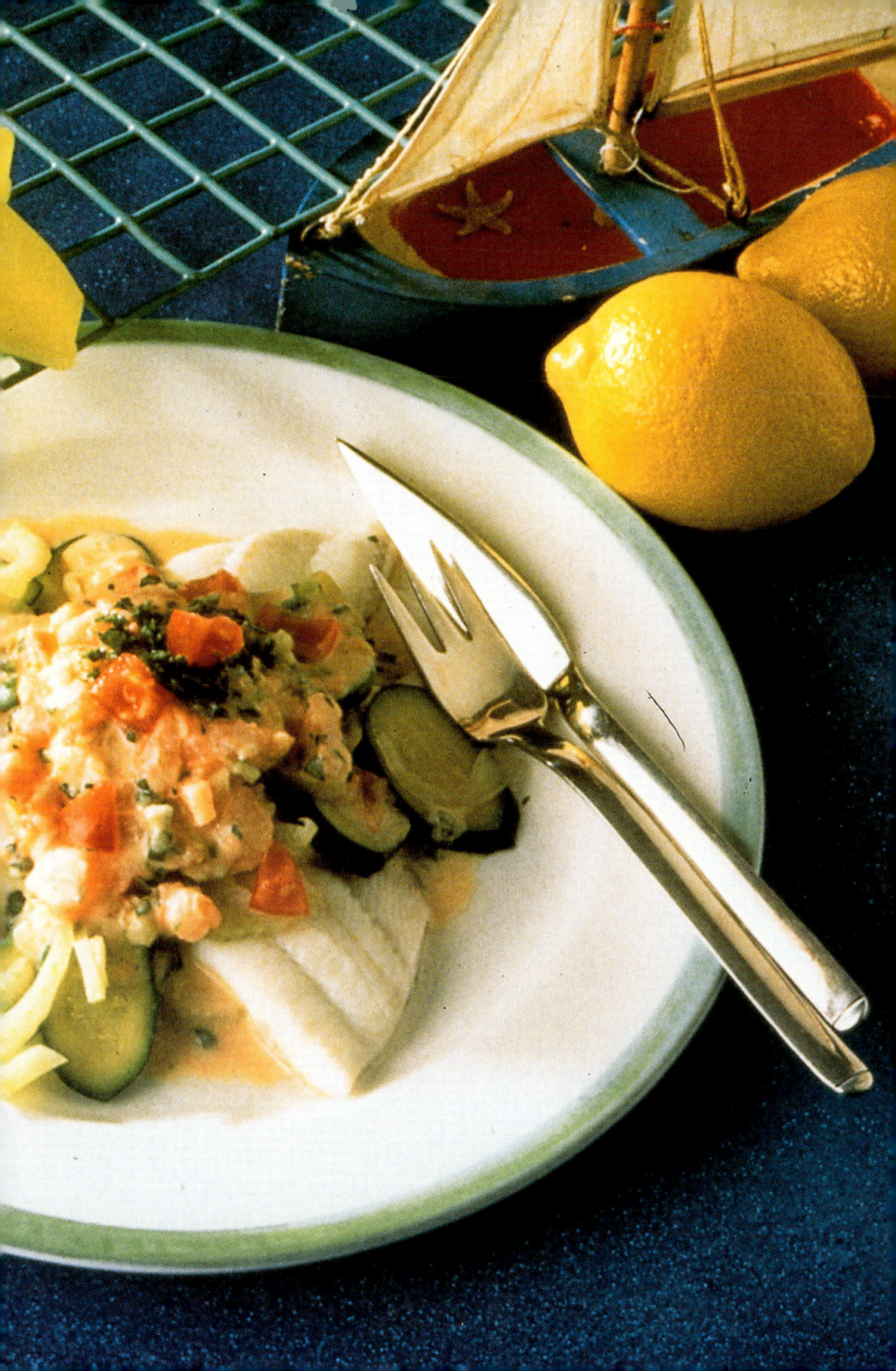

Rotbarsch mit Eismeer-Garnelen

kcal	kJ	E/g	F/g	KH/g	BS/g	Chol/mg	Vit B1/mg	Vit B6/mg
456	1908	45,3	13,0	38,4	7,5	122,6	0,33	1,12

Vit C/mg	Vit E/mg	Ca/mg	Mg/mg	Fe/mg	K/mg	Zn/mg
176,2	9,8	100	114	3,7	1119	2,51

Fitness-Tip:
*Eiweiß-, vitamin-
und mineralstoff-
reich*

600 g Rotbarschfilet
125 g Eismeer-Garnelen
2 Gemüsezwiebeln
250 g frische Champignons,
geschnitten
je 1 rote, grüne und gelbe
Paprikaschote
etwas Sambal-Oelek
Fett zum Garen
Jodsalz
1 $\frac{1}{2}$ Tassen Patna-Reis
Petersilie, gehackt

Den Reis nach Packungsangabe
kochen. Den gegarten Reis über
einem Sieb abgießen und
mit kaltem Wasser gut abspülen.
Das Rotbarschfilet säubern
– gegebenenfalls noch vorhandene
Gräten entfernen – und in feine
Streifen schneiden.
Den gesäuberten Paprika und
die Zwiebeln in Streifen schneiden
und mit etwas Öl in einer Pfanne
andünsten. Nachdem die Zwiebeln
glasig geworden sind, die
Champignons mit etwas Sambal-
Oelek hinzugeben und garen
lassen.
Den inzwischen trockenen Reis
und einen Teil der Eismeer-
Garnelen zum Gemüse hinzugeben und erwärmen.

Die Rotbarschstreifen mit Salz und
Pfeffer würzen, in etwas Mehl wenden und in einer mit Fett erhitzten
Pfanne braten. Wenn der Fisch gar
ist, diesen vorsichtig unter die Reis-
Gemüse-Mischung heben und auf
einer Platte anrichten.
Die restlichen Eismeer-Garnelen
als Garnitur obenauf verteilen, mit
gehackter Petersilie bestreuen.

*150 g Rotbarschfilet enthalten
unter anderem:*

Vitamin A	*18 µg*
Zink	*0,9 mg*
Vitamin D	*3,45 µg*
Selen	*66 µg*
Jod	*148,5 µg*
Protein	*27,3 g*
Kalium	*465 mg*
Tryptophan	*300 mg*
Magnesium	*45 mg*
Ω-3-Fettsäuren	*667,5 mg*

*Das deckt die empfohlene Nährstoff-
zufuhr eines Erwachsenen an
Vitamin D zu 70 %, an Jod zu fast
75 %, an Kalium zu über 20 %, an
Protein zu 45 %, den geschätzten
Tagesbedarf an Selen mindestens zu
$\frac{2}{3}$ und an Tryptophan zu über
100 % bei nur 171 kcal/715 kJ.*

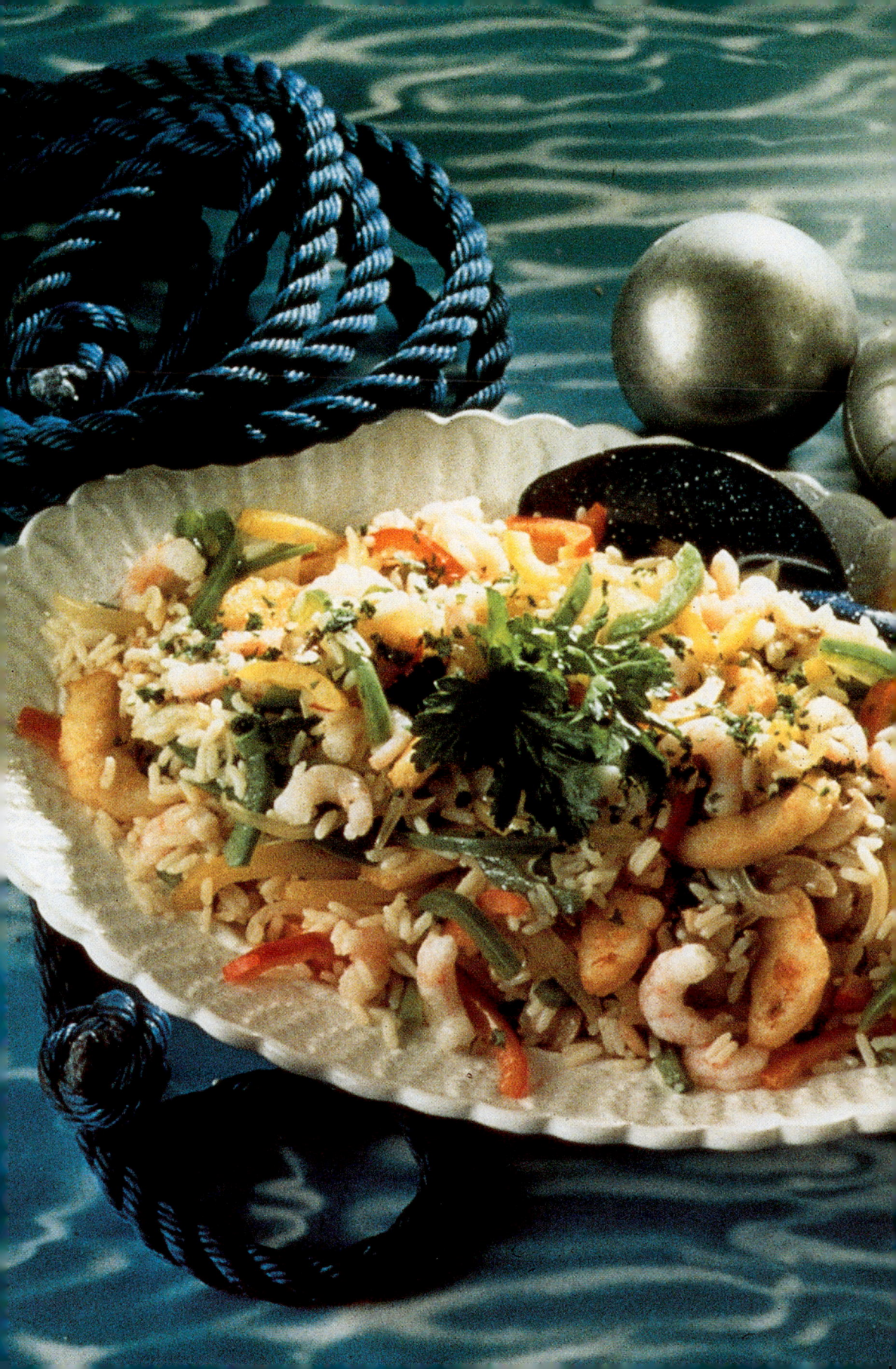

Eismeer-Lachsforellen-Tatar

kcal	kJ	E/g	F/g	KH/g	BS/g	Chol/mg	Vit B1/mg	Vit B6/mg
286	1196	26,9	10,9	19,1	3,9	69,1	0,13	0,30

Vit C/mg	Vit E/mg	Ca/mg	Mg/mg	Fe/mg	K/mg	Zn/mg
9,9	7,0	36,9	57	1,9	536	2,4

Fitness-Tip:
Reich an Omega-3-Fettsäuren und Vitamin E

400 g Eismeer-Lachsforellen-Filet
3 schlanke Frühlingszwiebeln
80 g Gewürzgurken
1 Topf Kerbel
abgeriebene Schale $^1/_2$ Zitrone
(unbehandelt)
1 TL Senf (mittelscharf)
2–3 EL Zitronensaft
Jodsalz
Pfeffer (aus der Mühle)
1 Prise Zucker
3 EL Öl
4 Scheiben Vollkornbrot

Das Eismeer-Lachsforellen-Filet von der Haut schneiden, von den restlichen Gräten befreien und fein würfeln.
Die Frühlingszwiebeln putzen und fein hacken. Die Gurke fein würfeln. Etwas Kerbel zum Garnieren beiseite stellen, den restlichen Kerbel hacken. Eismeer-Lachsforellen-Filet, Frühlingszwiebeln, Gurken und Kerbel mit der Zitronenschale mischen.
Aus Senf, Zitronensaft, Salz, Pfeffer, Zucker und Öl eine Sauce rühren und mit dem Tatar mischen. Das Tatar auf den Vollkornscheiben anrichten, diagonal durchschneiden und mit Kerbelblättchen garnieren.

Dazu passen Friséesalat und Zitronenspalten.

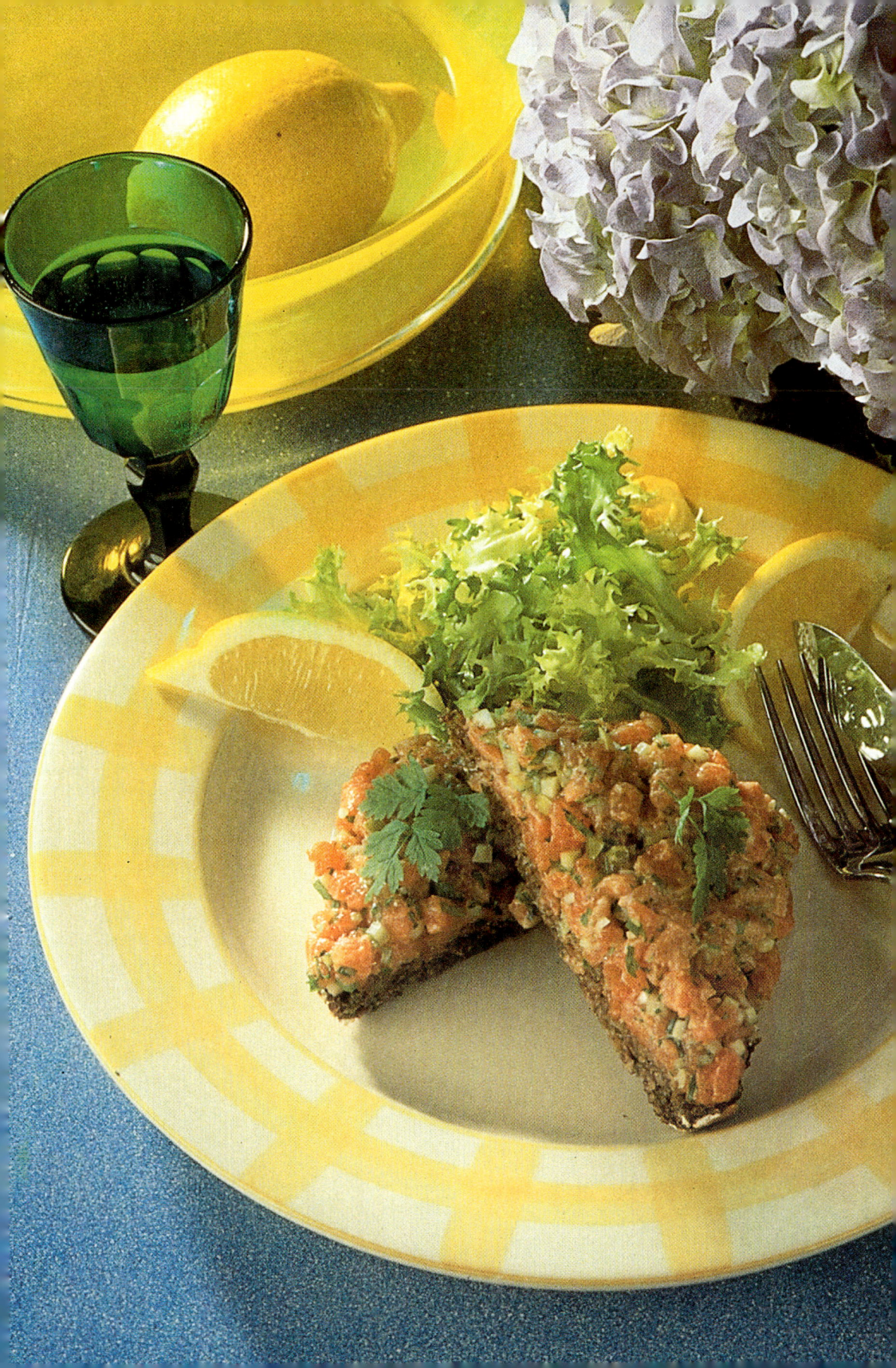

Gebratene Eismeer-Lachsforellen-Filets mit grünem Spargel

kcal	kJ	E/g	F/g	KH/g	BS/g	Chol/mg	Vit B1/mg	Vit B6/mg
421	1759	50,1	21,0	6,1	2,9	168	0,32	0,57

Vit C/mg	Vit E/mg	Ca/mg	Mg/mg	Fe/mg	K/mg	Zn/mg
50,6	9,4	85	86	2,6	1161	3,45

Fitness-Tip:
Eiweiß- und vitaminreich

50 g Butter
800 g Eismeer-Lachsforellen-Filets
400 g grüner Spargel
2 Fleischtomaten
Jodsalz
1 Topf Zitronenmelisse
weißer Pfeffer (aus der Mühle)
1 EL Öl
50 g Zwiebel
400 ml Fischfond (aus dem Glas)
2 EL Limettensaft
1 Prise Zucker
1–1 $^1/_2$ EL Limettenschale

30 g Butter ins Tiefkühlfach legen. Das Eismeer-Lachsforellen-Filet von den restlichen Gräten befreien und in 12 dünne Scheiben schräg von der Haut schneiden. Den Spargel am unteren Ende schälen und schräg in dünne Scheiben schneiden. 2–3 Minuten im Salzwasser blanchieren, abschrecken und abtropfen lassen. Melisseblättchen von den Stielen zupfen, einige zum Garnieren beiseite legen, die anderen in feine Streifen schneiden.

Die Lachsforellen-Scheiben salzen und pfeffern. Die restliche Butter und das Öl in einer großen Pfanne erhitzen. Die Eismeer-Lachsforellen-Scheiben auf jeder Seite eine Minute anbraten, herausnehmen und warm stellen.
Die Zwiebeln schälen, fein würfeln und im Bratfett andünsten. Mit Fischfond und Limettensaft ablöschen und zur Hälfte einkochen. Mit Salz, Pfeffer und Zucker würzen. Die kalte Butter grob hacken und in die Sauce schwenken. Den Spargel zugeben und in der Sauce erwärmen. Zuletzt die Melissestreifen und Limettenschale unterheben. Je 3 Lachsforellen-Scheiben auf Portionsteller anrichten. Die Limettensauce mit dem Spargel darauf geben und mit Melisseblättchen garnieren.

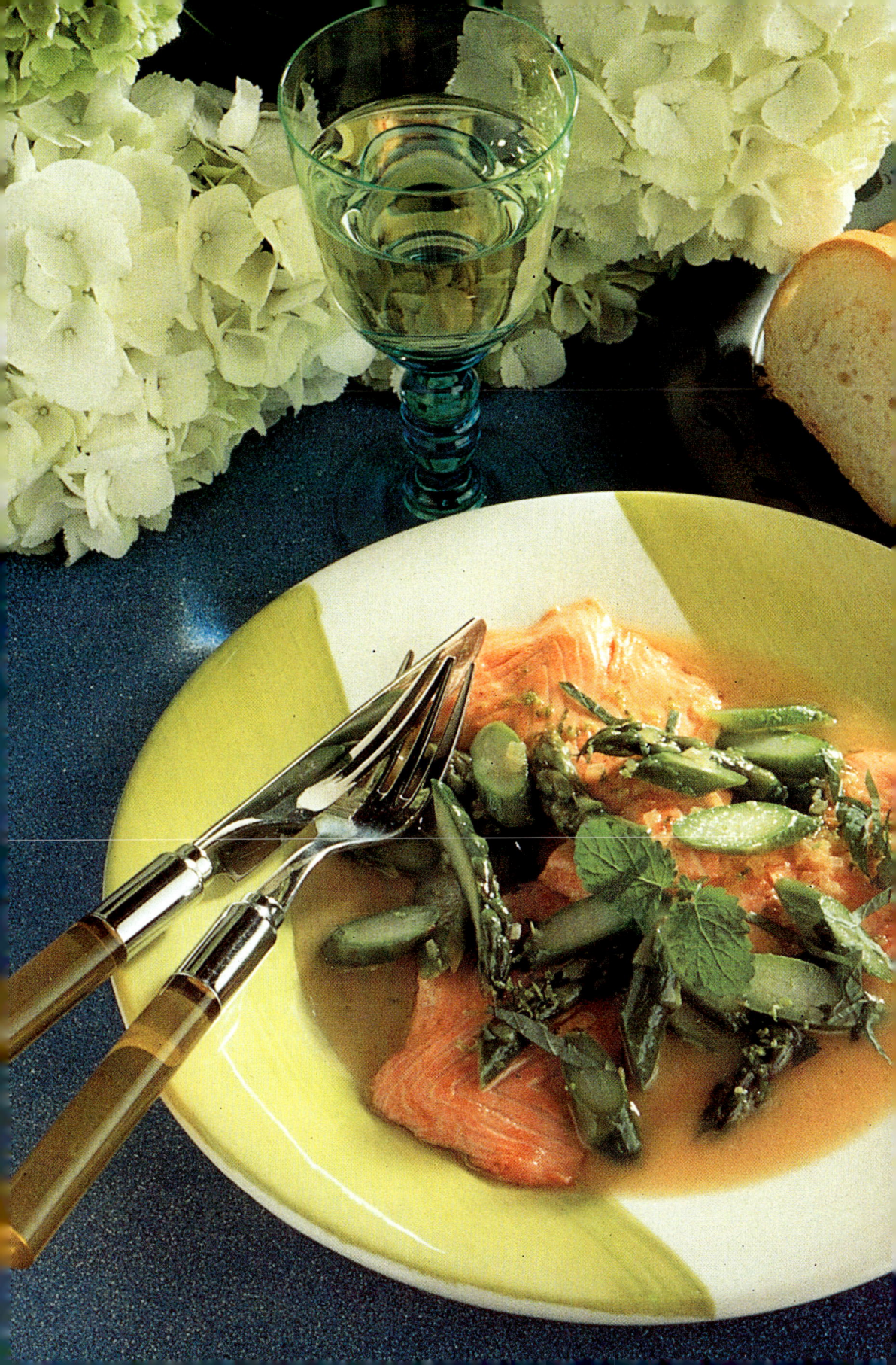

Matjes-Antipasti

kcal	kJ	E/g	F/g	KH/g	BS/g	Chol/mg	Vit B1/mg	Vit B6/mg
664	2785	24,8	57,8	8,4	6,6	148,3	0,22	0,73

Vit C/mg	Vit E/mg	Ca/mg	Mg/mg	Fe/mg	K/mg	Zn/mg
184,7	9,8	104	78	4,3	1051	1,95

Fitness-Tip:
Reich an Omega-3-Fettsäuren, Vitamin E und Vitamin B$_6$

3 Paprikaschoten (rot, grün und gelb)
250 g schlanke Zucchini
250 g kleine rosé Champignons
1–2 Knoblauchzehen
$1/_8$ l Olivenöl
100 ml Weißwein (trocken)
Salz
Cayennepfeffer
4 Matjes-Doppelfilets
1 Bund glatte Petersilie

Die Paprikaschoten längs durchschneiden und die Kerne entfernen. Die Schoten mit der runden Seite nach oben auf ein Backblech legen . Unter dem vorgeheizten Backofengrill auf der dritten Einschubleiste von unten 10–15 Minuten grillen, bis sich schwarze Blasen bilden. Die Paprikaschoten mit einem feuchten Küchentuch bedecken und etwas abkühlen lassen. Danach häuten und in 2 cm große Rauten schneiden.

Die Zucchini längs durchschneiden und in 2 cm große, schräge Stücke schneiden. Die Champignons putzen und vierteln. Den Knoblauch schälen und fein hacken.
Das Öl in einer großen Pfanne erhitzen. Die Zucchini, Champignons und Knoblauch darin unter Wenden 5 Minuten braten. Mit Weißwein ablöschen und einkochen lassen. Die Paprikarauten zugeben und kräftig mit Salz und Cayennepfeffer würzen. Das Gemüse abkühlen lassen.
Die Matjesfilets in 2 cm große, schräge Streifen schneiden. Die Petersilienblätter von den Stielen zupfen und hacken. Matjes und Petersilie mit dem abgekühlten Gemüse mischen und auf einer Platte anrichten.

Beilage: Baguette.

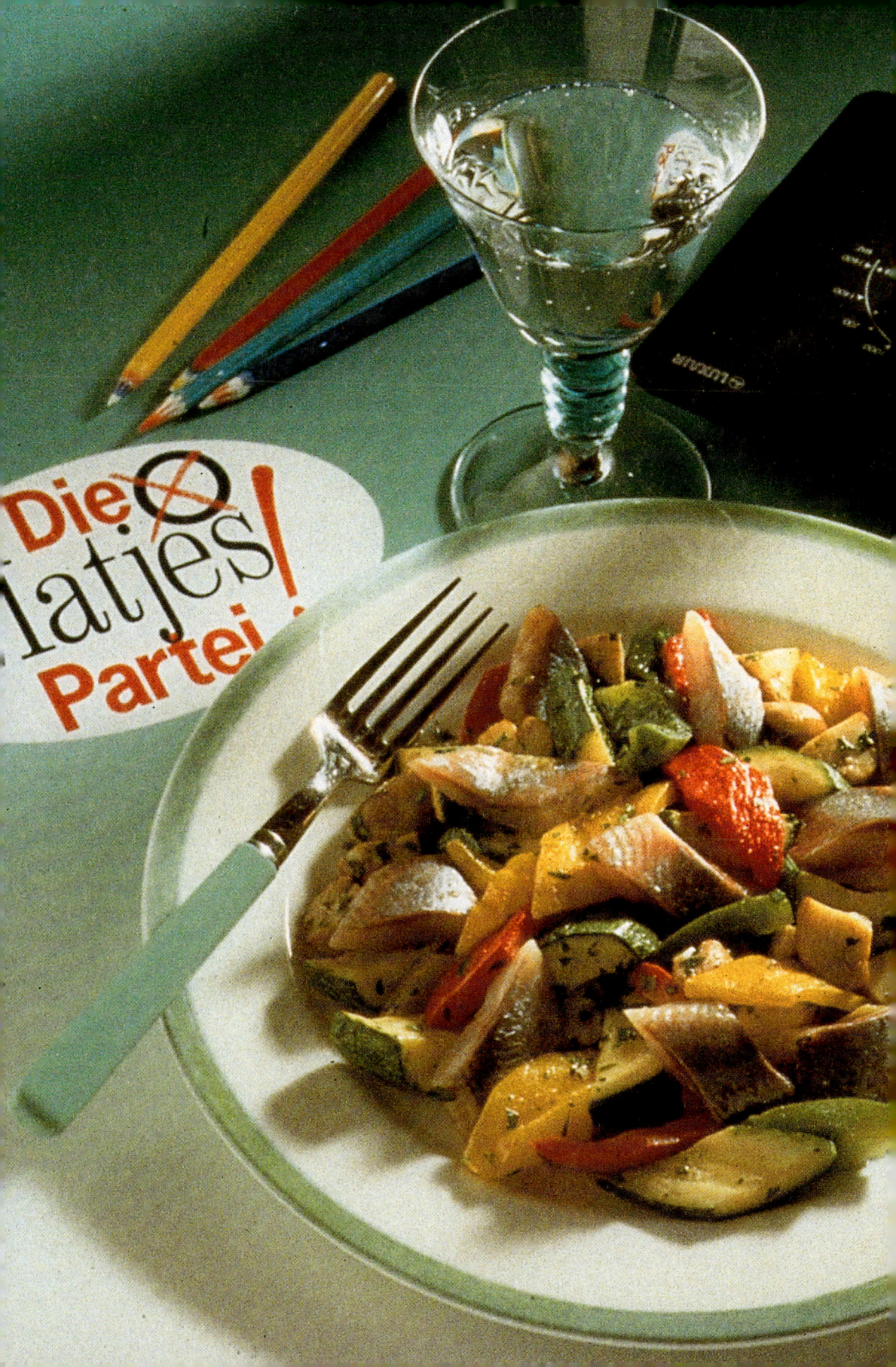

Geröstete Brötchen mit Matjes und Cornichons

kcal	kJ	E/g	F/g	KH/g	BS/g	Chol/mg	Vit B1/mg	Vit B6/mg
612	2564	26,1	41,7	33,3	2,6	166,6	0,11	0,34

Vit C/mg	Vit E/mg	Ca/mg	Mg/mg	Fe/mg	K/mg	Zn/mg
10,4	9,2	138	61	2,6	578	1,8

Fitness-Tip:
*Reich an Omega-
3-Fettsäuren,
Kalzium und
Vitamin E*

4 Baguette-Brötchen
4 EL Öl
4 Matjes-Doppelfilets
1 roter Apfel
2 EL Zitronensaft
60 g Cornichons
1 rote Zwiebel
schwarzer Pfeffer (aus der Mühle)
200 g Sahnejoghurt (10 %)
2 Beete Kresse
Salz

Baguette-Brötchen längs durchschneiden. Die untere Hälfte aushöhlen und mit etwas Öl bepinseln.
Dann auf ein Backblech legen und
unter dem vorgeheizten Grill auf der
zweiten Einschubleiste von unten
3–4 Minuten knusprig braten.
Die Matjesfilets fein würfeln. Den
Apfel zuerst in dünne Scheiben,
dann in kleine Würfel schneiden.
Mit 1 EL Zitronensaft mischen.
Die Cornichons und Zwiebeln sehr
fein würfeln. Matjes, Apfel,
Zwiebel und Cornichons mischen
und mit Pfeffer würzen. Das
Ganze in die ausgehöhlten Brötchen
geben.
Aus Joghurt, restlichem Zitronensaft
und einem Beet Kresse eine Sauce
rühren. Mit Salz und Pfeffer würzen.
Die Sahne als Klecks auf die
Brötchen geben und mit je einem
Strauß der restlichen Kresse
garniert servieren.

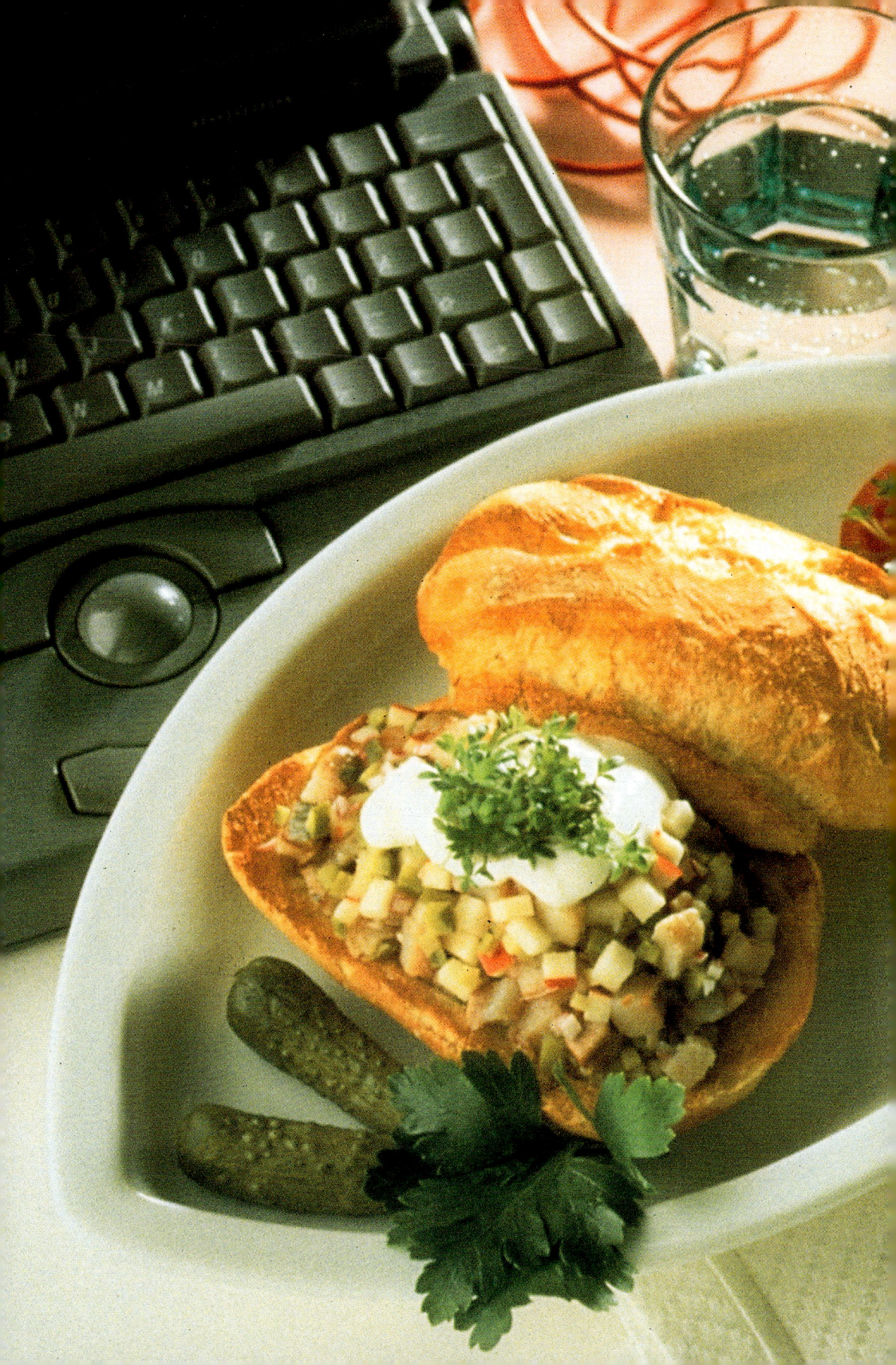

Junger Matjes auf der Erbse

kcal	kJ	E/g	F/g	KH/g	BS/g	Chol/mg	Vit B1/mg	Vit B6/mg
495	2072	25,8	38,7	11,2	5,1	148,1	0,22	0,36

Vit C/mg	Vit E/mg	Ca/mg	Mg/mg	Fe/mg	K/mg	Zn/mg
17,2	10,5	104	69	3,0	666	1,76

Fitness-Tip:
Reich an Vitamin B$_6$, Vitamin E, Kalzium und Omega-3-Fettsäuren

300 g tiefgefrorene Erbsen
(aus der Packung)
Salz
Zucker
Pfeffer
3 EL Essig
5 EL Öl
100 g Frühlingszwiebeln
4 Doppelfilets junger Matjes
100 g Staudensellerie
$^1/_2$ Bund Petersilie
(am besten glatte)

Die TK-Erbsen aus der Packung nehmen und mit Salz und Zucker in kochendes Wasser geben und gar ziehen lassen. Während die Erbsen ziehen, aus dem Essig, Pfeffer und dem Öl eine Salatsauce rühren. Auch die Zwiebeln gehören dazu. Putzen, in feine Ringe schneiden und in der Salatsauce ziehen lassen. Nun werden die jungen Matjesfilets in Streifen geschnitten. Auch den Staudensellerie waschen, putzen und in Scheiben schneiden. Die Petersilie wird jetzt gehackt. Alles zusammen mit den Erbsen in die Salatsauce geben und wenden. Das Ganze sollte etwa 30 Minuten durchziehen. Dazu schmeckt Schwarzbrot.

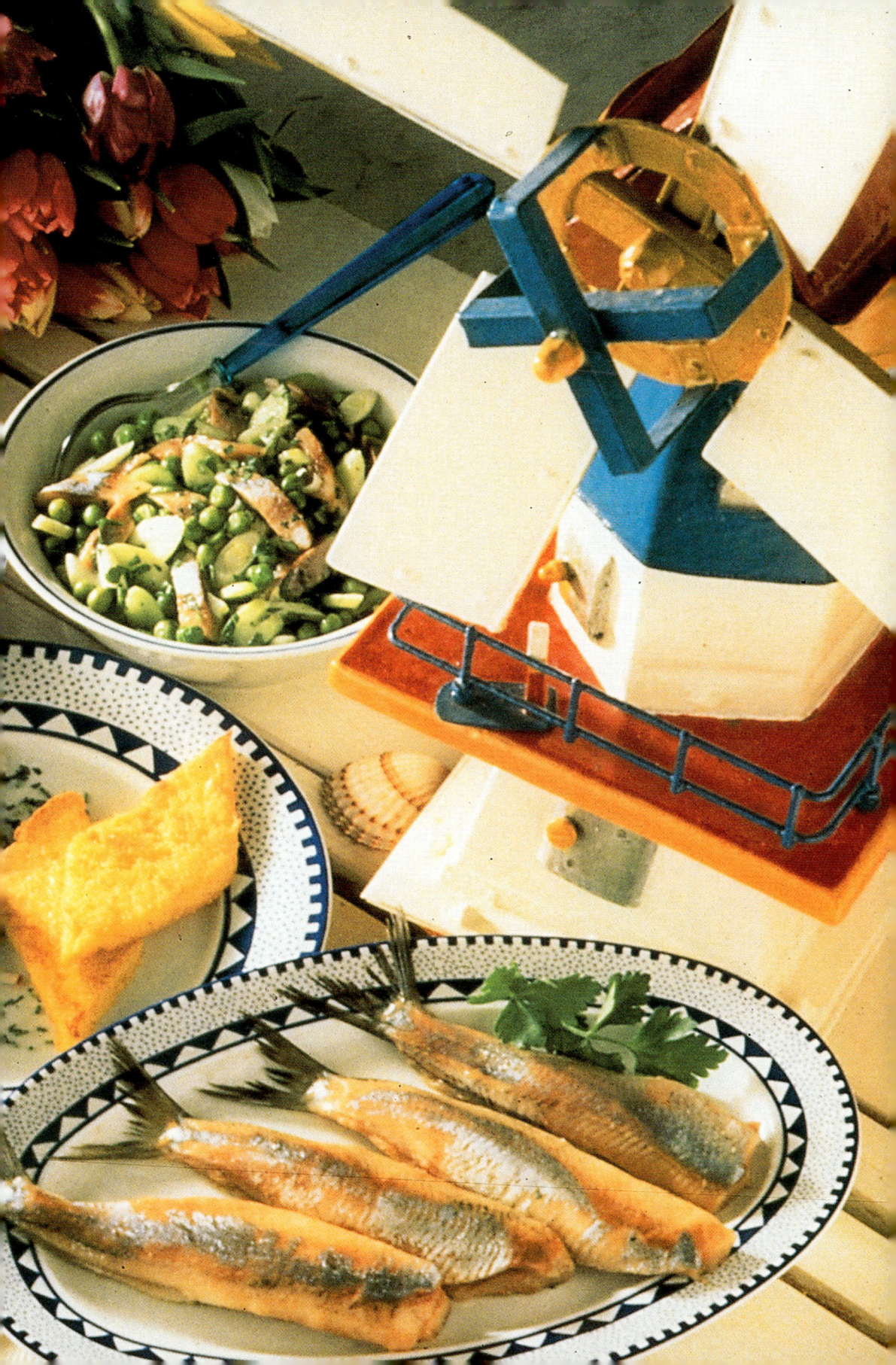

Polenta mit Matjestatar

kcal	kJ	E/g	F/g	KH/g	BS/g	Chol/mg	Vit B1/mg	Vit B6/mg
378	1584	15,9	17,7	37,8	6,6	74	0,26	0,42

Vit C/mg	Vit E/mg	Ca/mg	Mg/mg	Fe/mg	K/mg	Zn/mg
31,4	4,0	83	98	2,9	656	2,19

Fitness-Tip:
Kohlenhydrat-betont, viel Magnesium, Kalium und Omega-3-Fettsäuren

200 g Maisgries (Polenta)
Salz
Zucker
weißer und schwarzer Pfeffer
Cayennepfeffer
6 Doppelfilets junger Matjes
3 Frühlingszwiebeln
(in feine Ringe schneiden)
1 Bund Petersilie (gehackt)
1 Bund Schnittlauch
(kleinschneiden)
1 Zitrone
1 Salatgurke
1 Bund Radieschen
1 EL Öl

Wasser zum Kochen bringen, die Polenta einstreuen und unter ständigem Rühren 10–15 Minuten bei reduzierter Hitze kochen lassen. Dann Salz und Pfeffer nach Geschmack darangeben. Nun ein Stück Alufolie auf die Arbeitsfläche legen, ölen und die Polenta darauf 2 cm dick ausstreichen. Das Ganze auskühlen lassen.

In der Zwischenzeit die Matjesfilets fein würfeln und dann grob hacken. Die Masse mit Frühlingszwiebeln, Petersilie und Schnittlauch mischen. Mit Pfeffer würzen und kalt stellen. Die Gurke waschen und schälen und dann in dünne Scheiben schneiden. Mit einem gestrichenen Teelöffel Salz, der gleichen Menge Zucker und nach Geschmack Cayennepfeffer würzen. Gut durchmischen! Radieschen in dünne Stifte schneiden. Öl in einer Pfanne erhitzen. Die Polenta in Rauten schneiden und in dem heißen Öl bei mittlerer Hitze von jeder Seite 1–2 Minuten braten. Danach auf Küchenpapier das überflüssige Fett abtropfen lassen. Warm stellen, bis alle Polenta-Rauten gebraten sind. Die Polenta-Rauten auf Portionstellern anrichten. Matjestatar und Gurkensalat danebenlegen. Mit Radieschenstiften garnieren.

Süß-scharfer Matjessalat

kcal	kJ	E/g	F/g	KH/g	BS/g	Chol/mg	Vit B1/mg	Vit B6/mg
932	3904	44,5	73,2	24,7	10,9	296,1	0,22	1,40

Vit C/mg	Vit E/mg	Ca/mg	Mg/mg	Fe/mg	K/mg	Zn/mg
363,3	18,5	158	126	5,1	1406	2,87

1 kg gemischte gelbe, grüne und
rote Paprikaschoten
12 Doppelfilets junger Matjes
2 Gläser kleine Gürkchen
2 säuerliche Äpfel
2 EL Zitronensaft
4 EL mittelscharfer Senf
4 EL Walnußöl
4 EL Pflanzenöl
2 EL Apfeldicksaft (aus dem
Reformhaus)
2 TL grob gehackter schwarzer
Pfeffer
1 Bund Schnittlauch

Paprikaschoten der Länge nach
halbieren, putzen und auf der
Arbeitsfläche flach drücken. Dann
die Schoten auf ein Backblech legen
und im Backofen unter dem Grill
bei starker Oberhitze so lange heiß
werden lassen, bis die Haut auf den
Schoten schwarze Blasen wirft.
Nun herausnehmen und mit einem
feuchten Küchentuch bedecken und
abkühlen lassen. Dann die Schoten
häuten und in Streifen schneiden.
Nun die Matjesfilets schräg in dünne
Scheiben schneiden. Gürkchen
aus dem Glas nehmen, abtropfen
lassen und quer in dünne Scheiben
schneiden. Die Äpfel schälen,
vierteln, entkernen und ebenfalls
in schmale Streifen schneiden.
Die Apfelspalten mit dem Zitronensaft mischen.
Alle Zutaten in einer Schüssel mischen. Den Senf, die beiden Ölsorten,
den Apfeldicksaft und Pfeffer mit
einem Quirl verrühren. Schnittlauch
in feine Röllchen schneiden. Die
Sauce über die gemischten Zutaten
geben, dann den Salat mit den
Schnittlauchröllchen bestreuen. Das
Ganze vor dem Servieren etwa eine
halbe Stunde ziehen lassen.

Fitness-Tip:
Reich an Omega-
3-Fettsäuren,
Vitamin C,
Vitamin E,
Kalzium,
Magnesium
und Eisen

Serviceteil

Glossar

Nützliche Adressen

Weiterführende Literatur

Register

Glossar

Adaptive Medizin
Neben der präventiven (vorbeugen-
den) und kurativen (auf Heilung ausgerichteten) Medizin dient die adaptive Medizin der Anpassung des Körpers an bestimmte gesundheitliche
Erfordernisse, wie z. B. im Arbeits-
leben oder im Leistungssport.

Adipositas
Fettsucht, Vermehrung des Fettgewe-
bes im Organismus und Erhöhung des
Körperfettanteils, BMI über 30. Die Ursachen sind unterschiedlich, das Prin-
zip ist eine positive Energiebilanz,
d. h. es wird mehr Energie zugeführt
als verbraucht, am häufigsten durch
ein Mißverhältnis bei Überernährung
und gleichzeitiger körperlicher Inaktivität, auch als Folge von Stoffwechselstörungen mit daraus entste-
hender Fettumverteilung; Adipositas
ist ein unabhängiger Risikofaktor und
insbesondere ab einem BMI von 40
und mehr mit einer erhöhten Krank-
heits- und vorzeitigen Sterbewahr-
scheinlichkeit verbunden.

Aerobe Fitness
Sportmedizinische Bezeichnung zur
Beschreibung und Beurteilung der
sportmotorischen Fähigkeit, körperliche Arbeit durch die Energiebereitstellung über Sauerstoffnutzung und
Verbrennung von Kohlenhydraten
(Glukose) und Fetten (Fettsäuren) zu
verrichten; Synonym für aerobe Leistungsfähigkeit (siehe auch VO_{2max},
aerobe Kapazität, Ausdauerleistungsfähigkeit).

Aerobe Kapazität
Sportmedizinische Bezeichnung zur
Beschreibung und Beurteilung der
aeroben Fitness, d. h. für die sportmo-
torische Fähigkeit, körperliche Arbeit
durch die Energiebereitstellung über
Sauerstoffnutzung und Verbrennung
von Kohlenhydraten (Glukose) und
Fetten (Fettsäuren) zu verrichten; eine
gute aerobe Kapazität kann über die
Messung der VO_{2max} (siehe dort) individuell dokumentiert werden und ist
mit einer guten Ausdauerleistungsfähigkeit kombiniert.

Aerobe Leistungssfähigkeit
Sportmedizinische Bezeichnung zur
Beschreibung und Beurteilung der
sportmotorischen Fähigkeit, körperliche Arbeit durch die Energiebereitstellung über Sauerstoffnutzung
und Verbrennung von Kohlenhydraten (Glukose) und Fetten (Fettsäuren)
zu verrichten (siehe auch VO_{2max},
aerobe Kapazität, Ausdauerleistungsfähigkeit).

Aktivitätsstatus
Über Protokolle oder direkte Messung
dokumentierte Energieabgabe durch
körperliche Aktivität. Bezüglich Risiko und Lebensstil wird dabei vor
allem die Aktivität in der Freizeit
bewertet, angegeben als Kilo-Kalo-
rienverbrauch pro Woche, angestrebt

wird ein Aktivitätsstatus von mehr als 2000 Kilo-Kalorien durch körperliche Freizeitaktivität in der Woche.

Antioxidantien (AO)

AO sind antioxidativ wirksame Nährstoffe (Vitamin E, Vitamin A, Vitamin C, Carotinoide, sekundäre Pflanzenstoffe; Zn, Mn, Vit.B$_1$, Se), die vor der negativen Wirkung freier Radikale (siehe dort) und damit der vorzeitigen Ausbildung chronischer Erkrankungen, die durch freie Radikale verursacht oder begünstigt werden (z.B. Arteriosklerose, Altersdiabetes, grauer Star, Alzheimer Krankheit) schützen. Es gibt deshalb heute Zielgrößen vor allem für die Zufuhr der antioxidativ wirksamen Vitamine: Vitamin E 15–30 mg/Tag, Vitamin C 75–150 mg/Tag, Betacarotin 2–4 mg/Tag; dies gilt für die Mehrzahl aller gesunden, durch oxidativem Stress nicht speziell belasteten Erwachsenen bis 65 Jahre. Raucher zählen nach der Definition der AO-Consensus-Konferenz zu den Personengruppen mit erhöhtem oxidativem Stress. Entsprechend wird Rauchern eine erhöhte Zufuhr von AO zur Optimierung des pro/anti-oxidativen Gleichgewichts empfohlen. Wegen fehlender präventiver Langzeitstudien sollten allerdings folgende Dosierungen über längere Zeit in Selbstmedikation keinesfalls überschritten werden: Vitamin E 400 mg, Vitamin C 1000 mg, Betacarotin 10 mg.

Arteriosklerose

Arterienverkalkung, häufigste Erkrankung der vom Herz kommenden Blutgefäße, chronische degenerative Erkrankung, die weiter fortschreitet und mit entzündlichen Gefäßwandveränderungen einhergeht. Dies führt zu Wandverhärtungen mit Elastizitätsverlust, es kommt zur Verengung des Gefäßlumens und zu Ablagerungen, die in die Gefäßwand eingebaut werden. Ursache für diese krankhaften Gefäßwandveränderungen sind viele Faktoren, das Altern, die Lebensweise, wenig sportliche Betätigung, fettreiche Ernährung, Rauchen, Langzeiterkrankungen wie Zuckerkrankheit, Fettstoffwechselstörungen, krankhaftes Übergewicht, Bluthochdruck, rheumatische Erkrankungen. Die wichtigsten Folgen der Arteriosklerose sind Herzinfarkt, Schlaganfall und die periphere (arterielle) Verschlußkrankheit.

Ausdauerleistungsfähigkeit

Sportmedizinische Bezeichnung zur Beschreibung und Beurteilung der aeroben Fitness, Anteil der aeroben Kapazität, bezeichnet die motorische Eigenschaft, eine definierte körperliche Arbeit (z.B. auf dem Fahrradergometer bei der Herz-Kreislauf-Untersuchung, aber auch im Sport beim Jogging oder anderen Ausdauersportarten) ohne muskuläre Ermüdung durchzuhalten (siehe auch VO$_{2max}$ und aerobe Kapazität).

Blutzucker

Der Glukosegehalt des Blutes. Nahrungsmittel werden im Verdauungstrakt als Fette, Eiweiß und Kohlenhydrate (Zucker, Stärke) aufgenommen. Hauptvertreter des Zuckerhaushalts ist dabei der Kohlenhydratbaustein Glukose. Die Einstellung und Verarbeitung der Glukose als Energielieferant und Energiespeicher im Organismus erfolgt durch einen komplizierten Stoffwechselmechanismus; dabei sind Glukoseverwertung und Glukosespeicherung fein aufeinander abgestimmt. Der Zuckerstoffwechsel ist praktisch an jeder Energiebereitstellung des Körpers beteiligt (Wärme, Muskelarbeit, Hirntätigkeit). Ist dieser Verwertungsweg im Energiestoffwechsel gestört, kann es zu Entgleisungen im Blutzuckerspiegel kommen, bei langdauernder, über Jahre bestehender Blutzuckererhöhung zu Arteriosklerose und schließlich zu Durchblutungsstörungen, die u. a. an Auge, Gehirn, Niere und an den Beinen auftreten können.

Brennwert

Siehe auch Energieäquivalent, Maß für den Energiegehalt und die energetische Nutzung der aufgenommenen Kohlenhydrate, Eiweiße und Fette; wird üblicherweise in Kalorien pro Gramm Nährstoff angegeben (Kohlenhydrate 4 kcal/g, Eiweiße 4 kcal/g, Fette 9 kcal/g, Alkohol 7 kcal/g).

Broca-Index (BI)

Formel zur Bestimmung und Beurteilung des Körpergewichts unter Berücksichtigung der Körpergröße. Istgewicht in Kilogramm Körpergewicht als Differenz aus Körpergröße in Zentimeter minus 100, z. B. Wert 1,0 bei 80 kg und 180 cm. Es wird von einem Normalgewicht bei einem BI von 1,0 ausgegangen.

Cholesterin

Lebenswichtiger Bestandteil aller Zellen und Membranstrukturen sowie Baustein der Steriodhormone (Geschlechtshormone, Nebennierenrindenhormone); wird mit der Nahrung über tierische Lebensmittel aufgenommen und im Körper selber in ausreichender Menge produziert. Eine langfristig erhöhte Zufuhr oder Produktion von Cholesterin führt über die Erhöhung des Blutcholesterins und die Anreicherung von Cholesterin in den Zellen zur beschleunigten Zellalterung und vor allem zur Arteriosklerose (Ablagerung und Umbau von cholesterinhaltigen Einschlüssen in der Gefäßwand). Bezüglich des Arteriosklerose-Risikos wird beim im Blut transportierten Cholesterin zwischen einem „guten" (vor der Arteriosklerose schützenden Cholesterin, siehe HDL-Cholesterin) und einem „bösen" (die Arteriosklerose auslösenden Cholesterin, siehe LDL-Cholesterin) unterschieden.

Cholesterinsynthese

Körpereigene Produktion von Cholesterin in Zellen und Organen, hauptsächlich in Leber und Darm, zur ausreichenden Versorgung aller Körperzellen. Wird über Lipoproteine (siehe dort) im Körper transportiert und über die Leber als Gallensäure ausgeschieden. Beim gesunden Menschen halten sich die Produktion und die Ausscheidung von Cholesterin im Gleichgewicht.

Elektrolyte

Wasserlösliche Verbindungen (Säuren, Basen, Salze), die in Ionen zerfallen (z. B. Na-Cl) und für die Aufrechterhaltung der Zellfunktionen und des Flüssigkeitshaushalts unentbehrlich sind; das Elektrolyt-Gleichgewicht ist sehr fein eingestellt und garantiert einen gleichbleibenden pH-Wert und Wassergehalt im menschlichen Organismus.

Endothel

Dabei handelt es sich um die Zellschicht, die Herz und Gefäße von innen auskleidet; Störungen und Schädigungen des Endothels und der Endothel-Funktion (z. B. durch Nikotin, Bluthochdruck, hohes LDL-Cholesterin) verändern nachteilig die Blutfließeigenschaften (siehe Hämorheologie) und Blutgerinnung (siehe Hämostase) und begünstigen darüber hinaus und eigenständig die Entstehung der Arteriosklerose.

Energieäquivalent

Maß für den Energiegehalt und die energetische Nutzung der aufgenommenen Nahrungsenergie als Kohlenhydrate, Eiweiße und Fette im Organismus; wird üblicherweise in Kalorien pro Gramm Nährstoff angegeben (Kohlenhydrate 4 kcal/g, Eiweiße 4 kcal/g, Fette 9 kcal/g, Alkohol 7 kcal/g).

Energieumsatz

Verwertung der Nahrungsenergie in körpereigene Energieformen und deren Nutzung im Zellstoffwechsel. Wird üblicherweise in Kalorien angegeben. Setzt sich aus dem Grundumsatz und weiteren Energieausgaben für zusätzliche Tätigkeiten durch körperliche und geistige Anstrengungen oder auch dem Einfluß von Zusatzfaktoren (z. B. Kälte, Schwitzen, Fieber) zusammen. Der Energieverbrauch steigt mit Umfang und Intensität der körperlichen Aktivität.

Ernährungsstatus

Über Protokolle dokumentierte Erfassung der Nahrungszufuhr, angegeben als Kalorienzufuhr pro Tag, angestrebt wird ein Ernährungsstatus von etwa 2000 Kilo-Kalorien pro Tag für die Frau und 2400 Kilo-Kalorien für den Mann bei normaler Freizeitaktivität. Der Ernährungsstatus wird von Körpergewicht und Körpergröße beeinflußt. Ein Ernährungsstatus mit positiver Energiebilanzierung führt zwangsläufig zu Erhöhung des BMI und Körperfettanteils.

Energieverbrauch

Siehe Energieumsatz und Stoffwechselrate.

Fettsäuren

Bestandteile sowohl der mit der Nahrung aufgenommenen als auch der im Körper gespeicherten und transportierten Fette (Triglyzeride, Neutralfette). Es wird bei den Fettsäuren nach Herkunft (tierische und pflanzliche), nach der Molekülgröße (Kettenlänge, kurzkettige, mittelkettige, langkettige) und nach der vorliegenden Kohlenstoffbindungsformel (gesättigte, einfach ungesättigte, mehrfach ungesättigte) unterschieden. Lebenswichtiger Bestandteil von Zell- und Membranstrukturen. Sie werden entsprechend dem Muster in der Ernährung auch in unseren Körper eingebaut. Dem Verhältnis der gesättigten (tierische Fette, Fleischprodukte), einfach ungesättigten (Olivenöl) und mehrfach ungesättigten Fettsäuren (Keimöle, Fischöl) in unserer Ernährung kommt deshalb eine wesentliche gesundheitliche Bedeutung zu. Eine Verteilung von 1:1:1 wird angestrebt; gesättigte Fettsäuren erhöhen z. B. den Cholesterinspiegel im Blut, einfach ungesättigte und mehrfach ungesättigte Fettsäuren scheinen dagegen vor chronischen Erkrankungen wie der Arteriosklerose, der Hypertonie und dem Altersdiabetes zu schützen. Über den PS-Quotienten wird das Verhältnis der mit der Nahrung zugeführten mehrfach ungesättigten (P für poly-unsaturated) zu gesättigten (S für saturated) Fettsäuren bezeichnet; der PS-Quotient ist damit ein Maß für die Lebensmittelauswahl (tierisch zu pflanzlich) und die Fettsäure-Qualität, im günstigen Fall liegt er bei 1,0 oder darüber.

Freie Radikale

Freie Radikale sind Atome oder Molekülbruchstücke, die ein freies, d. h. ungepaartes Elektron besitzen. Freie Radikale sind hoch reaktiv und nur schwer nachweisbar. Nachweisbar sind ihre Stoffwechselprodukte und die von ihnen gesetzten Schädigungen. Sie entstehen physiologisch beim Sauerstoff(O_2)-Umsatz sowie bei Entzündungsreaktionen. Zusätzlich entstehen freie Radikale durch Strahlung (Sonne, Höhe, UV), Rauchen, Ozon, Pestizide, Arzneimittel.

Grundumsatz

Verwertung und Umsatz körpereigener Energie im Nüchtern- und Ruhezustand. Wird üblicherweise in Kalorien angegeben, hängt ab vom Alter, Geschlecht und Körpergewicht, durchschnittlich als 1 kcal pro kg Körpergewicht pro Stunde (1300–1600 kcal); Energieausgaben für zusätzliche Tätigkeiten müssen zusätzlich berücksichtigt werden.

Hämorheologie

Lehre und Wissenschaft, die sich mit den Fließeigenschaften des Blutes, ihren Einflußfaktoren und den Meßmethoden befaßt; Störungen der Blutfließeigenschaften wie auch der Blutgerinnung (siehe Hämostase) begünstigen die Entstehung der Arteriosklerose.

Hämostase

Lehre und Wissenschaft, die sich mit den Gerinnungseigenschaftes des Blutes, ihren Einflußfaktoren und den Meßmethoden befaßt; eine vermehrte Blutgerinnung kann über Strömungsverlangsamung und Gefäßverschluß Mitauslöser eines Herzinfarkts sein.

HDL-Cholesterin

Spezifische Transportform des wasserunlöslichen Cholesterins im Blut; verantwortlich für den Cholesterinrücktransport und die Entsorgung der Peripherie von freiem Cholesterin; definiert über die Größe der Transportpartikel (klein bzw. dicht, High-Density-Lipoproteine, HDL); erhöhtes HDL-Cholesterin zählt als Schutzfaktor („gutes" Cholesterin), abgesenktes HDL-Cholesterin (unter 40 mg/dl) als Risikofaktor in der Entstehung der Arteriosklerose und des Herzinfarkts.

HFmax (HF, Herzfrequenz)

Sportmedizinisch übliche Abkürzung für den Begriff „maximale Herzfrequenz", kann in einem standardisier-ten Belastungstest gemessen werden; entscheidender als die HFmax ist die jeweilige HF auf einer definierten Belastungsstufe, d. h. bei vorgegebener Intensität (HFrel, relative Herzfrequenz, Herzfrequenzanstieg); die HFrel ist ein Maß und damit ein Beurteilungskriterium für die körperliche Leistungsfähigkeit und kardiorespiratorische Fitness, insbesondere für die Ausdauerleistungsfähigkeit.

Hypercholesterinämie

Erhöhung des Gesamtcholesterins im Blut, meist gleichbedeutend mit erhöhtem LDL-Cholesterin, zählt als Risikofaktor bei der Entstehung der Arteriosklerose und des Herzinfarkts; neben der Ernährung, Inaktivität und Übergewicht führen vor allem genetische Faktoren zur Hypercholesterinämie.

Hypertonie

Besser: arterielle Hypertonie, bezeichnet den hohen Blutdruck, also dauerhafte Werte im oberen Bereich (systolisch) von mehr als 160 mm/Quecksilbersäule und im unteren Bereich (diastolisch) von mehr als 95 mm Hg. Der Blutdruck ist in vielen Fällen eine Folge der Gefäßwandverkalkung, der Verhärtung und Verdickung der Gefäßwand. Hierdurch verliert das Blutgefäß seine Elastizität, das Herz muß mit höherer Arbeit und höherem Druck den Blutfluß aufrechterhalten; zudem besteht die Gefahr, daß verkalkte Gefäße dem erhöhten Druck an schwachen Stellen nicht standhalten, es kommt zu Schlaganfall und Hirnblutung.

Insulinresistenz

Minderung oder Verlust der Insulinwirkung, führt darüber zunächst zu einer überschießenden Insulinproduktion und -sekretion, später zu einer eingeschränkten Funktion der Bauchspeicheldrüse; Ursache für die Ausbildung des Altersdiabetes (Alterszukker) mit einhergehendem Übergewicht.

Kardiorespiratorische Fitness

Siehe auch HF_{max} und VO_{2max}, Begriff für die Leistungsfähigkeit des Herz-Kreislauf-Systems, wird entscheidend beeinflußt durch die Herzgröße, die Herzfrequenzregulation und die Fähigkeit der Muskulatur, unter Körperarbeit Sauerstoff aufzunehmen und Energieträger (Glukose, Fettsäuren) zu verbrennen.

Kardiovaskulär

Gleichbedeutend mit Herz-Kreislauf betreffend, z. B. kardiovaskuläre Risikofaktoren, kardiovaskuläres System, kardiovaskuläre Fitness.

KHK-Patient

Patient mit einer Koronaren Herzkrankheit (KHK), die Koronarien sind die sauerstoffführenden Herzkranzgefäße, die den Herzmuskel mit Sauerstoff und Energie versorgen, damit das Herz schlagen und Blut in die an-

deren Organe des Organismus pumpen kann. Ist ein solches Herzkranzgefäß verengt oder ganz verstopft, z. B. durch Arteriosklerose, kommt es zu einer Minderdurchblutung der „Lebenspumpe" Herz, und es stellen sich Schmerzen ein, die eine schlechte Sauerstoffversorgung des Herzmuskels signalisieren. Diese Herzmuskelschädigung kann bis zum Zelluntergang, dem Herzinfarkt, führen. Wenn das Versorgungssystem des Herzens durch arteriosklerotische Gefäßveränderungen beeinträchtigt ist, spricht man von der KHK, der Koronaren Herzkrankheit. Ein Patient, der an der Verengung der Herzkranzgefäße leidet, ist ein KHK-Patient.

LDL-Cholesterin

Spezifische Transportform des wasserunlöslichen Cholesterins im Blut; ursächlich für die Versorgung der Peripherie mit Cholesterin; definiert über die Größe der Transportpartikel (geringe Dichte, Low-Density-Lipoproteine, LDL); erhöhtes LDL-Cholesterin zählt als Risikofaktor in der Entstehung der Arteriosklerose und des Herzinfarkts („böses" Cholesterin).

Lipidprofil

Verhältnis der einzelnen Cholesterin-Transportformem im Blut; meist ausgedrückt als Verhältnis aus Gesamtcholesterin zu HDL-Cholesterin oder LDL-Cholesterin zu HDL-Cholesterin; ein niedriges Verhältnis zählt als

Schutzfaktor, ein erhöhtes Verhältnis (über 5) als Risikofaktor in der Entstehung der Arteriosklerose und des Herzinfarkts.

Lipoproteine

Transportform der wasserunlöslichen Fettbestandteile (Cholesterin, Triglyzeride, Phospholipide) im Blut; nach Größe der Transporttröpfchen wird nach Partikeln kleiner (High-Density-Lipoproteine, HDL), niedriger (Low-Density-Lipoproteine, LDL) und sehr niedriger Dichte (Very-Low-Density-Lipoproteine, VLDL) unterschieden.

Metabolische Fitness

Begriff zur Beschreibung der im Organismus ablaufenden Stoffwechselprozesse, vorrangig in bezug auf die Bereitstellung von Sauerstoff und Energieträgern für die arbeitende Muskulatur; eine gute metabolische Fitness schließt somit ein gutes Stoffwechselprofil (siehe dort), eine gute aerobe Kapazität (siehe dort) mit ein; bei zu hohem Körperfettanteil, aber auch durch Überernährung, Fehlernährung und Inaktivität kann es zu Störungen in der metabolischen Fitness kommen, die das Auftreten von Stoffwechsel-Risikofaktoren begünstigen (z.B. Altersdiabetes, Fettstoffwechselstörungen).

Monitoring

Synonym für kontrollierte, definierte Beobachtung beim Menschen, meist in der Anwendung von Medikamenten und der Beurteilung zur Wirksamkeit von pharmakolgischen Substanzen, aber auch Nährstoffen.

Morbidität

Medizinischer Begriff, der die Krankheitshäufigkeit in der Bevölkerung bezeichnet.

Mortalität

Medizinischer Begriff für die Sterbehäufigkeit in der Bevölkerung; es wird dabei nach der Mortalitäts-Ursache, z.B. Herz-Kreislauf-Mortalität, Infarkt-Mortalität oder Krebs-Mortalität unterschieden; die Mortalitäts-Häufigkeit in bezug auf chronische Erkrankungen wird mit definierten Risikofaktoren (z.B. Herz-Kreislauf-Risikofaktoren wie Rauchen, Hypertonie, Fettstoffwechselstörungen, Adipositas) in einen ursächlichen Zusammenhang gebracht.

Nährstoffe

Sammelbegriff für die mit der Ernährung (Lebensmittel wie auch Nahrungsergänzungen) zugeführten Einzelstoffe; die Nährstoffe werden unterteilt in die Makro-Nährstoffe (Kohlenhydrate, Fette, Eiweiß), Mikro-Nährstoffe (Mineralstoffe, Spurenelemente, Vitamine) und sekundäre Nährstoffe (sekundäre Pflanzenstoffe, Ballaststoffe); eine ausgewogene und vollwertige Ernährung sichert die Zufuhr aller Makro-, Mi-

kro- und sekundärer Nährstoffe; erhebliche Abweichungen vom empfohlenen Nährstoffprofil (einseitige
Ernährung, überwiegend tierische Lebensmittel) begünstigen insbesondere
das vorzeitige oder vermehrte Auftreten von Risikofaktoren (siehe auch
Antioxidantien).

Neutralfette
Begriff für die im Blut transportierten
Triglyzeride (siehe Lipoproteine).

Oekotrophologie
Fachbegriff für Ernährungswissen-
schaft.

O_2-Verbrauch
Siehe Energieumsatz, Stoffwechselrate, aerobe Kapazität, VO_{2max}.

Prävention
Vorbeugung und Vermeidung aller
beeinflußbaren persönlichen Risikofaktoren (Lebensweise, Aktivitäts-
und Ernährungsverhalten, medikamentöse Therapie), insbesondere für
Risikogruppen, mit dem Ziel, die Entstehung der Arteriosklerose und des
Herzinfarkts zu verhindern.

PS-Quotient
Über den PS-Quotienten (siehe auch
Fettsäuren) wird das Verhältnis der
mit der Nahrung zugeführten mehrfach ungesättigten (P für poly-unsaturated) zu gesättigten (S für saturated) Fettsäuren bezeichnet. Der PS-
Quotient ist damit ein Maß für die
Lebensmittelauswahl (tierisch zu
pflanzlich) und die Fettsäure-Qualität; im günstigen Fall liegt dieser
PS-Quotient bei 1,0 oder darüber, in
der Normalbevölkerung allerdings bei
0,2 bis 0,4.

Risikoprofil
Summe der persönlichen Risikofaktoren (Familiengeschichte, Lebensweise, Vorerkrankungen und Lipidprofil,
Aktivitäts- und Ernährungsverhalten); fehlende Risikofaktoren zählen
als Schutzfaktor, einzeln und insbesondere in Kombination auftretende
Risikofaktoren begünstigen die Entstehung der Arteriosklerose und des
Herzinfarkts.

Stoffwechselprofil
Gesamtheit der im Organismus ablaufenden natürlichen Auf-, Um- und
Abbauvorgänge, die unser Leben und
entsprechend das dafür notwendige
Leben der Zellen unserer verschiedenen Organsysteme (z. B. Herz, Gehirn,
Leber, Niere, Muskulatur) ermöglichen. Mit zunehmendem Alter, einen
zu hohem Körperfettanteil, aber
auch durch Überernährung, Fehlernährung und körperliche Inaktivität
kann es als Folge daraus zu Störungen im Stoffwechsel kommen, die das
Auftreten von Stoffwechsel-Risikofaktoren entsprechend begünstigen
(z. B. Altersdiabetes, Fettstoffwechselstörungen).

Stoffwechsel vermittelte Krankheiten

Störung des Gesamtstoffwechsels oder eines Teilbereiches und Auftreten von daraus entstehenden krankhaften Stoffwechselprodukten, die den Organismus schädigen und chronische Krankheitsprozesse auslösen können, wie z.B. Diabetes mellitus, Fettstoffwechselstörungen, Gicht.

Stoffwechselrate

Ausdruck der aktuellen Stoffwechselsituation und Energiebilanzierung; so werden unter körperlicher Aktivität die Stoffwechselrate und der Energieumsatz gesteigert, bei Inaktivität, Hunger und Fasten werden die Stoffwechselrate und der Energieumsatz im Sinne einer Schutz- und Anpassungsreaktion verringert.

Substratoxidation

Bezeichnung für die Verbrennung der Nährstoffe (Glukose, Fettsäuren) in den Körperzellen, vorrangig in der arbeitenden Muskulatur, über die Nutzung von Sauerstoff zur Deckung des aktuellen Energiebedarfs.

Tagesenergieumsatz

Siehe Energieumsatz und Grundumsatz; wird üblicherweise in Kalorien angegeben; setzt sich aus dem Grundumsatz und weiteren Energieausgaben für zusätzliche Tätigkeiten durch körperliche und geistige Anstrengungen oder auch dem Einfluß von Zusatzfaktoren (z.B. Kälte, Schwitzen, Fieber) zusammen.

Vegetativer Tonus (vegetative Tonisierung)

Der vegetative Tonus gibt das Verhältnis der dämpfenden zu antreibenden Impulsen im Organismus wieder, insbesondere ist damit der Anteil von sympathischen zu parasympathischen Antrieb gemeint. Ein erhöhter vegetativer Tonus oder eine erhöhte vegetative Tonisierung ist damit Ausdruck eines erhöhten sympathischen Antriebs, einer Stressreaktion bzw. Stressbereitschaft; die vegetative Tonisierung ist z.B. durch Ausdauertraining positiv zu beeinflussen und zu senken.

Verschlußkrankheit, periphere arterielle

Im Volksmund auch Schaufensterkrankheit genannt, Folge der Arteriosklerose. Dabei sind besonders die Arterien der Füße und Beine betroffen, durch Gefäßwand-Verkalkung werden sie nicht mehr ausreichend durch sauerstoffbeladenes Blut versorgt, es kommt zu Sauerstoffmangel im Gewebe, zu Stoffwechselstörungen, zu Schmerz und schließlich zu Zellschädigungen und -untergang.

Die Patienten können dann nur noch eine kurze Wegstrecke, z.B. 20–100 m gehen, dann stellen sich krampfhafte starke Schmerzen ein, durch Stehenbleiben wird der Sauerstoffbedarf in der Muskulatur und dem Bindegewebe der Beine wieder reduziert, der Sauerstoffmangel aufgehoben, beim Weitergehen kommt es aber erneut zu Schmerzen, die erneut zum Anhalten zwingen.

Im Endstadium reicht auch in Ruhe die Sauerstoffversorgung nicht mehr aus, um die Gewebe zu erhalten, es muß amputiert werden (z. B. Raucherbein, Diabetikerbein).

VO2max (VO_{2max})

Sportmedizinisch übliche Abkürzung für den Begriff „maximale Sauerstoffaufnahme", kann apparativ gemessen oder in Tabellen entsprechend der körperlichen Leistungsfähigkeit in einem standardisierten Belastungstest abgelesen werden. Die VO_{2max} wird meist als ml-Sauerstoffaufnahme pro kg Körpergewicht pro Minute (ml/kg/min) angegeben. Die VO_{2max} ist ein Maß und damit auch Beurteilungskriterium für die körperliche Leistungsfähigkeit, insbesondere für die Ausdauerleistungsfähigkeit. Personen mit einer hohen VO_{2max} sind in der Lage, auch eine als anstrengend definierte körperliche Arbeit (z. B. auf dem Fahrradergometer bei der Herz-Kreislauf-Untersuchung, aber auch im Sport beim Jogging oder anderen Ausdauersportarten) ohne objektive Zeichen der Ermüdung durchzuhalten; eine hohe VO_{2max} ist somit Zeichen einer optimalen Fitness und zugleich auch meist mit einem günstigen Stoffwechselprofil ohne begleitende Risikofaktoren verbunden. Die VO_{2max} kann insbesondere durch regelmäßigen Ausdauersport (Programme mit mehr als 2x 30 Minuten Training pro Woche) meßbar verbessert werden.

Waist-Hip-Ratio (WHR)

Maß zur Beschreibung der individuellen Körperkomposition (deutsch: Taillen-Hüft-Verhältnis); wird aus dem jeweiligen Taillenumfang und Hüftumfang (z. B. 80 cm zu 100 cm als 0,8) gebildet; gilt als Maß für den Körperfettanteil, vor allem für den Anteil an Bauchfett (Bauchspeck), ein erhöhter WHR (bei Männern über 0,8, bei Frauen über 1,0) gilt aufgrund von Bevölkerungsstatistiken (siehe Mortalität und Morbidität) als Stoffwechsel- und Arteriosklerose-Risikofaktor.

Nützliche Adressen

AG Präventions- und Herzgruppen
Geschäftsstelle Freiburg Oberrhein
Medizinische Universitätsklinik
und Poliklinik
Abteilung Präventive und Rehabili-
tative Sportmedizin
Hugstetter Straße 55
79106 Freiburg i. Br.

Aktionsgemeinschaft A.U.G.E.
Umwelt, Gesundheit und
Ernährung e.V.
Christian-Förster-Straße 19
20253 Hamburg

Ärztliche Gesellschaft für
Physiotherapie-Kneippärzte-
bund e.V.
Baumgartenstraße 4
86825 Bad Wörishofen

Bundesarbeitsgemeinschaft
für Verbraucherfragen im
Gesundheitswesen e.V. (BAVG)
Raiffeisenstraße 30
56291 Pfalzfeld

Beratungsgruppe für Ernährung,
Umwelt und Sport e.V. (DL)
Gartenstraße 8
86570 Inchenhofen

Bundeszentrale für gesundheitliche Aufklärung
Ostmerheimer Straße 220
51109 Köln

CMG Computer,
Mensch, Gesundheit
Individuelle Computeranalyse,
Softwarelösungen
für Ernährungsfragen
Wiesenweg 4
93188 Pielenhofen

Demeter-Bund e.V.
Brandschneise 2
64295 Darmstadt

Deutsche Adipositas-Gesellschaft
Blumenweg 1
89294 Oberroth

DGE – Deutsche Gesellschaft
für Ernährung e.V.
Im Vogelsang 40
60488 Frankfurt a.M.

Deutsche Gesellschaft
zur Bekämpfung von Fettstoff-
wechselstörungen und ihren
Folgeerkrankungen
DGFF (Lipid-Liga) e.V.
Wiesbaden
Waldklausenweg 20
81377 München

Deutsche Herzstiftung e.V.
Vogtstraße 50
60322 Frankfurt a.M.

Deutscher Bäderverband e.V.
Schumannstraße 111
53113 Bonn

Deutscher Sportärztebund
(Deutsche Gesellschaft für
Sportmedizin und Prävention e.V.)
Geschäftsstelle:
Bergheimer Straße 118
69115 Heidelberg

Beratung und *Information* bieten
auch die Landesverbände der
Deutschen Gesellschaft für Sportmedizin und Prävention e. V. an.
Die Adressen ihrer Geschäftsstellen:

Sportärztebund Baden
Langgewann 91
69121 Heidelberg

Bayerischer Sportärzteverband
Nymphenburger Straße 81/IV
80636 München

Berliner Sportärztebund
Forckenbeckstraße 21
14199 Berlin

Landesverband Brandenburg
Universität Potsdam
Postfach 60 15 53
14415 Potsdam

Bremer Sportärztebund
Bremerhavener Heerstraße 24
28717 Bremen

Sportärztebund Hamburg
Matthias-Claudius-Straße 10
24558 Henstedt-Rhen

Sportärzteverband Hessen
Otto-Fleck-Schneise 10
60528 Frankfurt a.M.

Landesverband
Mecklenburg-Vorpommern
Doz. Dr. sc. med. R. Luck
Richard-Wagner-Straße 2
18119 Warnemünde

Sportärztebund Niedersachsen
Postfach 11 03 44
37048 Göttingen

Sportärztebund Nordrhein
Deutsche Sporthochschule
Carl-Diem-Weg
50933 Köln

Sportärztebund Rheinland-Pfalz
Roonstraße 10
67655 Kaiserslautern

Sportärzteverband Saar
Sportmedizinisches Institut
GEB. 39.1
Universität des Saarlandes
Im Stadtwald
66041 Saarbrücken

Sächsischer Sportärztebund
Riesaer Straße 74
04328 Leipzig

Landesverband Sachsen/Anhalt
Doz. Dr. med. habil.
Bernd M. Brauer
Beuditzstraße 69
06667 Weißenfels

Sportärzteverband
Schleswig-Holstein
Olshausenstraße 40-60
24118 Kiel

Thüringer Sportärztebund
Doz. Dr. sc. med. K.-H. Arndt
Turniergasse 17
99084 Erfurt

Sportärztebund Westfalen
Krankenhaus für Sportverletzte
Hellersen
Paulmannshöher Straße 17
58515 Lüdenscheid

Sportärzteschaft Württemberg
Rehabilitationsklinik Saulgau
Siebenkreuzerweg 18
88348 Saulgau

Deutscher Sportbund (DSB)
Otto-Fleck-Schneise 12
60528 Frankfurt a.M.

Beratung und *Information* bieten
auch die Landesverbände des
DSB an. Die Adressen ihrer
Geschäftsstellen:

Landessportverband
Baden-Württemberg
Im Zinsholz
73760 Ostfildern

Badischer Sportbund (Nord)
Stephanienstraße 88
76133 Karlsruhe

Badischer Sportbund (Süd)
Wirthstraße 7
79110 Freiburg-Landwasser

Württembergischer Landes-
sportbund
Goethestraße 11
70174 Stuttgart

Bayerischer Landes-
sportverband
Georg-Brauchle-Ring 93
80992 München

Landessportbund Berlin
Jesse-Owens-Allee 2
14053 Berlin

Landessportbund Brandenburg
Schopenhauerstraße 34
Haus des Sports
14467 Potsdam

Hamburger Sportbund
Schäferkampsallee 1
Haus des Sports
20357 Hamburg

Landessportbund Hessen
Otto-Fleck-Schneise 4
60528 Frankfurt a.M.

Landessportbund
Mecklenburg-Vorpommern
Von-Flotow-Straße 20
19059 Schwerin

Landessportbund Niedersachsen
Ferd.-Wilh.-Fricke-Weg 10
30169 Hannover

Landessportbund
Nordrhein-Westfalen
Friedrich-Alfred-Straße 25
47055 Duisburg

Landessportbund
Rheinland-Pfalz
Rheinallee 1
55116 Mainz

Landessportverband
für das Saarland
Hermann Neuberger Sportschule
Gebäude 54
66123 Saarbrücken

Landessportbund Sachsen
Marschnerstraße 29
04109 Leipzig

Landessportbund
Sachsen-Anhalt
Maxim-Gorki-Straße 12
06114 Halle

Landessportverband
Schleswig-Holstein
Winterbeker Weg 49
24114 Kiel

Landessportbund Thüringen
Arnstädter Straße 37
99096 Erfurt

Deutscher Verband
für Gesundheitssport
und Sporttherapie e.V.
Wiener Weg 1a
50858 Köln

Deutsches Zentrum
für Altersfragen
Manfred-von-Richthofen-Straße 2
12101 Berlin

Gesellschaft für Ernährungs-
physiologie
Eschborner Landstraße 22
60489 Franffurt a.M.

Ökologischer Ärztebund e.V.
Braunschweiger Straße 53B
2805 Bremen

UGB Verband für Unabhängige
Gesundheitsberatung e.V.
Deutschland
Keplerstraße 1
35390 Gießen

Verband Deutscher Badeärzte e.V.
Elisabethstraße 7
32545 Bad Oeynhausen

VFED e.V.
Verein zur Förderung
der gesunden Ernährung
und Diäthetik e.V.
Postfach 1928
52021 Aachen

Zentralverband
der Ärzte für Naturheilverfahren e.V.
Alfredstraße 21
72250 Freudenstadt

Weitere nützliche Adressen,
Hinweise zu gesunder Lebensführung
und Bezugsquellen für Natur-
produkte finden Sie außerdem im
Alternativen Branchenbuch,
ALTOP Verlag,
Gotzinger Straße 48
81371 München

Weiterführende Literatur

Anderson, B.: Stretching,
München 1996

Bayer, W. und Schmidt, K.:
Vitamine in Prävention und
Therapie, Stuttgart 1991

Becker, H.-O. und Schenten, D.:
Sich selbst und andere bewegen,
Offenbach 1995

Berg, A. und Pabst, F.: Rund um die
Gesundheit. Der BodyMeter – eine
Weltneuheit. Wie Sie ab heute selbst
an Ihrer Gesundheit drehen können,
Frankfurt a. M. 1998

Binder, F. und Wahlen, J.: Das übergewichtige Kind, München 1993

Bloss, H. A.: Topfit durch Bewegung,
München 1993

Bös, K.: Schlank, fit und gesund
durch Walking, München 1995

Böse-O'Reilly, S. und Kammerer, S.:
Umweltmedizin, Stuttgart 1997

Carper, J.: Nahrung ist die beste
Medizin, Düsseldorf [22]1997

DGE – Deutsche Gesellschaft für Ernährung e.V.: Empfehlungen für die
Nährstoffzufuhr, Frankfurt a. M. 1995

DGE: Ich nehme ab, Frankfurt a. M.
1995

DGE: Vollwertig essen und trinken
nach den 10 Regeln der DGE,
Frankfurt a. M. 1995

DGE: Alternative Ernährungsformen,
Frankfurt a. M. 1993

DGE: Ernährungs-Baustein-Tabelle,
Frankfurt a. M. 1997

Elmadfa, I. und Leitzmann, C.:
Ernährung des Menschen, Stuttgart
1988

Federspiel, K. und Herbst, V.: Die
andere Medizin, Berlin 1992

Geiß, K.-R. und Hamm, M.:
Handbuch Sportlerernährung,
Reinbek 1998

Hamm, M.: Fitnessernährung,
Reinbek 1996

Hamm, M.: Schlank und gesund
ohne Diät, München 1997

Hamm, M. und Weber, M.:
Sporternährung – praxisnah, Weil
der Stadt 1988

Harrach, S. und Heseker, H.: Das per-
sönliche Gesundheitsmanagement –
Risiken erkennen, Krankheiten vermeiden, Hamburg 1996

Heide, M.: Vegetarische Ernährung,
Stuttgart 1989

Helberg, D. und Hamm, M.:
Die Fit for Fun Diät, München 1998

Heseker, B. und Heseker, H.: Die
aktuelle Lebensmitteltabelle bei
Übergewicht, Frankfurt a. M. 1996

Hoffmann, A., Markus, M. und
Scharnagl, H.: 50 + topfit, Weil der
Stadt 1996

Hoffmann, P. (Hrsg.): Wegweiser
Lebensmittel, Frankfurt a. M. 1993

Katalyse e.V. (Hrsg.): Das
Ernährungsbuch, Köln 1989

Keul, J.: Gesundheitsplan 2000 –
Wege zu einem gesunden
und erholsamen Skisport,
Planegg 1995

Keul, J. und Reisner, R.: Fit für
Olympia, Neu-Isenburg 1996

Koerber, K. v., Männle, Th. und
Leitzmann, C.: Vollwert-Ernährung.
Konzeption einer zeitgemäßen
Ernährungsweise, Heidelberg [8]1994

Letzelter, H. & M. und Stein-
mann, W.: Optimales Heim-
training mit Fitnessgeräten,
Oberhaching 1985

Münzig-Ruef, I.: Kursbuch für
gesunde Ernährung,
München 1995

Oberbeil, K.: Fit durch gesunde
Ernährung, München 1994

Pauling, L.: Das Vitamin-Programm,
München 1992

Polunin, M.: gesund leben – fit sein,
Freiburg/Basel/Wien 1984

Pudel, V. und Müller, M. J. (Hrsg.):
Leitfaden der Ernährungsmedizin,
Heidelberg 1998

Rilling, S.: Kompendium der
Mineralstoffe und Spurenelemente,
Heidelberg 1993

Sauer, M.: Das neue Fitness-Buch,
Köln 1991

Sauer, M. und Schuhn, J.: bodyfee-
ling. Toll in Form, Köln 1997

Schettler, G.: Der Mensch ist so jung
wie seine Gefäße, München [3]1984

Schroth, R.: Die echte Schroth-Kur,
Niedernhausen 1991

Schultze-Friese, W. und Messing, N.:
Geistig jung bleiben bis ins hohe
Alter, Bad Schönborn 1993

Singer, P.: Fisch gegen Herzinfarkt.
Ein Ratgeber zur Vorbeugung und
Behandlung von Herz-Kreislauf-
Krankheiten durch essentielle Ome-
ga-3-Fettsäuren. Frankfurt 1997

Stiftung Warentest (Hrsg.): Ratgeber Gesundheit, Berlin 1993

Verbraucher-Zentrale (Hrsg.): Gewicht im Griff, [6]1993

Weber, M.: Mit Vollkorn kochen, Weil der Stadt [2]1990

Wirths, W.: Kleine Nährwert-Tabelle, Frankfurt a. M. [40]1997

Zimmermann, M., Schurgast, H. und Burgerstein, U. P,: Burgersteins Handbuch Nährstoffe. Prävention und Therapie, Heidelberg [9]1997

Register

Sind Sie fit genug?

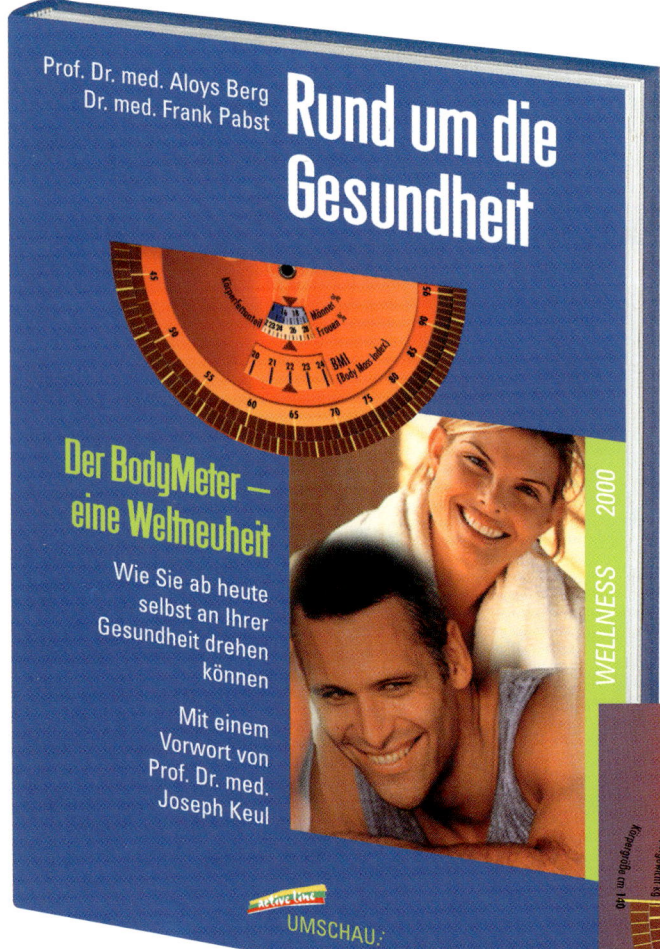

Die körperliche Konstitution durch ausgewogene Ernährung und körperliche Aktivitäten entscheidend verbessern. Der neu-entwickelte BodyMeter hilft, den täglichen Kalorien-bedarf, den BMI (Body-Mass-Index) sowie den eigenen Körperfettanteil einfach und schnell zu ermitteln.

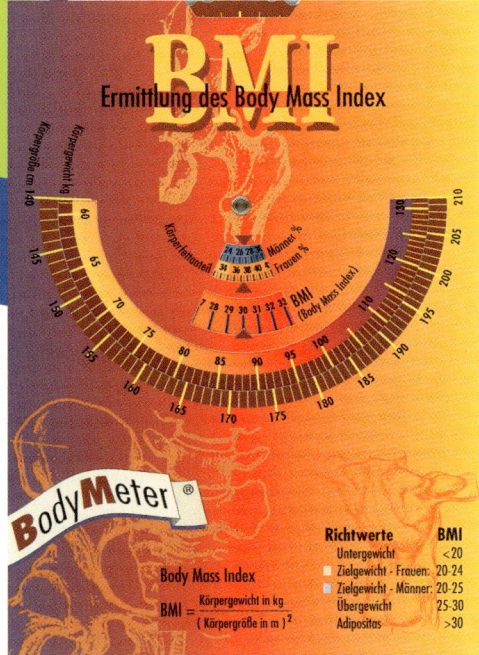

Aloys Berg, Frank Pabst
Rund um die Gesundheit
Der BodyMeter – eine Weltneuheit
Wie Sie ab heute selbst an Ihrer Gesundheit
drehen können
Vorwort von Prof. Dr. med. Joseph Keul
144 Seiten, mit Drehscheibe. Gebunden.
ISBN: 3-524-72014-5

Ermitteln Sie mit einem kleinen Dreh Ihren
• Körperfettanteil
• BMI (Body-Mass-Index)

UMSCHAU ∴ BRAUS